妇科急症
临床诊断与治疗

原著　[美] Botros Rizk

　　　[美] Mostafa A. Borahay

　　　[埃] Abdel Maguid Ramzy

主译　生秀杰

中国科学技术出版社
·北京·

图书在版编目（CIP）数据

妇科急症临床诊断与治疗 / (美) 博特罗斯·里兹克 (Botros Rizk), (美) 莫斯塔法·A.博拉海 (Mostafa A. Borahay), (美) 阿卜杜勒·马吉德·拉迈 (Abdel Maguid Ramay) 原著；生秀杰主译 . —北京：中国科学技术出版社, 2021.9

书名原文：Clinical Diagnosis and Managemnt of Gynecologic Emergencies

ISBN 978-7-5046-9108-8

Ⅰ . ①妇… Ⅱ . ①博… ②莫… ③阿… ④生… Ⅲ . ①妇科病—急性病—诊疗 Ⅳ . ① R711.059.7

中国版本图书馆 CIP 数据核字 (2021) 第 139049 号

著作权合同登记号：01-2021-4357

策划编辑	丁亚红　费秀云
责任编辑	丁亚红
装帧设计	佳木水轩
责任印制	李晓霖

出　　版	中国科学技术出版社
发　　行	中国科学技术出版社有限公司发行部
地　　址	北京市海淀区中关村南大街 16 号
邮　　编	100081
发行电话	010-62173865
传　　真	010-62179148
网　　址	http://www.cspbooks.com.cn

开　　本	889mm×1194mm　1/16
字　　数	335 千字
印　　张	14.5
版　　次	2021 年 9 月第 1 版
印　　次	2021 年 9 月第 1 次印刷
印　　刷	天津翔远印刷有限公司
书　　号	ISBN 978-7-5046-9108-8 / R·2738
定　　价	148.00 元

版权声明

译者名单

主　译　生秀杰

副主译　吴美瑶　黎　璞

译　者（以姓氏笔画为序）

冯健洋　刘　艳　李白雪　吴美瑶　邹海姣

张文健　张玉萍　陈玲玲　林荣锦　居雪琴

钟　敏　钟宇敏　黎　璞

内容提要

- -

　　本书引进自世界知名的 CRC 出版社，由国际妇科领域权威专家 Botros Rizk、Mostafa A. Borahay 和 Abdel Maguid Ramzy 教授共同编写，主要阐述了妇科急症的临床表现和诊断治疗相关内容。全书共 18 章，从临床实际应用出发，对妇科各种紧急情况的即时评估及临床诊断进行了全面介绍，涵盖了异位妊娠、卵巢扭转、卵巢肿瘤破裂出血、流产、急性感染性疾病、子宫内膜异位症、卵巢过度刺激综合征，以及由于外伤或生殖道畸形导致的急症等相关内容，还对每种疾病的临床表现、诊断、鉴别诊断及处理进行了系统阐述。全书内容实用，语言简洁，非常适合妇科年轻医生、急诊医生和其他相关医师参考阅读。

　　补充说明：本书配套视频已更新至网络，读者可通过扫描右侧二维码，关注出版社"焦点医学"官方微信，后台回复"妇科急症临床诊断与治疗"，即可获得视频下载观看。

译者前言

妇产科是一个古老的学科，许多疾病的诊断和治疗已有一套完整和成熟的理论体系。但妇科急症和急危重症往往起病急、进展快、症状复杂、临床表现多变，缺乏固定诊疗模式，需要医务工作者具备敏锐的洞察力，在有限的时间内完成问诊、体格检查，迅速准确地进行诊断、鉴别诊断并给出合理正确的治疗方案。如何在最短时间内最大限度地对患者进行正确救治对预后至关重要，同时也是每个妇科医生及急诊医生面对的挑战和考验。对急危重症患者救治的水平可以在一定程度上综合反映一所医院甚至一个国家的医学水平，体现出社会对生命尊重的文明程度。

我国医疗水平正处于飞速发展的上升阶段，尽管妇产科疾病诊治方面有很多优秀的著作，但关于妇科急症专题的并不多见，随着医学知识不断更新及国际交流日益广泛，不少国外优秀著作进入我们的视野。本书原著由多位国际妇科领域权威专家共同编写，针对妇科常见的各种急症、急危重症，从发病原因、临床症状、体格检查、辅助检查及诊断与治疗都进行了详细阐述，内容丰富实用，包含了著者的个人经验及国际上最新的进展，每一章节都汇集了他们的智慧与心血。

"他山之石，可以攻玉。"鉴于此，我们应中国科学技术出版社之邀，组织科室十余位医生，通力合作，共同翻译了本书，以期能为国内妇产科医生、急诊科医生提供参考。

译者不揣知识浅薄，竭力翻译全文，并诚以热情向广大读者推荐此书，但由于书中所述涉及专业较多，加之各位译者编译风格有所差异，虽经反复推敲，但书中仍可能存在不足和疏漏之处，期待读者诸君指正，在此特致谢忱。

广州医科大学第三附属医院　生秀玉

目　录

第1章 妇科急症绪论
Gynecologic Emergencies: An Introduction

Dana N. Owens 著

黎　璞　钟宇敏 译　生秀杰 校

一、概述

急症（emergency medical condition）是指相当严重的急性病症，延误就医会导致以下后果：①严重威胁生命；②身体功能严重受损；③身体某些器官或部位出现严重功能障碍。相对而言，亚急症（urgent medical condition）指尚未危及生命，但通常需要在 24~48h 内及时处理的病症。任何亚急症都可能发展为急症，因此，准确分类和评估急诊突发事件对选择合适的治疗方案十分关键。急症难以预测，可能出现在门诊或住院的任何时候。为了应对突发事件，需要分配好资源和物资，做好规划和协作[1]。

常见的妇科急症包括异位妊娠、附件扭转、输卵管卵巢脓肿、出血性卵巢囊肿、妇科相关出血和外阴阴道创伤等。面对妇科急症患者，诊断不及时或治疗不恰当不但会影响患者的医治，还会使患者面临脓毒症的风险，甚至发生严重出血及相关并发症，对于育龄期女性还可能影响其未来生育能力。因此，无论急诊首诊医生还是妇科专科医生都需要快速识别和分诊急症与亚急症患者，并使用系统的方法来进行检查、评估和治疗。只有谨记这一点才能减少误诊和漏诊，及时准确地分辨不同妇科急症的相似症状并妥善处理。为此临床医生需应用规范化流程来区分妇科和非妇科疾病、妇科急症和妇科非急症，进而采取快速有效的干预措施。每个医疗机构应该根据实际情况因地制宜地制订并发布标准化、规范化的流程来简化急诊患者的处理，保障患者的安全。医护人员通过模拟演练熟知规范流程并掌握必要技能，尤其是在急诊环境中演练更有助于模拟实际情形，及时发现与环境、硬件有关的资源不足和临床常见的医疗错误等问题[1]。

在处理妇科急症患者时，应考虑以下几个因素。第一，医疗机构的诊疗水平对妇科急症患者病情的稳定和治疗很重要。急诊科按照对急症的应对处理能力分为 5 个等级：Ⅰ级是最高级别医疗机构，有充分的资源和人员配备，能够立即联系所有外科及相关专科的专家来处理最严重和最复杂的病情；Ⅱ级机构常见于大中型医院，配备了24h待命的外科医生和麻醉医生，有重症监护室并配有急诊专科医生；Ⅲ级机构是普通医疗机构，可能没有急症专家或随时待命的外科医生，但能在24h内处理大多数需要手术的患者，具备一定的治疗能力，能稳定较重患者的病情直到转诊至更高水平医院，如异位妊娠破裂和腹腔积血等情况；Ⅳ级和Ⅴ级治疗机构大多位于乡村，医生不是任何时候都在医院内，这类机构旨在稳定患者的病情并转诊到上级医院救治[2]。医疗机构的诊疗水平很大程度上决定了妇科急症的处理能力，低级别的医疗机构主要负责诊断并稳定病情，直到将患者安全转移到Ⅰ级或Ⅱ级医疗机构进行救治。每个级别的医疗机构应各司其职，利用现有的条件和资源，制订符合自身的诊疗规范，医务人员及其他员工一起接受培训，为可能出现的妇科急症做好准备。

第二，急诊医生应遵循以下医疗原则，以便有效评估及处理妇科急症患者。首先要在有限的时间内全面了解病史。与平诊患者不同，急症患者就诊时的身体状况、语言沟通力、可能需要监护以及对医生的信任程度等因素都会给采集病史带来挑战。急诊接诊时常常由于病情急迫、医生问诊时间较短，仓促之下难以取得患者信任，这使得收集患者必要的敏感或隐私信息难度增加，尤其是面对经历过性侵犯或亲密伴侣暴力的急诊患者时。妇科患者的病史采集应包括以下内容：现病史、末次月经及月经情况、性生活情况、性传播疾病病史、孕产史、手术史、避孕措施（如顽固性盆腔炎或输卵管卵巢脓肿的患者是否使用宫内节育器），以及评估患者心理和情绪状况等。应尽快请妇产科专科医生会诊，以便快速判断和处理病情，并更好地安抚患者的情绪。尤其是对育龄女性，急诊医生要做到准确分类，全面收集病史并快速评估，缩小鉴别诊断范围，进行针对性化验及检查，以防止延误治疗。

第三，急诊医生应进行系统且有针对性的体格检查，以准确诊断并快速干预。妇科亚急症和大部分急症尚有时间允许医生完善一些必要的体格检查，但有时也会因各种原因受阻或推迟，因此临床医生应考虑到这种情况。妇科检查比较隐私且需要取得患者信任，应请妇科专科医师检查以减轻患者的不适感。为了保护患者及检查者，检查时需有第三人在场，尤其是男医生检查时需有女性人员在场。如果医疗机构的急诊没有相应的人员配备就可能延误诊治。青少年或儿童患者就诊时，需要遵循一定的规范和流程，涉及获取知情同意、病情保密和监护人授权等情况[3]，这也有可能延误诊治。此外，急诊室应该划分出一块区域专门放置查体所需设备和工具，配置妇科检查床和照明窥器等设备，应定期检查进行尿妊娠试验、宫颈管微生物培养或组织收集等所需的检测拭子、试剂盒或材料的可用性。以上看似微不足道，但在紧急情况下这些细节会影响诊疗效率。与可重复使用的医疗器械相比，一次性器械降低了交叉感染的风险，用后无须消毒等后续处理，不需要额外的区域来存放脏污器材，也不需要培训专门的人员来管理这些器械。诸如此类的细枝末节都需要有组织、有计划地完善，使其不会成为处理妇科急症患者的障碍。

第四，影像学和实验室检查是评估妇科急症患者的重要手段。医生应熟悉本医疗机构可提供哪些影像学检查［如计算机断层扫描（computed tomography，CT）、磁共振成像（magnetic resonance imaging，MRI）或超声检查］。超声检查是妇产科医生首选的影像学方法，其准确性很大程度上取决于检查者的临床经验和技术水平，合格的妇产科超声医师需要接受大量专业技能培训并且有较多的临床实操经验 [4]。超声检查在妇科诊疗中应用广泛，包括评估月经周期，监测子宫内膜厚度和卵泡发育，确定妊娠部位、子宫节育器的位置，评估附件或盆腔肿物、盆腔感染后遗症，以及判断有无先天性子宫畸形等 [4]。对于大多数病情相对稳定的妇科急症患者，有时间进行常规影像学检查来协助诊断。如果妇产科专科医生能即刻床旁快速影像学评估，就可以提供更多的细节以帮助诊断。当没有足够时间或其他条件限制不能进行全面检查时，急诊医师可根据病情需要选择有针对性的检查。例如，当接诊以低血压、心动过速和腹膜刺激征为表现的育龄女性，急诊行超声检查可以快速确认是否有腹腔游离液体、附件肿物及是否存在宫内妊娠。由于许多妇科疾病的症状相似，CT 或 MRI 等其他影像学检查有利于缩小鉴别诊断的范围。MRI 与 CT 相比，电离辐射更小，对女童或青春期少女检查时更有优势 [5]。急诊医生与放射科医生，尤其是介入影像科医生的密切协作，在急诊诊疗过程中起着重要作用。介入影像科医生非常熟悉正常盆腔血管的解剖结构，有着丰富的盆腔创伤栓塞和子宫肌瘤栓塞术（uterine fibroid embolization，UFE）经验 [6]。在妇科出血性急症中，如宫颈妊娠、子宫动静脉畸形、巨大子宫肌瘤等，可以在血管造影室行急诊介入栓塞术来止血、稳定病情，为患者下一步处理争取时间 [6]。

第五，实验室检查对于缩小鉴别诊断范围有着重要意义。例如，对育龄女性患者进行妊娠试验可以排除许多诊断。当然，并不是每个医疗机构都可以行急诊检验项目，因此医生必须非常熟悉本医疗机构的情况。能否获得实验室检查结果取决于很多因素，如有无护理人员及时抽血化验，标本能否及时运送（人工或管道系统），实验室能否处理标本，甚至包括实验室的位置等。有的医疗机构没有自己的实验室，检验标本要外送到其他机构甚至其他城市，有的大型医疗机构由于检验标本多也可能影响结果发布的速度。以上这些条件的限制会增加临床医生的诊疗难度和患者的风险，影响后续治疗。有的实验室检查结果对妇科急诊患者的诊治至关重要，例如，对于育龄期患者，在鉴别卵巢囊肿破裂和异位妊娠破裂时，妊娠试验的结果起着关键作用，决定了患者后续不同的处置方法。为了解决这个问题，急诊常使用床旁快速（point-of-care，POC）检测方法，快速取得结果，指导诊断并及时启动治疗方案。在日常工作中，医疗机构需定期维护床旁快速检测设备，并加强培训医务人员熟练使用。快速准确地解读实验室和影像学检查结果对于妇科急症患者的管理很重要。

第六，在急诊情况下，医疗人员之间的沟通和交接应该清晰简明。沟通不畅和交接不明确的问题很常见且造成后果危害大，据美国医院评审联合委员会统计，约有 2/3 的危害医疗安全的严重不良事件与此相关，这些不良事件是可以避免的 [7]。在交接患者时可采用口头或书面的形式来交代病情。由于急诊诊疗的特殊性，医护人员交接病情时需交代关键的临床信息，如果不能有效而准确地交接信息将会加大后续诊疗难度，甚至造成严重不良后果[8]。急诊口头交接病情时使用标准化的语言和沟通流程，有助于确保信息交流的一致性，同时也便于接收者有疑问时可以及时提出。在此介绍两种交接班模式，一种是SBAR标准化沟通模式［SBAR，即现状（situation）、背景（back-ground）、评估（assessment）、建议（recommendation）］，通过情、景、评、议四方面内容完成快速准确的病情传递[8]；另一种是I-PASS病情交接模式，内容包含疾病严重程度(I—illness severity）、患者简要情况（P—patient summary）、需要采取的行动清单（A—action list）、状态情况和应急计划（S—situational awareness and contingency planning）和信息接收者的综合复述（S—synthesis by receiver）5个方面，这是目前唯一已被证实能改善患者诊疗结局的交班模式。使用这些方法，加上收到确认（check back，再次核查和确认信息）和大声回应（call out，沟通重要和关键信息）等策略共同保证了闭环沟通方式[1]。医疗机构应定期对医务人员进行培训，使其在临床工作中熟练运用这些交流工具，做到清晰地传达、准确地理解、明白地接收并及时地反馈，良好的沟通和团队合作将大大提升应对急诊事件的效率和效力。

二、特别注意事项

（一）青少年和儿童的治疗：保密和知情同意

青少年和儿童的急诊诊疗，尤其是妇产科急症诊疗给临床医生带来了不小的挑战，又因儿童急诊很常见，需配备儿科相关设备或资源以提供合适的医疗服务，其中包括构建能联系到亚专科医生、社工、法务部门等的渠道。青少年和儿童存在急症病因复杂、病情发展迅速、病史采集困难、患者查体不合作等特点，给临床确诊和及时治疗增加了难度。临床医生在处理青少年和儿童急症时应充分考虑这一人群的特点，有技巧地询问病史，仔细查体，结合辅助检查，必要时请相关科室协助，尽快明确诊断，采用恰当的治疗，最大限度地避免延误病情并减少患者的焦虑。有经验的急诊医生会根据儿童的年龄、症状、体征以及重点的辅助检查结果，系统地评估是否需要急诊诊疗和特殊干预措施[5]。如腹痛，在儿童中十分常见且无特异性症状，鉴别它是肠胃炎或便秘等自限性疾病导致还是某些妇科疾病导致相当困难。对于已有月经初潮的青春期女孩出现腹痛，无论患者自述是否有性生活都应进行妊娠试验。盆腔炎或异位妊娠破裂都可表现为腹痛或腹膜刺激征，应仔细分析临床表现，谨慎进行评估和查体。需要注意的是，检查女童时应有监护人的陪同协助，在某些特殊情况下（如骑跨伤）对患者查体时可适当使用镇痛药物，以缓解疼痛和紧张的情绪，使其更好地配合检查。对年纪更小的患者进行检查时，可以让其坐在监护人的膝盖上，检查外阴和会阴时让孩子平躺且双腿做出"青蛙腿"或"蝴蝶"的姿势[9]，检查阴道时可采用膝胸位暴露阴道来评估有无创伤或异物。临床医生必须熟悉处女膜的解剖结构和正常变异，青春期女性的诊治必须考虑到生殖器官发育和功能的问题[5]。盆腔超声检查是识别大多数妇科疾病首选的影像学方法，对青少年和儿童亦如此。青少年和儿童女性发生妇科急症时临床医生更应该仔细评估，利用合适的检查工具，必要时请专科医生会诊以明确诊断，保护生育功能，避免耽误治疗。

对于青春期患者，诊疗时尤其要关注隐私保护，这甚至可能成为影响治疗的关键因素，尤其在出现急症时可能延误治疗。为了协调患者隐私权和及时治疗之间的矛盾，美国各州都制定了未成年人就医相关法律，赋予未成年人在未告知或未取得监护人同意的情况下也能获得某些医疗诊治的权利[3]。

（二）超重、肥胖和病理性肥胖患者

自 1975 年以来，全世界的肥胖人数几乎翻了 3 倍。2016 年 18 岁以上的超重人数超过 19 亿（占 39%），其中肥胖人数超过 6.5 亿（占 13%）[10]。在接诊肥胖妇科患者时，医生应该了解超重或肥胖对身体各系统可能产生的影响[11]，尤其在急诊情况下，以便更好地诊断和治疗。医疗机构应配备针对肥胖患者的各种资源，包括更好的影像学成像能力、合适的操作台，以及用于肥胖患者的医疗器械等。对于需要手术的患者，术前准备时就应熟知肥胖可能导致身体解剖结构发生哪些变化，针对性选择合适的手术体位及切口的位置，保障手术成功和患者安全。对于接受腹腔镜手术的患者，还需了解肥胖引起的其他生理变化并重视麻醉中的气道管理。团队、各专科间的密切合作，诊疗规范的制订，可以减少超重、肥胖和病理性肥胖患者急诊诊疗中的延误。做好以上准备有助于保障患者的生命安全改善预后。

（三）性侵害和亲密伴侣暴力

在美国，性暴力是长期困扰数百万成年人和儿童的社会公共卫生问题[12]。亲密伴侣暴力（intimate partner violence，IPV）影响着数百万女性，无论其年龄、经济状况、人种、宗教、民族、性取向或教育背景如何，已经成为一个重大且可预防的公共卫生问题[13]。由于医患关系的特殊性，妇产科医生更容易接触、评估遭受性侵害或亲密伴侣暴力的患者，并为其提供支持和帮助。临床医生接诊时应该常规询问患者相关病史，如果遇到这类患者，首要目标是确保受害者的安全，及时给予安慰和治疗[12, 13]。针对这部分患者，许多医疗机构已制订并采取了一些流程，如通过性侵犯护理检查者（sexual assault nurse examiners，SANE）或性侵犯法医检验师（sexual assault forensic examiners，SAFE）为性侵犯受害者提供紧急医学检查和取证[12]。在没有这些专业人员的医疗机构中，通常由妇产科医生接诊评估和处理受害人，这就要求医生必须了解和遵守相关医疗法律。在取证时，需要使用专用的证据收集检验盒，病史记录、检查、照片、证据标签以及证据链完整都很重要。对于缺乏专业人员或资源的医院，可以从司法部针对女性暴力的办公室网站上获得详细的规

程，还可以通过性侵犯法医检验师技术援助计划获得相关的技术援助和临床指导[12]。而对于急诊医生和妇产科医生来说，了解其医疗机构中的可用资源并制订明确的规程，可以改善患者的预后和总体医疗质量。

（四）新型冠状病毒肺炎

新型冠状病毒肺炎（coronavirus disease 2019，COVID-19）的暴发及全球大流行对很多国家都有着很大影响，各医疗机构都可能接诊新冠肺炎患者，急诊作为医院首要关口必须做好应对措施。尽管不同地区和医院系统的流程和制度各有不同，但总的指导原则一致，临床医生应按要求做好防护，使用个人防护装备（personal protective equipment，PPE）。当遇到需要急诊手术干预的情况，应严格遵循防疫 COVID-19 的指南和指引，保障医生和患者的安全。美国外科医师协会提出，尽可能避免在团队人员有限的情况下如夜间进行外科手术。产生气溶胶的操作（aerosol-generating procedures，AGP）增加了医护人员感染的风险。对 COVID-19 患者或疑似患者进行产生气溶胶的操作时，临床医生应佩戴全套个人防护装备，包括 N95 口罩或手术室专用的电动送风过滤式呼吸器。世界各国或机构发布的相关指南中，对与 COVID-19 相关的产生气溶胶的操作内容不尽相同，目前已知的可能产生气溶胶的操作包括气管插管、拔管、气囊面罩给氧、支气管镜检查，胸腔导管，电灼血液、胃肠道组织或各种体液，腹腔镜或其他内镜手术等。迄今为止，尚无足够证据推荐选择开腹或腹腔镜手术，但手术团队应选择一种可以最大限度减少手术时间并对患者和医护人员都安全的方式[14]。

临床医生在急诊工作中时常遇到突发情况，应时刻保持警惕性，做好各种应对计划和跨学科合作的准备，同时要了解妇科患者的特殊需求，怀有怜悯和关爱之心，采用合适技巧获得必要的病史，对患者进行有效的检查和及时处理。有条件的医疗机构在工作中摸索建立一套有循证依据且适合自身的操作规程，建立标准化流程和标准化的团队沟通模式，并对此进行模拟演练，不断优化急症患者的处理[15]。规范化和标准化的流程加上急诊医生与妇科医生之间的密切配合，更有助于对妇科急症患者的诊治，最大限度地减少病情延误。接下来的章节将会讨论常见的各妇科急症的诊断和治疗。

参考文献

[1] Committee Opinion No. 590: Preparing for clinical emergencies in obstetrics and gynecology. *Obstet Gynecol* [Internet]. 2014 Mar [cited 2020 Mar 1];123(3). Available from: https://journals.lww.com/greenjournal/Fulltext/2014/03000/Committee_Opinion_No 590 Preparing_for_Clinical.44.aspx

[2] American Trauma Society. Trauma care levels explained [Internet]. Falls Church, VA: ATS. [cited 2020 Mar 2]. Available from: https://www.amtrauma.org/page/traumalevels

[3] Committee Opinion No. 599: Adolescent confidentiality and electronic health records. *Obstet Gynecol* [Internet]. 2014 May [cited 2020 Apr 27];123(5). Available from: https://journals.lww.com/greenjournal/Fulltext/2014/05000/Committee_Opinion_No 599 Adolescent.45.aspx

[4] UpToDate. Overview of ultrasound examination in obstetrics and gynecology [Internet]. UpToDate. 2020 Apr [cited 2020 Mar 27]. Available from: https://www.uptodate.com/contents/overview-ofultrasound-examination-in-obstetrics-and-gynecology?search=Ultrasound%20examination%20in&source=search_result&selectedTitle=1~150&usage_type=default&display_rank=1

[5] UpToDate. Emergency evaluation of the child with acute abdominal pain [Internet]. UpToDate. 2019 Aug [cited 2020 May 4]. Available from: https://www.uptodate.com/contents/emergencyevaluation-of-the-child-with-acute-abdominal-pain?search=emergency%20evaluation%20of%20 child%20with%20acute%20abdominal%20pain&source=search_result&selectedTitle=1~150&usa ge_type=default&display_rank=1#H1

[6] Josephs SC. Obstetric and gynecologic emergencies: A review of indications and interventional techniques. *Semin Intervent Radiol* [Internet]. 2008 Dec [cited 2020 Mar 1];25(4):337–346. Available from: https://www.ncbi.nlm.nih.gov/pmc/articles/PMC3036527/ doi/pdf/10.1055/s-0028-1102992

[7] I-PASS Study Group. About the I-PASS study group [Internet]. Boston, MA: Boston Children's Hospital. 2014. [cited 2020 May 5]. Available from: http://ipassstudygroup.com/about

[8] UpToDate. Patient handoffs [Internet]. UpToDate. 2017 Dec [cited 2020 Mar 27]. Available from: https://www.uptodate.com/contents/patient-handoffs?search=patient%20handoff&source=search_result&selectedTitle=1~10&usage_type=default&display_rank=1

[9] UpToDate. Straddle injuries in children: Evaluation and management [Internet]. UpToDate. 2019 Mar [cited 2020 Apr 24]. Available from: https://www.uptodate.com/contents/straddleinjuries-inchildren-evaluation-and-management?search=straddle%20injuries%20in%20children&source=search_result&selectedTitle=1~19&usage_type=default&display_rank=1

[10] World Health Organization. Obesity and overweight [Internet]. 2020 Apr [cited 2020 Apr 30]. Available from: https://www.who.int/newsroom/fact-sheets/detail/obesity-and-overweight

[11] Williams J. The patient with morbid obesity. In: Tintinalli JE, Ma OJ, Yealy DM, et al., eds, *Tintinalli's Emergency Medicine: A Comprehensive Study Guide* [Internet]. 9th ed. New York, NY: McGraw-Hill Education; 2020. [cited 2020 Apr 24]. Chapter 298. Available from: accessemergencymedicine.mhmedical.com/content.aspx?aid=1167031878

[12] Committee Opinion No. 777: Sexual assault. *Obstet Gynecol* [Internet]. 2019 Apr [cited2020 Apr 27];133(4). Available from https://journals.lww.com/greenjournal/Fulltext/2019/04000/ACOG_Committee_Opinion_No 777 Sexual_Assault.62.aspx

[13] Committee Opinion No. 518: Intimate partner violence. *Obstet Gynecol* [Internet]. 2012 Feb [cited 2020 May 1];119(2). Available from: https://journals.lww.com/greenjournal/Fulltext/2012/02000/Committee_Opinion_No 518 Intimate_Partner.51.aspx

[14] American College of Surgeons. COVID-19: Elective case triage guidelines for surgical care [Internet]. Chicago, IL: American College of Surgeons. 2020 Mar [cited 2020 Apr 27]. Available from: https://www.facs.org/covid-19/clinical-guidance/elective-case

[15] McCue B, Fagnant R, Townsend A, et al. Definitions of obstetric and gynecologic hospitalists. *Obstet Gynecol* [Internet]. 2016 Feb [cited 2020 April 24];127(2). Available from: https://journals.lww.com/greenjournal/Fulltext/2016/02000/Definitions_of_Obstetric_and_Gynecologic.30.aspx doi/pdf/10.1097/AOG.0000000000001235

Binz NM. Complications of gynecologic procedures. In: Tintinalli JE, Ma OJ, Yealy DM, et al., eds, *Tintinalli's Emergency Medicine: A Comprehensive Study Guide* [Internet]. 9th ed. New York, NY: McGraw-Hill Education; 2020. [cited 2020 Apr 27]. Chapter 105. Available from: accessemergencymedicine.mhmedical.com/content.aspx?aid=1166591158

Crandall C, Alden SG. Intimate partner violence and abuse. In: Tintinalli JE, Ma OJ, Yealy DM, et al., eds, *Tintinalli's Emergency Medicine: A Comprehensive Study Guide* [Internet]. 9th ed. New York, NY: McGraw–Hill Education; 2020. [cited 2020 Apr 24]. Chapter 294. Available from: accessemergencymedicine. mhmedical.com/content. aspx?aid=1167031592

UpToDate. Preparing an office practice for pediatric emergencies [Internet]. UpToDate. 2019 Jun [cited 2020 Mar 1]. Available from: https://www. uptodate.com/contents/preparing–anoffice–practice–forpediatric–emergencies?search=preparing%20 an%20office%20practive%20for%20pediatric%20 emergencies&source=search_result&selectedTitle=1~ 150&usage_type=default&display_rank=1

第2章 异位妊娠：宫外孕及不明部位妊娠
Ectopic Pregnancy: Extrauterine Pregnancy and Pregnancy of Unknown Location

Peer Jansen　Ibrahim Alkatout　著

陈玲玲　李白雪　译　　生秀杰　校

一、定义

异位妊娠是指受精卵在宫腔以外着床。它是妊娠前 3 个月的潜在并发症，并且曾经是妊娠早期孕妇死亡的常见原因。死亡的主要原因是血管破裂继发大出血[1]，并伴有延迟诊断或误诊。根据报道，目前异位妊娠的死亡率约为 0.05%[2-4]，约占妊娠相关死亡的 6%[4, 5]，其较高的发病率（11%）可能与延迟诊断或错误的治疗相关[6]。据已发表的文献报道，异位妊娠占所有已知妊娠的0.3%~3%，1%~2% 的孕妇经历过异位妊娠[4, 7]。在德国，每 1000 例活产儿中约有 20 例异位妊娠[8]。在近几年中，其发病率一直在上升。这可能是由诊断条件更好、更频密，辅助生殖技术的发展及生育年龄的增加等原因造成的[4]。本章概述了异位妊娠，强调了及时诊断的重要性，并介绍了各种现代诊断和治疗方案。目的是预防异位妊娠的延迟诊断，并降低其发病率甚至死亡率。

以下缩写和术语与异位妊娠相关。

- 宫内妊娠（intrauterine pregnancy，IUP）：超声检查在宫腔内可以看到妊娠囊，不论是卵黄囊或胚胎，也不论其生命力如何。

- 异位妊娠（ectopic pregnancy，EP）：妊娠试验阳性，超声检查在宫腔外发现包块或妊娠囊。

- 不明部位妊娠（pregnancy unknown location，PUL）：是一个描述性术语，妊娠试验阳性，但超声检查没有发现宫内妊娠或异位妊娠。

- 流产 / 失败的不明部位妊娠：妊娠试验阳性，但是 β- 人绒毛膜促性腺激素（β–human chorionic gonadotropin，β–hCG）的水平在没有任何干预或无法找到妊娠位置的情况下下降。

即使是现代超声技术，也可能无法使临床医生在第一次检查时就建立正确的诊断。Barnhart 等[9]试图找到一个通用的定义，并建议将以下分类用于首次超声诊断。

(1) 明确的异位妊娠，有宫腔外妊娠囊，伴卵黄囊和（或）胚胎。

(2) 可能的异位妊娠，有非特异性附件包块。

(3) 不明部位妊娠：没有异位妊娠或宫内妊娠的迹象。

(4) 可能的宫内妊娠，有宫内囊样结构。

(5) 明确的宫内妊娠，有宫腔内妊娠囊，卵黄囊和（或）胚胎。

然而，作者也指出，不明部位妊娠用于初步分类，而不是最终诊断，目的是通过不断明确不明部位妊娠的部位，而最终诊断宫内妊娠或异位妊娠[9]。图 2-1 显示了 3 种可能的最终诊断及其定义，第一步是从不明部位妊娠开始。

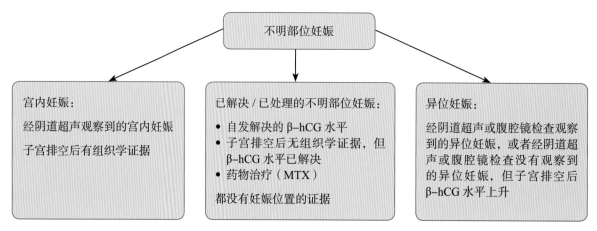

▲ 图 2-1　不明部位妊娠的诊断：最终诊断的途径及一些诊断指标

在初次检查时可能难以建立正确的诊断。但是，之后应该可以从其他可能的选项中选择正确的诊断[9]。β-hCG. β- 人绒毛膜促性腺激素；MTX. 甲氨蝶呤

异位妊娠可能位于多个部位，但其中有 97% 位于输卵管。即使在输卵管中，不同部位发生率也可能不同（表 2-1）。发生在不同部位可能是由于输卵管管腔自壶腹部至峡部逐渐变窄，且壶腹部是子宫输卵管的远端部位，上行感染常导致伞端粘连甚至闭锁，所以壶腹部发生率最高。另外妊娠物可以停留在输卵管的间质中。余下的 3% 异位妊娠部位主要是卵巢（1%）和盆腹腔（1%）。

表 2-1　异位妊娠的位置及其百分比

输卵管	97%［壶腹部（75%）、峡部（20%）、漏斗部（5%）］
卵巢	1%
腹腔 / 盆腔	1%
异常位置：子宫颈、残角子宫、剖宫产后的瘢痕、阴道或双侧输卵管异位妊娠	1%

由于卵巢和腹腔 / 盆腔妊娠相当罕见，在这方面的临床经验非常有限，其诊断和治疗都很困难。卵巢和腹腔 / 盆腔妊娠常常被误诊为输卵管破裂或卵巢囊肿出血。正确的诊断通常是在手术过程中

做出，然后由病理报告证实[10]。然而，也有术前经阴道超声（transvaginal ultrasound，TVU）诊断考虑为卵巢妊娠，在手术后被证明仅仅是黄体。

异位妊娠的一个罕见但相当危险的部位是先前剖宫产时留下的子宫瘢痕处。滋养细胞侵入瘢痕处的子宫肌层，可能导致子宫破裂。据报道，先前剖宫产瘢痕部位的异位妊娠约占所有异位妊娠的 6%[11]。然而，在过去的几年里，这种情况的发生率迅速增加，因为剖宫产手术越来越多，并且基于 TVU 的诊断方法也得到了改进。与这一罕见位置的异位妊娠相关的危险因素是刮宫、剖宫产、子宫肌瘤切除术、盆腔炎、生殖医学或先前胎盘病理导致的子宫肌层损伤[11, 12]。鉴于世界各地剖宫产的频率不断增加[13]，未来这个位置的异位妊娠可能会逐步增多。

据报道，异位妊娠还出现在其他几个罕见的位置，包括宫颈、残角子宫和阴道。

双侧输卵管异位妊娠也是可能的[3]。宫内外复合妊娠是指宫内妊娠和异位妊娠同时存在。

异位妊娠可导致急腹症，这可能会发展为对患者有危险的情况。

二、病因

异位妊娠的原因多种多样，最常见的原因是由于感染（衣原体、淋病、输卵管炎）、解剖异常或输卵管运输中断引起的输卵管机械性阻塞[14]。感染容易导致整个输卵管的粘连和狭窄，以及与周围组织的粘连；感染也可能影响输卵管纤毛的运动，这可能会减慢或阻碍卵母细胞的运输。然而，由于精子比卵母细胞小得多并且可以自行移动，输卵管的远端或腹腔妊娠仍然是有可能的。

输卵管妊娠的其他重要危险因素是既往异位妊娠或输卵管手术（剖宫产、绝育、生育手术）（表 2-2）[15]，另外还包括子宫内膜异位症、辅助生育治疗、宫内节育器、既往阑尾炎、腹部手术和吸烟等[16]。然而，大约 50% 患有异位妊娠的女性没有危险因素[17]。

表 2-2　异位妊娠的危险因素

高风险	• 由性传播感染、解剖异常、输卵管结扎、肌瘤以及盆腔炎引起的机械性阻塞 • 既往异位妊娠 • 输卵管手术
低风险	• 子宫内膜异位症、辅助生育治疗、宫内节育器、既往阑尾炎、腹部手术和吸烟

三、病理生理学特征

卵母细胞和精子通常在输卵管的壶腹部相遇并受孕。发育中的桑葚胚通过纤毛活动向宫腔内运输，同时分化为成胚细胞和滋养细胞。滋养细胞侵袭性地生长到母体组织中，宫腔内的植入通常发生在受孕后的第 6 天或第 7 天。在植入区域发现了专门的酶，滋养细胞不能区分宫内和宫外位置。因此，在任何部位都发生相同的植入过程。异位妊娠开始发生的变化与宫内妊娠相同。患者闭经，激素水平改变，妊娠试验呈阳性。然而，患者没有进一步的症状。在一段时间内，妊娠进展很正常，随后其最终在输卵管内流产，滋养层从管壁溶解，导致局部出血。流产的主要原因是血液和营养供应不足。出血发生在植入部位，导致输卵管积血和腹腔内游离液体。通过输卵管收缩，可以将流产的组织输送到宫腔或者腹腔中。流产导致激素水平下降，子宫蜕膜脱落导致点滴出血或阴道出血。

如果妊娠位于输卵管壁的间质中并继续生长，则可能最终导致输卵管破裂。如果妊娠位于输卵管峡部，破裂可能会损害卵巢动脉，这可能会导致腹腔内大出血。因此，异位妊娠是急腹症的一部分。在这种紧急情况下，应尽早确诊。即使在今天，这种情况仍可能导致孕妇死亡。

如果卵母细胞在排卵后没有离开卵巢，而精子使卵母细胞受精，则结果是卵巢妊娠。受精的卵母细胞也可能离开卵巢，但无法到达输卵管，残留在腹腔或盆腔中，导致腹腔 / 盆腔妊娠。

四、临床特征

异位妊娠的症状可以是多种多样的，并且常常是非特异性的。通常，通过这些症状会在妊娠的第 6 周到第 9 周之间确诊异位妊娠[4]。异位妊娠开始于 6～8 周的闭经期，这是由黄体产生的较高水平的孕酮引起的。孕酮水平越高，子宫内膜的状况就越好。黄体会在几周后消失，但异位妊娠本身不能产生足够的孕酮，所以异位妊娠时孕酮水平开始下降。子宫内膜开始脱落，并出现阴道出血。在阴道出血前后，异位妊娠包块可能达到一定大小。有时，异位妊娠包块的增大会引起腹膜刺激，这可能会导致下腹部弥漫性疼痛。在某些情况下，疼痛可能会加剧，患者有急腹症的表现。

五、异位妊娠分为 3 个连续阶段

第一阶段：无症状。异位妊娠具有与宫内妊娠相同的表现，如乳房压痛、呕吐和疲劳。实验室检测显示 β-hCG 水平升高。超声宫内未见孕囊，但孕囊可能在输卵管内。

第二阶段：开始出现症状。输卵管流产时，滋养细胞从管壁溶解脱落，闭经 6～8 周后开始出现输卵管积血。患者可能会经历几天或几周的阵发性疼痛，通常发生在下腹的一侧，有时腹部触诊时会感到疼痛。疼痛是由输卵管的扩张和收缩引起的。此时，阴道出血可能持续存在或出血量增多，甚至可与月经量相提并论。这是由于孕酮水平下降导致蜕膜受损脱落引起的。

在这一阶段，妇科检查时会出现宫颈举痛，是由宫颈阴道部移位引起附件的被动运动导致的。当流产发生，部分流产的组织或血凝块脱落到盆腔，压痛很可能会消失。

第三阶段：急症。流产后的出血有部分流入腹腔。患者在触诊过程中会出现腹膜刺激导致的疼痛。同时阴道出血变得更加严重，甚至可能开始出现凝血块。此时，阴道检查将显示子宫后部血肿，并且患者在宫颈摆动时会感觉到明显的压痛。在腹部触诊过程中，可能会触及因输卵管扩张和输卵管周围血肿而导致的包块。

请注意，症状的加重预示着过渡到急腹症期，需要紧急干预。

在输卵管破裂的情况下，通常只有当异位妊娠位于输卵管峡部时，才会跳过第一阶段和第二阶段，症状立即出现。可能是类似于休克的症状，如撕裂痛、冷汗、虚弱、虚脱和呼吸困难。患者可能会经历严重的腹腔内出血。腹部对压力非常敏感。这种情况下的阴道检查通常是患者不能忍受的。

六、鉴别诊断

鉴别诊断包括以下情况：早期宫内妊娠、流产、黄体破裂、输卵管卵巢脓肿 / 感染、输卵管积水 / 积脓 / 积血、卵巢过度刺激综合征、阑尾炎或附件肿瘤（引起腹膜刺激）（表 2-3）。

所有这些情况都会导致相同或相似的临床症状，但只有早期宫内妊娠和流产可能会显示妊娠试验阳性。需注意也可能存在其他疾病同时合并妊娠的情况。

表 2-3　异位妊娠的鉴别诊断

妇科起源	• 早期宫内妊娠 • 流产 • 黄体破裂 • 输卵管卵巢脓肿 / 感染 • 输卵管积水 / 积脓 / 积血 • 卵巢过度刺激综合征 • 附件肿瘤（引起腹膜刺激）
其他起源	• 阑尾炎 • 膀胱炎、肾盂肾炎、肾结石 • 腹腔内炎症（腹膜、所有腹部器官、憩室） • 中空器官的穿孔 / 阻塞（如胃、肠、胆囊） • 血管出血性疾病（主动脉、所有腹部血管） • 血管缺血性疾病（肠、肠系膜）

七、临床诊断

确定患者的病史是诊断的第一步。临床医生可以询问危险因素，如既往手术、妊娠、妇科疾病（如感染、生育治疗和既往异位妊娠）等。继发性闭经（6～8周）是异位妊娠的征兆，但也应考虑月经间期出血。病史记录后再进行临床检查。临床医生可能会注意到阴道出血。患者可能会感到宫颈压痛，腹部触诊可能一侧会感到疼痛，并伴有反射性肌肉紧张。检查者可在附件区域触及面团状肿物。

对患者的尿液进行妊娠试验，并进行血液检测以确定血清中的β-hCG水平，这将是有意义的。

在生理性宫内妊娠的情况下，β-hCG水平在受孕后10～14天上升，并且在停经的前6周内每2天增加1倍[18, 19]。6周后，β-hCG水平的增加就变缓慢了。通常，异位妊娠患者的β-hCG水平低于宫内妊娠的β-hCG水平。β-hCG水平的变化趋势比β-hCG的绝对值更重要。但是，应该注意的是，大约20%的异位妊娠的病程与宫内妊娠的病程相似，而大约10%的异位妊娠类似于早期流产。因此，仅凭血液检测不能做出可靠的诊断[20]。我们知道，异位妊娠与在48h内β-hCG水平的增加不超过66%或下降不超过15%有相关性[21]。如果患者的β-hCG水平在此范围内并超过1500U/L，则超声检查应提供最终证据。

如果在β-hCG水平＞1500U/L的患者中未发现宫内妊娠，则诊断异位妊娠的敏感性为92%，特异性为84%。当β-hCG水平为1000～1500U/L时，如果患者是宫内妊娠，则在宫腔内可发现胚胎或卵黄囊。对于β-hCG水平＜1000U/L的患者，即使宫内妊娠，也可能无法通过超声检测到[22]。

临床医生无法确定是宫内还是异位的妊娠可被称为不明部位妊娠。在这种情况下，适合用β-hCG比值（48h后的β-hCG水平/0h的β-hCG水平）来区分不明部位妊娠和流产的不明部位妊娠。选取β-hCG比值＜0.87作为临界值，它的敏感性＞90%，特异性＞90%[23]。Meta分析发现，β-hCG比值是确定不明部位妊娠的最佳诊断工具[20]。

与宫内妊娠相比，异位妊娠患者血β-hCG水平升高异常；另外，与自然流产相比，血β-hCG水平下降更缓慢[19, 24, 25]。血液检测时应该测孕酮水平。孕酮水平超过20～25mg/ml时，不太可能出现异位妊娠，该值提示宫内妊娠。孕酮水平＜5mg/ml时高度可疑异位妊娠。然而，单独的孕酮水平不能进一步明确诊断[26]，但可以用在不明确的情况和潜在的早孕中进行辅助诊断检测[27]。

超声是妊娠中诊断的重要工具。当超声不能显示宫内妊娠，患者的生化检测和病史提示妊娠时，若超声见子宫增大，且宫腔内未见孕囊，很可能提示是异位妊娠（图2-2和图2-3）。在大约20%的异位妊娠病例中，超声可观察到宫内液体暗区结构，其边缘缺乏高回声，称为假孕囊[28, 29]。这是宫腔内的少量积液，由孕酮控制下的蜕膜产生，没有胚胎结构。假孕囊通常不圆，常位于偏心位置，但偶尔位于典型的妊娠位置。在大约90%的异位妊娠病例中，超声检查可见到附件区异常包块（图 2-4）[30-32]。在大多数情况下，它是附件区域的非特异性肿块（55%）。在这种情况下，三维重建可以帮助识别超声检查的结果（图 2-5）。在 25% 的病例中，患者在彩色多普勒上表现为输卵管区圆形高回声结构，并伴有环形血管增多（图 2-6）。仅在 15% 的病例中发现卵黄囊甚至胚胎结构（图 2-7）。在极少数情况下（7%），可以观察到胎儿心脏搏动[33]。宫外定位的胎心搏动是异位妊娠的典型表现。在一项研究中，大约 75% 的输卵管妊娠在第一次 TVU 调查中被发现[34]。Meta 分析显示，88% 的输卵管妊娠可以通过宫内未见妊娠囊和附件区发现包块的存在来识别[35]。鉴于超声技术的进步，异位妊娠的诊断主要由附件区发现肿块这种阳性证据，而不是超声上没有宫内妊娠来确定的[36]。

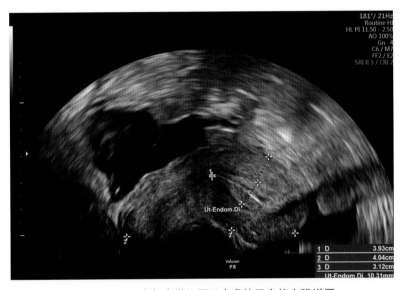

▲ 图 2-2　子宫超声纵切面见空虚的子宫伴内膜增厚

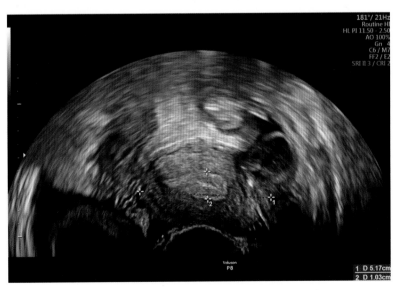

▲ 图 2-3　子宫超声横切面见空虚的子宫伴内膜增厚

30%～50% 的异位妊娠伴有腹腔积液，通常在直肠子宫陷凹[25, 29]。腹腔积液很容易被检测到，但不具有特异性。超声检查最好在妊娠的第 6～7 周进行，因为此时可以看到高达 98% 的生理性宫内妊娠。超声此时具有高敏感度（87%～99%）和高特异性（94%～99%）[29, 37]。如果异位妊娠位于宫颈、腹腔或卵巢而不是输卵管，那么通过超声检测就很困难了。

如果患者的病史、血液检测或超声检查考虑异位妊娠，可以行腹腔镜探查。一旦发现异位妊娠，也可以在腹腔镜检查过程中同时治疗。腹腔镜用于识别早期异位妊娠敏感性很高。

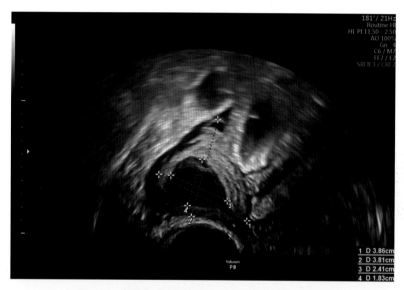

▲ 图 2-4 超声检查显示疑似宫外妊娠患者的附件包块

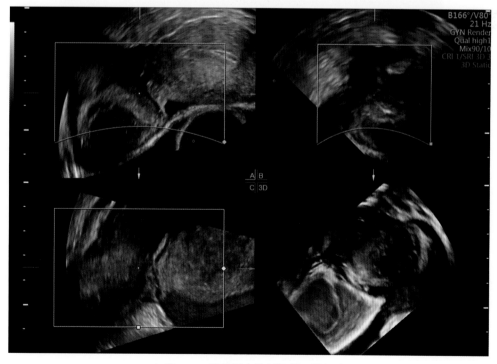

▲ 图 2-5 附件区宫外妊娠的三维重建

如果出现休克症状，应测定患者的血红蛋白水平、凝血指标和血型。

总之，通过患者闭经、流血病史，结合体格检查阳性体征，以及妊娠试验阳性，可以提示异位妊娠可能，如果超声提示未见宫内妊娠或存在异位妊娠包块来补充，则很大可能存在异位妊娠。在每次诊断的最终，应该能够确定 3 种可能的诊断之一（宫内妊娠、宫外妊娠或已解决的不明部位妊娠）（图 2-8）。

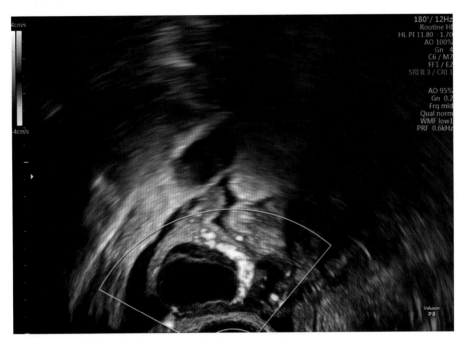

▲ 图 2-6　彩色多普勒超声检查显示环形血管增多

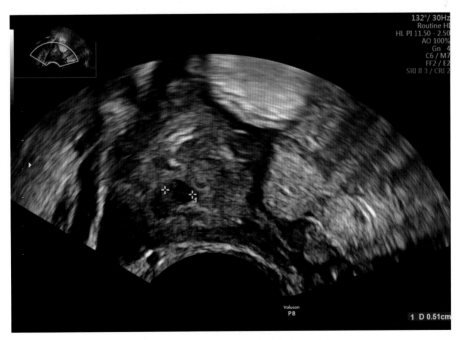

▲ 图 2-7　超声检查显示宫外妊娠卵黄囊

联合使用超声检查和 β-hCG 水平检测，超过 85% 的异位妊娠可以在输卵管破裂之前被识别出[17]。

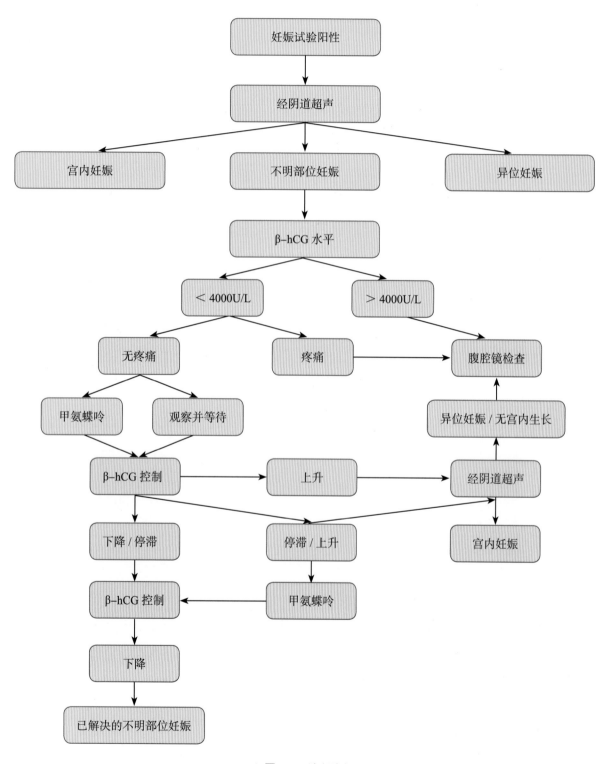

▲ 图 2-8 诊断途径

β-hCG. β-人绒毛膜促性腺激素

八、治疗

治疗方法的选择通常取决于患者临床症状的轻重、血流动力学是否稳定以及 β–hCG 的水平。临床医生可有 3 种基本选择：观察等待、手术治疗或药物治疗（表 2–4）。治疗中须定期进行血液检测，以监测 β–hCG 水平的变化来判断治疗是否成功。所有 Rh 阴性患者都需要抗 –D 预防。目前，及时诊断的异位妊娠很少会成为急重症，可以用甲氨蝶呤（methotrexate，MTX）或微创手术治疗[38]。

表 2–4　治疗方案和适应证

	治疗方案		
	手术治疗	药物治疗	观察等待
适应证	• β–hCG > 5000U/L • 血流动力学不稳定 • 输卵管破裂 • 有症状 • 诊断性手术	• β–hCG < 5000U/L • 48h 后 β–hCG 上升 • 孕囊直径 < 4cm • 血红蛋白、血小板、肝酶水平正常	• β–hCG < 5000U/L • 48h 后 β–hCG 下降 • 孕囊直径 < 4cm
方法	• 输卵管切开术 • 输卵管节段切除 • 输卵管妊娠物挤出术 • 输卵管切除术（出血、输卵管破裂、无生育要求）	• 甲氨蝶呤（MTX）50mg/m²	
随访	• 每周 β–hCG 检测，直至正常		
持续性异位妊娠	• 再次腹腔镜手术 • 甲氨蝶呤	• 重复甲氨蝶呤 • 腹腔镜手术	

β–hCG. β– 人绒毛膜促性腺激素

如果患者没有临床症状或仅有轻微的临床症状，超声未提供异位妊娠迹象或血液检测显示 β–hCG 水平随时间下降，则可以使用观察等待策略[3, 7]。在这些情况下，患者不需要立即接受治疗，但应在 1 周后重新评估其病情。该策略在诊断不明确的情况下也很有用。到下一次检查前，若患者症状进展，也有助于确诊。之后超声可更清楚地看到异位妊娠病灶。患者的 β–hCG 水平可能会持续下降，但病情也可能发生恶化。

如果下一次检查结果显示病情恢复过程中，可以不需要干预，但仍必须检查患者的 β–hCG 水平，直到 < 5mU/ml，这可能需要 4～6 周的时间。

如果患者由于异位妊娠而出现严重症状，其 β–hCG 水平仍在上升，或者在超声检查中清楚地看到异位妊娠，考虑进行手术是合适的选择。绝大多数异位妊娠患者可以通过择期手术而非急诊手术进行治疗，因为在过去几年中，诊断工具得到了显著改善，可以及早确诊。

目前手术治疗异位妊娠的金标准是腹腔镜手术，它已经取代了开腹手术。与开腹手术相比，腹腔镜手术具有术中出血量少、术后住院时间短和总住院费用低等优点[39]。另外，腹腔镜手术的手术时间、麻醉时间和恢复日常生活活动的时间也缩短了[39, 40]。腹腔镜手术和开腹手术在异位妊娠或宫内妊娠重复发生率方面没有差异。腹腔镜手术的 β-hCG 恢复正常所需的时间与开腹手术所需的时间相似，尽管较早的研究证明，腹腔镜手术持续性异位妊娠的发生率高于开腹手术[38, 41, 42]。但由于腹腔镜手术技术在过去几年中取得了相当大的进步，该手术已成为异位妊娠手术治疗的最新技术。

在极少数情况下，可能有必要从腹腔镜手术转为开腹手术。这主要发生在严重出血的情况下。

在输卵管妊娠的情况下，医生须在输卵管切开术和输卵管切除术之间做出选择。输卵管切开术有助于保留输卵管并保留同侧生育的机会。这在大多数情况下是成功的[43]；据报道，这种手术后输卵管通畅率约为75%。然而，保留输卵管存在滋养层组织残留的风险（7% vs. 1%）[5, 44, 45] 和同侧输卵管重复异位妊娠（8% vs. 5%）的风险。但是，输卵管切开术后的生育率高于输卵管切除术后的生育率（60% vs. 56%）。输卵管切除术指完全切除患侧输卵管。

尽管一些作者指出，在对侧输卵管健康的患者中，输卵管切开术并不能显著改善患者的生育前景，但腹腔镜输卵管切开术仍是目前首选的手术方法[46]。

输卵管切除术可以在没有生育要求的患者中进行。在这些情况下，也有助于防止复发。输卵管切除术需要完全切除输卵管[3]，并且可以在输卵管破裂、输卵管切开术后无法止血、巨大异位妊娠、输卵管妊娠或手术技巧不足的情况下进行。

每种方法的输卵管妊娠复发率在5%～10%。据报道，单纯输卵管切开术在预防持续性异位妊娠方面的成功率低于输卵管切开术联合单次注射预防性剂量的甲氨蝶呤[38]。

手术中应注意输卵管的解剖和局部血供特点（图 2-9）。为输卵管供血的两组血供间存在吻合支，其中一条来自子宫动静脉，另一条来源于卵巢动静脉。为了减少术中出血，可以在切开前将加压素注射到输卵管系膜。这样可以在手术过程中提供更好的视野。输卵管切开术是在输卵管系膜对侧，妊娠包块最凸出处作 1～2cm 的纵向切口（图 2-10A）。切开全层直达管腔，则妊娠囊通常会凸出（图 2-10B），可以通过抽吸或用抓钳将其取出（图 2-10C）。重要的是，以最小的创伤去除整个妊娠组织以及周围的凝血块（图 2-10D）。可以使用钳子、吸引器或水分离技术。残留的组织可以从输卵管壶腹部方向或切口处挤压出来。种植部位应充分冲洗。液体应从两侧排出（即输卵管切开处和伞端）。轻微出血是正常的，可自行停止。

输卵管切开术后切口的缝合是一个有争议的问题。普遍认为输卵管切口不需要缝合，能够自行愈合[43]。但是，在出现明显出血或切口较宽，间隙较大且边缘无法自然相接的情况下，缝合是必要的。在行输卵管缝合时，外科医生应使用单结缝合技术闭合输卵管的黏膜和肌层（图 2-10E）[43]。

Li 等[47] 回顾性比较了输卵管切开术后局部缝合与不缝合的预后，发现缝合时输卵管通畅率（85% vs. 62%）和宫内妊娠率更高（69% vs. 42%）。缝合后同侧异位妊娠较少（10% vs. 27%），继发不孕率较低（14% vs. 27%）。这些数据支持输卵管切开术后应进行缝合。然而，在另外两项进一步的研究中，对腹腔镜输卵管切开术缝合和不缝合进行了比较，缝合后的结局更好一些，但两种方

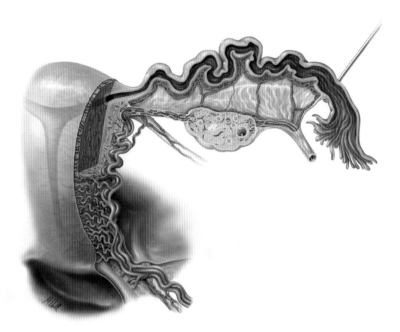

▲ 图 2-9　子宫、附件和卵巢的解剖示意图

注意动脉和静脉的血液供应

法没有显著差异[47, 48]。

在经验丰富的外科医生手中，腹腔镜输卵管切开术后缝合是更好的选择。患者的输卵管通畅率会更高（图 2-10F），因此患者的宫内妊娠率也会更高。如果异位妊娠位于输卵管壶腹部，则外科医生可进行楔形切除或节段切除。随后应进行断端再吻合术以保持生育能力。在峡部妊娠时，也建议行节段切除术，因为在这种情况下输卵管切开术可能很难成功。另一个保留器官的方式是输卵管妊娠物挤出术。临床医生试图将妊娠产物像"挤奶"一样向输卵管壶腹部方向挤压[43]。

手术结束时应清除腹腔中的积血及血块，以最大限度地减少粘连的可能性。如果异位妊娠位于卵巢内，则应通过切除妊娠组织或行卵巢部分切除来治疗。在大多数情况下，卵巢妊娠手术应注意保留卵巢的功能[49]。

可以根据 β-hCG 水平来衡量手术治疗的成功率，β-hCG 水平应在手术后第 1 天下降一半[50]。

药物治疗是手术的一种替代选择，仅在怀孕的最初几周才建议使用。常使用全身用药。甲氨蝶呤是一种叶酸拮抗药，通过静脉或肌肉途径给药。选择该策略的原因可能是在一些特殊部位（如输卵管间质、宫颈、腹腔或剖宫产切口处）出现的异位妊娠。由于药物治疗不进行任何手术，因此能保留生育能力，但治疗时间更长，并且成功率也与手术不同。多次相同剂量肌注甲氨蝶呤方案可获得与腹腔镜输卵管造口术相同的长期效果[38]。但是，单剂量甲氨蝶呤方案的成功率不及手术。β-hCG 水平 < 4000mU/ml 的成功率约为 90%，β-hCG 水平 < 12 000mU/ml 的成功率约为 80%。在胎心搏动完全消失的情况下，成功机会可能增加。但需注意，如果患者对药物治疗没有反应，则可能会发生输卵管破裂。β-hCG 水平 < 10 000mU/ml 的患者中约有 3% 出现这种情况。

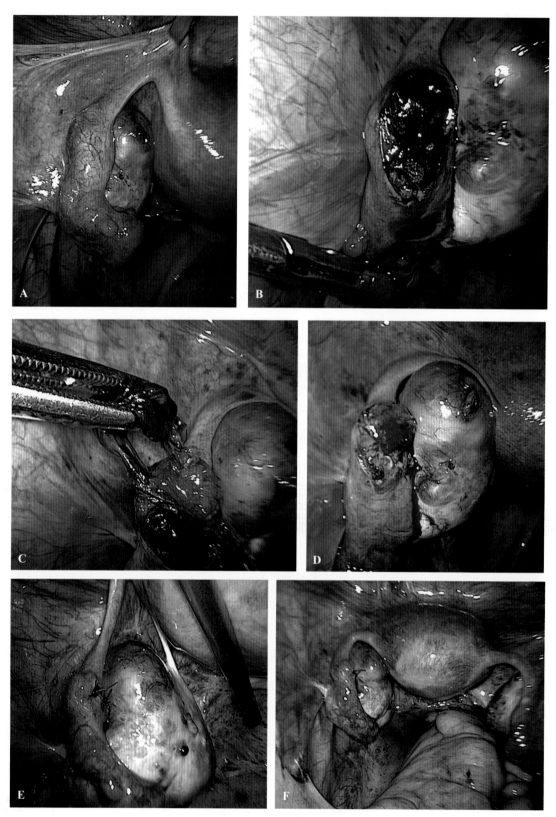

▲ 图 2-10　腹腔镜输卵管切开术术中图

A. 左侧输卵管异位妊娠及其最凸出处；B. 输卵管切开术是在输卵管系膜对侧，妊娠包块最凸出处做 1～2cm 的纵向切口；C. 用抓钳抓取妊娠囊；D. 去除整个妊娠组织以及周围的凝血块；E. 用单结缝合技术进行缝合；F. 输卵管切开术后恢复输卵管通畅

值得注意的是，甲氨蝶呤是细胞毒性药物，具有多种不良反应，如脱发、骨髓抑制、口腔炎、肝组织损伤和肺纤维化。在注射甲氨蝶呤后的第 1、4 和 7 天必须检查 β-hCG 水平。由于甲氨蝶呤被肝脏代谢，因此还应监测肝酶。如果 1 周后 β-hCG 的下降 < 15%，则必须在第 7 天或第 8 天给予第二剂甲氨蝶呤。如果患者的 β-hCG 在 2 周后仍然很高，则可以给予第三剂甲氨蝶呤。如果药物治疗失败，则需要行腹腔镜手术。甲氨蝶呤系统治疗与较高的输卵管通畅率相关（80%），据报道复发的风险约为 7%。目前，甲氨蝶呤并不常用，因为有研究表明，单剂量甲氨蝶呤注射与观察等待进行比较 [51] 或多剂量甲氨蝶呤注射与腹腔镜输卵管造口术进行比较，初次治疗的成功率没有差异 [38]。但在药物治疗的这两种情况下，患者都会受到甲氨蝶呤不良反应的影响。

甲氨蝶呤主要用于残留滋养层组织或手术治疗后患者的 β-hCG 水平仍然较高的情况下。甲氨蝶呤的使用应严格限制在适应证范围内 [22]。

对于手术可能会带来高风险的患者、有麻醉禁忌证的患者（如诱发卵巢过度刺激综合征）以及可能存在广泛腹膜粘连的患者，只要他们的血流动力学稳定，是可以接受药物治疗的。

九、结论

早期 TVU 检查可以确定妊娠的位置，这可能有助于早期发现异位妊娠。随着 TVU 设备的进步，异位妊娠能够早期明确诊断，避免急诊手术。选择性微创手术或药物可作为治疗的选择。输卵管妊娠女性手术的金标准应该是腹腔镜输卵管切开术，熟练的外科医生还应进行输卵管缝合，这提高了异位妊娠女性的生育率。干预后应定期监测 β-hCG 水平，这对于确定治疗是否成功至关重要，也及时提示是否需要进行再次干预。

利益冲突：作者声明，根据联邦法规，不存在利益冲突或财务关系。

推荐阅读

可参阅视频 2-1　输卵管妊娠（见文前"补充说明"下载观看）。

参考文献

[1] Schneider J, Berger CJ, Cattell C. Maternal mortality due to ectopic pregnancy. A review of 102 deaths. *Obstet Gynecol*. 1977 May;49(5):557–61.

[2] Lozeau A-M, Potter B. Diagnosis and management of ectopic pregnancy. *Am Fam Physician* [Internet]. 2005 Nov 1 [cited 2019 Nov 2];72(9):1707–14. Available from: https://www.aafp.org/afp/2005/1101/p1707.html

[3] Alkatout I, Honemeyer U, Noé G, Eckmann-Scholz C, Maass N, Elessawy M, et al. Diagnostic and Treatment Modalities for All Localizations of Ectopic

Pregnancy. *International Journal of Women's Health and Reproduction Sciences*. 2017 Apr 1;5:82–9.

[4] Barnhart KT. Clinical practice. Ectopic pregnancy. *N Engl J Med*. 2009 Jul 23;361(4):379–87.

[5] Farquhar CM. Ectopic pregnancy. *Lancet*. 2005 Aug 13;366(9485):583–91.

[6] Stulberg DB, Cain L, Dahlquist IH, Lauderdale DS. Ectopic pregnancy morbidity and mortality in low-income women, 2004–2008. *Hum Reprod* [Internet]. 2016 Mar [cited 2019 Nov 24];31(3):666–71. Available from: https://www.ncbi.nlm.nih.gov/pmc/articles/PMC4755444/

[7] Alkatout I, Honemeyer U, Strauss A, Tinelli A, Malvasi A, Jonat W, et al. Clinical diagnosis and treatment of ectopic pregnancy. *Obstet Gynecol Surv*. 2013 Aug;68(8):571–81.

[8] Mikolajczyk RT, Kraut AA, Garbe E. Evaluation of pregnancy outcome records in the German Pharmacoepidemiological Research Database (GePaRD). *Pharmacoepidemiol Drug Saf*. 2013 Aug; 22(8):873–80.

[9] Barnhart K, van Mello NM, Bourne T, et al. Pregnancy of unknown location: A consensus statement of nomenclature, definitions and outcome. *Fertil Steril* [Internet]. 2011 Mar 1 [cited 2019 Oct 28];95(3):857–66. Available from: https://www.ncbi.nlm.nih.gov/pmc/articles/PMC3032825/

[10] Begum J, Pallavee P, Samal S. Diagnostic dilemma in ovarian pregnancy: A case series. *J Clin Diagn Res*. 2015 Apr;9(4):QR01–03.

[11] Seow K–M, Huang L–W, Lin Y–H, Lin MY–S, Tsai Y–L, Hwang J–L. Cesarean scar pregnancy: issues in management. *Ultrasound Obstet Gynecol*. 2004 Mar;23(3):247–53.

[12] Maymon R, Halperin R, Mendlovic S, Schneider D, Herman A. Ectopic pregnancies in a Caesarean scar: review of the medical approach to an iatrogenic complication. *Hum Reprod Update*. 2004 Dec;10(6):515–23.

[13] Mahadik K. Rising Cesarean Rates: Are Primary Sections Overused? *J Obstet Gynaecol India*. 2019 Dec;69(6):483–9.

[14] Shaw JLV, Wills GS, Lee K–F, et al. *Chlamydia trachomatis* infection increases fallopian tube PROKR2 via TLR2 and NFκB activation resulting in a microenvironment predisposed to ectopic pregnancy. *Am J Pathol*. 2011 Jan;178(1):253–60.

[15] Ankum WM, Mol BW, Van der Veen F, Bossuyt PM. Risk factors for ectopic pregnancy: A metaanalysis. *Fertil Steril*. 1996 Jun;65(6):1093–9.

[16] Saraiya M, Berg CJ, Kendrick JS, Strauss LT, Atrash HK, Ahn YW. Cigarette smoking as a risk factor for ectopic pregnancy. *Am J Obstet Gynecol*. 1998 Mar;178(3):493–8.

[17] Marion LL, Meeks GR. Ectopic pregnancy: History, incidence, epidemiology, and risk factors. *Clin Obstet Gynecol*. 2012 Jun;55(2):376–86.

[18] Eskandar MA, Al–Shahrani M, Shaamash A, El–Emain M, Al–Ahmad M, Payodon B. Early Maternal Serum β–human Chorionic Gonadotropin Measurements after ICSI in the Prediction of Long-term Pregnancy Outcomes: A Retrospective Cohort Analysis. *J Clin Med Res* [Internet]. 2011 Feb [cited 2020 Feb 27];3(1):30–5. Available from: https://www.ncbi.nlm.nih.gov/pmc/articles/PMC3194023/ Apr;47(4):584–9.

[19] Fritz MA, Guo SM. Doubling time of human chorionic gonadotropin (hCG) in early normal pregnancy: Relationship to hCG concentration and gestational age. *Fertil Steril*. 1987 Apr;47(4):584–9.

[20] van Mello NM, Mol F, Opmeer BC, et al. Diagnostic value of serum hCG on the outcome of pregnancy of unknown location: A systematic review and meta-analysis. *Hum Reprod Update*. 2012 Dec;18(6):603–17.

[21] Sivalingam VN, Duncan WC, Kirk E, Shephard LA, Horne AW. Diagnosis and management of ectopic pregnancy. *J Fam Plann Reprod Health Care* [Internet]. 2011 Oct [cited 2020 Feb 17];37(4):231–40. Available from: https://www.ncbi.nlm.nih.gov/pmc/articles/PMC3213855/

[22] Taran F–A, Kagan K–O, Hübner M, Hoopmann M, Wallwiener D, Brucker S. The diagnosis and treatment of ectopic pregnancy. *Dtsch Arztebl Int* [Internet]. 2015 Oct [cited 2019 Oct 28];112(41):693–704. Available from: https://www.ncbi.nlm.nih.gov/pmc/articles/PMC4643163/

[23] Condous G, Kirk E, Van Calster B, Van Huffel S,

Timmerman D, Bourne T. Failing pregnancies of unknown location: A prospective evaluation of the human chorionic gonadotrophin ratio. *BJOG*. 2006 May;113(5):521–7.

[24] Kadar N, Romero R. Serial human chorionic gonadotropin measurements in ectopic pregnancy. *Am J Obstet Gynecol*. 1988 May;158(5):1239–40.

[25] Brennan DF. Ectopic pregnancy—Part II: Diagnostic procedures and imaging. *Acad Emerg Med* [Internet]. 1995 [cited 2019 Oct 28];2(12):1090–7. Available from: https://onlinelibrary.wiley.com/doi/abs/10.1111/j.1553–2712.1995.tb03155.x

[26] Mol BW, Lijmer JG, Ankum WM, van der Veen F, Bossuyt PM. The accuracy of single serum progesterone measurement in the diagnosis of ectopic pregnancy: A meta–analysis. *Hum Reprod*. 1998 Nov;13(11):3220–7.

[27] Pereira PP, Cabar FR, Gomez úT, Francisco RPV. Pregnancy of unknown location. *Clinics (Sao Paulo)* [Internet]. 2019 [cited 2020 Feb 3];74. Available from: https://www.ncbi.nlm.nih.gov/pmc/articles/PMC6784610/

[28] Mueller CE. Intrauterine pseudogestational sac in ectopic pregnancy. *J Clin Ultrasound*. 1979 Apr;7(2):133–6.

[29] Schaffer RM, Stein K, Shih YH, Goodman JD. The echoic pseudogestational sac of ectopic pregnancy simulating early intrauterine pregnancy. *J Ultrasound Med*. 1983 May;2(5):215–8.

[30] Condous G, Okaro E, Khalid A, et al. The accuracy of transvaginal ultrasonography for the diagnosis of ectopic pregnancy prior to surgery. *Hum Reprod*. 2005 May;20(5):1404–9.

[31] Cacciatore B, Stenman UH, Ylöstalo P. Diagnosis of ectopic pregnancy by vaginal ultrasonography in combination with a discriminatory serum hCG level of 1000 IU/l (IRP). *Br J Obstet Gynaecol*. 1990 Oct;97(10):904–8.

[32] Shalev E, Yarom I, Bustan M, Weiner E, Ben–Shlomo I. Transvaginal sonography as the ultimate diagnostic tool for the management of ectopic pregnancy: Experience with 840 cases. *Fertil Steril*. 1998 Jan;69(1):62–5.

[33] Frates MC, Doubilet PM, Peters HE, Benson CB. Adnexal sonographic findings in ectopic pregnancy and their correlation with tubal rupture and human chorionic gonadotropin levels. *J Ultrasound Med*. 2014 Apr;33(4):697–703.

[34] Kirk E, Papageorghiou AT, Condous G, Tan L, Bora S, Bourne T. The diagnostic effectiveness of an initial transvaginal scan in detecting ectopic pregnancy. *Hum Reprod*. 2007 Nov;22(11):2824–8.

[35] Crochet JR, Bastian LA, Chireau MV. Does this woman have an ectopic pregnancy? The rational clinical examination systematic review. *JAMA*. 2013 Apr 24;309(16):1722–9.

[36] Winder S, Reid S, Condous G. Ultrasound diagnosis of ectopic pregnancy. *Australas J Ultrasound Med* [Internet]. 2011 May [cited 2019 Nov 2];14(2):29–33. Available from: https://www.ncbi.nlm.nih. gov/pmc/articles/PMC5024893/

[37] Kirk E, Bottomley C, Bourne T. Diagnosing ectopic pregnancy and current concepts in the management of pregnancy of unknown location. *Hum Reprod Update*. 2014 Apr;20(2):250–61.

[38] Hajenius PJ, Mol F, Mol BWJ, Bossuyt PMM, Ankum WM, van der Veen F. Interventions for tubal ectopic pregnancy. *Cochrane Database Syst Rev*. 2007 Jan; 1:CD000324.

[39] M. Nabil El–Tabbakh MD. Tubal Ectopic Pregnancy: Laparoscopy vs. Laparotomy [Internet]. OBGYN. Net. 2011 [cited 2020 Jan 29]. Available from: https://www.obgyn.net/infertility/tubal–ectopic–pregnancy–laparoscopy–vs–laparotomy

[40] Cohen A, Almog B, Satel A, Lessing JB, Tsafrir Z, Levin I. Laparoscopy versus laparotomy in the management of ectopic pregnancy with massive hemoperitoneum. *Int J Gynaecol Obstet*. 2013 Nov;123(2):139–41.

[41] Murphy AA, Nager CW, Wujek JJ, Kettel LM, Torp VA, Chin HG. Operative laparoscopy versus laparotomy for the management of ectopic pregnancy: A prospective trial. *Fertil Steril*. 1992 Jun;57(6): 1180–5.

[42] Seifer DB, Gutmann JN, Grant WD, Kamps CA, DeCherney AH. Comparison of persistent ectopic pregnancy after laparoscopic salpingostomy versus salpingostomy at laparotomy for ectopic pregnancy.

Obstet Gynecol. 1993 Mar;81(3):378–82.

[43] Song T, Lee DH, Kim HC, Seong SJ. Laparoscopic tube–preserving surgical procedures for ectopic tubal pregnancy. *Obstet Gynecol Sci* [Internet]. 2016 Nov [cited 2020 Jan 29];59(6):512–8. Available from: https://www.ncbi.nlm.nih.gov/pmc/articles/PMC5120071/

[44] Murray H, Baakdah H, Bardell T, Tulandi T. Diagnosis and treatment of ectopic pregnancy. *CMAJ* [Internet]. 2005 Oct 11 [cited 2019 Oct 28];173(8):905–12. Available from: https://www.ncbi.nlm.nih.gov/pmc/articles/PMC1247706/

[45] Hucke J. Extrauterine Schwangerschaft. *Gynäkologe* [Internet]. 1997 Dec 1 [cited 2019 Oct 28];30(12):958–68. Available from: https://doi.org/10.1007/s001290050212

[46] Mol F, van Mello NM, Strandell A, et al. Salpingotomy versus salpingectomy in women with tubal pregnancy (ESEP study): An open–label, multicentre, randomised controlled trial. *Lancet.* 2014 26;383(9927):1483–9.

[47] Fujishita A, Masuzaki H, Khan KN, Kitajima M, Hiraki K, Ishimaru T. Laparoscopic salpingotomy for tubal pregnancy: Comparison of linear salpingotomy with and without suturing. *Hum Reprod.* 2004 May;19(5):1195–200.

[48] Audebert A, Pouly JL, Bonifacie B, Yazbeck C. Laparoscopic surgery for distal tubal occlusions: Lessons learned from a historical series of 434 cases. *Fertil Steril.* 2014 Oct;102(4):1203–8.

[49] Alkatout I, Stuhlmann–Laeisz C, Mettler L, Jonat W, Schollmeyer T. Organ–preserving management of ovarian pregnancies by laparoscopic approach. *Fertility and Sterility* [Internet]. 2011 Jun 30 [cited 2020 Feb 27];95(8):2467–2470.e2. Available from: https://www.fertstert.org/article/S0015–0282(11)00015–X/abstract

[50] Spandorfer SD, Sawin SW, Benjamin I, Barnhart KT. Postoperative day 1 serum human chorionic gonadotropin level as a predictor of persistent ectopic pregnancy after conservative surgical management. *Fertil Steril.* 1997 Sep;68(3):430–4.

[51] van Mello NM, Mol F, Verhoeve HR, et al. Methotrexate or expectant management in women with an ectopic pregnancy or pregnancy of unknown location and low serum hCG concentrations? A randomized comparison. *Hum Reprod.* 2013 Jan;28(1):60–7.

Video 1: Tubal pregnancy (Surgeons: Prof. I. Alkatout and Dr. J. Ackermann; Editors: Z. Ruchay, V. Winkler).

第3章 输卵管间质部妊娠和子宫角部妊娠
Interstitial, Cornual, and Angular Pregnancy

Nupur Tamhane　Emad Mikhail　著

钟宇敏　张文健　译　吴美瑶　校

一、概述

　　异位妊娠是指胚胎在子宫体腔以外着床，输卵管是其最常见的发生部位。普通人群中异位妊娠的总发生率为 1%～2%，然而进行辅助生殖的患者异位妊娠发生率增加到 2%～5% [1]。因为输卵管间质部妊娠、宫角妊娠和子宫角部妊娠等术语经常混用，所以要注意不同部位异位妊娠术语的准确用法 [2]。

　　输卵管间质部妊娠在异位妊娠中较为罕见，它是由胚胎植入到输卵管间质部周围的子宫肌层，占所有异位妊娠的 2%～4% [3]。Wang 等发现体外受精（in vitro fertilization，IVF）/ 胚胎移植（embryo transfer，ET）后输卵管间质妊娠的发生率为 2.3%，鲜胚移植术后（2.6%）比冷冻胚胎移植术后（2.2%）的发生率更高 [4]。体外受精术后输卵管间质部妊娠的发生率较高，可能是由于输卵管性不孕的发生率高，并在进行体外受精之前切除输卵管 [4]。宫角妊娠这一术语起初是指胚胎植入异常双角子宫或纵隔子宫的宫底部分。子宫角部妊娠则是指胚胎在子宫腔的外上角着床 [3]。

　　输卵管的间质部起自输卵管口，蜿蜒穿过子宫肌层，最终到达宫腔 [5]。输卵管间质部相对较厚，平均直径为 1～2cm，有较好的容展性，可达 7～16 周发生破裂 [6]。输卵管间质部的血供由子宫动脉和卵巢动脉同时供应，若该部位的异位妊娠破裂将导致灾难性大出血 [7]。因此，输卵管间质部妊娠的死亡率是其他类型异位妊娠死亡率的 7 倍 [7, 8]。

　　子宫角部妊娠与输卵管间质部妊娠的区别在于，子宫角部妊娠是在子宫输卵管结合处的内侧着床。因此在腹腔镜下，尽管它们都表现为子宫的不对称增大，但子宫角部妊娠表现为圆韧带的内侧隆起，而间质部妊娠则表现为圆韧带外侧隆起 [3, 7, 9]。尽管子宫角部妊娠有正常妊娠的可能，但也存在一些潜在并发症，包括流产、持续性盆腔疼痛、胎盘滞留，甚至子宫破裂 [6]。如果胚胎着床于子宫角，其临床结局多样化，这取决于子宫角的大小和可扩展性 [7]。

二、超声诊断

孕早期的经阴道超声（TVU）通常可以在症状出现之前发现输卵管间质部妊娠。有研究选取 27 例平均胎龄为 56 天的输卵管间质部妊娠，TVU 的诊断成功率为 55.6%[10]。在另一项研究中，TVU 在 32 例平均胎龄为 6.9 周的输卵管间质部妊娠女性中的诊断成功率为 71%[5]。

（一）诊断标准

Timor-Tritsch 等提出了 TVU 诊断输卵管间质部妊娠的 3 条标准：①宫腔内空虚（图 3-1）；②绒毛膜囊距宫腔最外侧距离至少 1cm；③绒毛膜囊周围的肌层菲薄（图 3-2）。该标准的特异性为 88%～93%，敏感性为 40%[11]。超声诊断间质部妊娠的另一个特征是间质线征，它是自宫角区延伸至间质部包块或孕囊中部的强回声线。它的敏感性为 80%，特异性达 98%[12]。Jafri 等研究认为，输卵管间质部妊娠的最常见特征是不对称的子宫肌层包绕偏向子宫一侧的孕囊及宫腔内空虚[13]，同时孕囊的上外侧缺乏子宫肌层，相较而言，子宫角部妊娠则被至少 5mm 的子宫肌层包裹[14]。在确认子宫结构正常后，基本可以排除宫角妊娠。

（二）不同的超声学检查

二维 TVU 区分输卵管间质部妊娠和子宫角部妊娠的敏感性较低[7]。三维（three-dimensional，

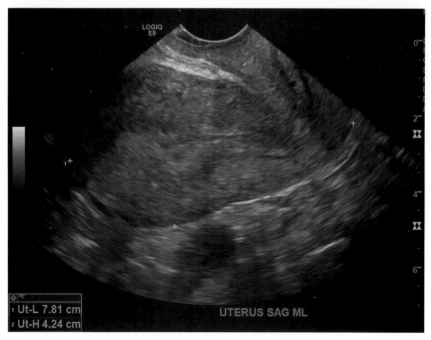

▲ 图 3-1　经阴道二维超声显示宫腔内未见孕囊

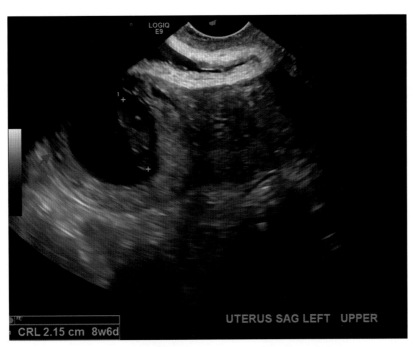

▲ 图 3-2　二维经阴道超声下左上子宫内膜的矢状视图

图示绒毛膜囊与宫腔最外侧相距 1cm

3D）TVU 的附加平面如冠状视图有助于评估与宫腔相关的妊娠囊。3D TVU 因为可以显示输卵管间质，故能显著提高诊断的可靠性[15]。像 3D 高清实时影像这种能提供自然真实的胚胎图像的技术，可以提高输卵管间质妊娠的诊断准确性[16]。Liao 等研究认为与 3D TVU 相比，盐水灌注超声检查是一种便宜又简便的方法，可用于区分输卵管间质妊娠和子宫角部妊娠。然而，它在子宫角部妊娠诊断中的可行性尚有争议[17]。

准确区分输卵管间质部妊娠和子宫角部妊娠十分重要，因为两者的治疗方案存在显著差异。此外，早期诊断和及时干预对于良好的预后至关重要。

三、治疗方案选择

胎龄、患者的生育需求及是否发生破裂等临床特征决定了输卵管间质部妊娠的治疗方案。如果早期确诊则可以选择保守治疗。输卵管间质部妊娠破裂是外科急症，需要立即进行腹腔镜或开腹手术，具体的手术方式取决于患者的血流动力学是否稳定，以及是否有熟练的外科医生和可用的医疗资源。Soriano 等通过分析 20 例进行腹腔镜手术的子宫角部妊娠，发现即使是低血容量性休克的患者，只要外科医生经验丰富，那么腹腔镜手术的选择也是安全可行的[10]。但在有腹腔积血的情况下，腹腔镜手术有一定的难度[18]。

然而，子宫角部妊娠有继续妊娠的可能。可以选择期待治疗，但需告知患者有子宫破裂的风险。患者可以选择保守治疗或微创手术来终止这种高危妊娠[2]。

（一）经宫颈途径的清宫术

Thakur 等报道了 4 个同时使用经直肠超声和腹腔镜监测下成功清宫的病例[19]。Zhang 等也使用了类似的操作处理了 3 例妊娠 7～10 周的患者[20]。Cai 等还报道了 1 例未破裂的输卵管间质部妊娠，该病例在宫腹腔镜联合引导下成功清宫[21]。腹腔镜探查可在术中评估子宫的大小，及时发现破裂，并且可让外科医生立即进行修复。而宫腔镜可确认妊娠囊从宫腔和输卵管内被完全吸出。Larma 等亦报道了用于处理双角子宫的一侧宫角妊娠的腹腔镜监视下清宫术[22]。

同理，由于子宫角部妊娠血供丰富，需在宫腹腔镜联合下将妊娠物清除。这项技术可检查有无累及间质或穿孔[23]。但是，鲜有使用这种手术方式治疗子宫角部妊娠的报道。

在输卵管间质部妊娠尚未破裂的病例中，妊娠囊靠近外扩的输卵管口且血流动力学稳定的患者，可成功进行清宫术。经宫颈途径可避免宫角切口，防止不孕、输卵管阻塞及再次妊娠子宫破裂。该治疗方案还有成本低，住院时间短和侵入性小的优点[21]。

（二）宫角造口术

宫角造口术是指在不剔除周围子宫肌层的情况下，通过在输卵管间质部上开口来清除妊娠囊。这种方式类似于输卵管远端异位妊娠的造口[24, 25]。经验丰富的外科医生行腹腔镜下宫角造口术时，能够做到短时间内完成手术且出血极少[26]。通常将稀释过的血管升压素注射到妊娠囊周围的子宫肌层中。关闭切口可用可吸收线间断缝合、连续缝合[25]、套圈缝合及荷包缝合等方法[27-30]。Moon 等对 24 例输卵管间质部妊娠采用腹腔镜下套圈缝合或荷包缝合处理，通过分析发现，这些缝合方法简单安全且有效，术中几乎没有出血，并且再次妊娠没有发生子宫破裂[28]。Sagiv 等报道了对 1 例低血容量性休克的患者成功进行了腹腔镜下宫角造口术[24]。该患者使用甲氨蝶呤治疗失败，在输卵管间质部妊娠达 8 周时破裂，遂紧急进行了宫角造口术，术后病情平稳，并在 6 个月后再次成功受孕且进行了剖宫产[24]。

（三）腹腔镜下宫角切除术

腹式宫角楔形切除术是输卵管间质部妊娠的传统首选治疗方案（图 3-3）。然而，自腹腔镜问世之后，已有好几种关于宫角楔形切除的微创技术应用报道[31, 32]。该手术通常是环行切开宫角周围并吸净妊娠囊，然后关闭子宫肌层。已有在腹腔积血或输卵管间质部妊娠破裂时成功进行腹腔镜宫角楔形切除术的报道[33, 34]。在子宫肌层注射血管升压素并使用电凝可减少术中失血（图 3-4 和图 3-5）[6]。套圈缝合和吻合钉有助于子宫肌层的止血（图 3-6）[35]。

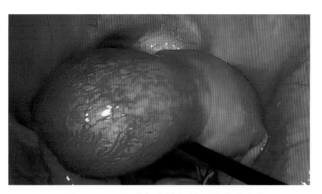

▲ 图 3-3　9 周时腹腔镜下的子宫角部妊娠

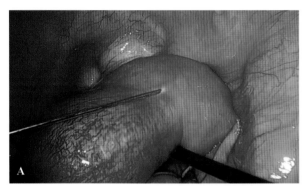

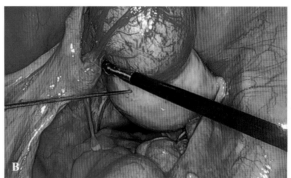

▲ 图 3-4　预先注射血管升压素以减少宫角切除过程中的失血量

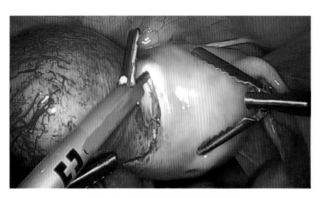

▲ 图 3-5　腹腔镜下的子宫角切口

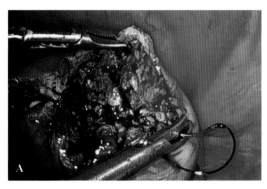

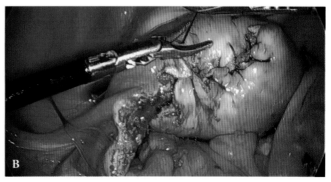

▲ 图 3-6　腹腔镜下修补缺损的宫角

（四）后续妊娠的分娩方式

由于宫角切除术后再次妊娠有子宫破裂的风险，故建议后续妊娠行剖宫产分娩[36]。Hoyos 等评估了 63 例因输卵管间质部妊娠行开腹或腹腔镜下的楔形切除术的患者，其中有 30.2% 的人再次妊娠，通过分析认为楔形切除术与增加不良妊娠结局的风险无关[37]。该研究队列患者的平均妊娠间期为 4 年，这可能解释了为什么子宫没有发生破裂[37]。最近有研究将接受开腹或腹腔镜宫角楔形切除术的 26 例输卵管间质部妊娠患者与接受输卵管切除术的 52 例非输卵管间质部妊娠患者进行对比。这项单中心队列研究进行了 10 多年的随访，通过分析认为这两组 24 周以上的自然妊娠率无显著差异（研究组：对照组 =46% vs. 54%，P=0.632），但分娩方式有差异（研究组：对照组 =60% vs. 18%，P=0.006）。与对照组相比，既往有宫角切除术手术史的患者出于对破裂的恐惧选择剖宫产的比率更高，但两组之间的紧急剖宫产率没有差别[38]。

（五）治疗方案的比较

当孕囊平均直径＜ 3.5cm 可选择宫角造口术[29]，而当其＞ 4cm 时则建议行宫角切除术[25]。在一项对 53 例输卵管间质部妊娠的回顾性研究中，52 例成功采用腹腔镜手术（33 例行宫角楔形切除术，13 例行宫角造口术，7 例行输卵管切除术），只有 1 例中转开腹手术[39]。另一项回顾性研究对比了 75 例输卵管间质部妊娠的腹腔镜宫角造口术和宫角切除术的数据，发现宫角造口术的平均手术时间较短（59.36min vs. 77.11min，P ＜ 0.03）。两组的胎龄、再次手术和持续性输卵管间质部妊娠的概率无明显差异[34, 40]。在 38 例体外受精 / 胚胎移植术后的输卵管间质部妊娠中，Wang 等发现宫角造口术后持续性输卵管间质部妊娠的发生率为 7.9%[4]，并且异位妊娠破裂患者的持续性输卵管间质部妊娠率更高（27.3%）。这可能是由于完整的妊娠囊侵袭性较小，可以整个切除，而破裂后的妊娠囊侵袭性增加了[4]。

四、结论

由于辅助生殖技术的普及，输卵管间质部妊娠率有所增加。新的诊断技术可以在早期确诊和区分输卵管间质部妊娠与子宫角部妊娠。而不同的微创手术方式可以成功处理输卵管间质部妊娠和子宫角部妊娠。

参考文献

[1] Barnhart, K.T. Clinical practice. Ectopic pregnancy. *N Engl J Med*. 2009. 361(4): pp. 379–87.

[2] Marfori, C.Q., and M. Kotzen. Angular vs. interstitial pregnancy: A case report highlighting diagnostic nuances with stark management differences. *Case Rep Womens Health*. 2018. 19: p. e00068.

[3] Jansen, R.P., and P.M. Elliott. Angular intrauterine pregnancy. *Obstet Gynecol*. 1981. 58(2): pp. 167–75.

[4] Wang, J., et al. Incidence of interstitial pregnancy after in vitro fertilization/embryo transfer and the outcome of a consecutive series of 38 cases managed by laparoscopic cornuostomy or cornual repair. *J Minim Invasive Gynecol*. 2016. 23(5): pp. 739–47.

[5] Tulandi, T., and D. Al-Jaroudi. Interstitial pregnancy: Results generated from the Society of Reproductive Surgeons registry. *Obstet Gynecol*. 2004. 103(1): pp. 47–50.

[6] Moawad, N.S., et al. Current diagnosis and treatment of interstitial pregnancy. *Am J Obstet Gynecol*. 2010. 202(1): pp. 15–29.

[7] Lau, S., and T. Tulandi. Conservative medical and surgical management of interstitial ectopic pregnancy. *Fertil Steril*. 1999. 72(2): pp. 207–15.

[8] Walker, J.J. Ectopic pregnancy. *Clin Obstet Gynecol*. 2007. 50(1): pp. 89–99.

[9] Filhastre, M., et al. Interstitial pregnancy: Role of MRI. *Eur Radiol*. 2005. 15(1): pp. 93–5.

[10] Soriano, D., et al. Laparoscopic treatment of cornual pregnancy: A series of 20 consecutive cases. *Fertil Steril*. 2008. 90(3): pp. 839–43.

[11] Timor-Tritsch, I.E., et al. Sonographic evolution of cornual pregnancies treated without surgery. *Obstet Gynecol*. 1992. 79(6): pp. 1044–9.

[12] Ackerman, T.E., et al. Interstitial line: Sonographic finding in interstitial (cornual) ectopic pregnancy. *Radiology*. 1993. 189(1): pp. 83–7.

[13] Jafri, S.Z., et al. Sonographic detection of interstitial pregnancy. *J Clin Ultrasound*. 1987. 15(4): pp. 253–7.

[14] Doubilet, P.M., and C.B. Benson. Further evidence against the reliability of the human chorionic gonadotropin discriminatory level. *J Ultrasound Med*. 2011. 30(12): pp. 1637–42.

[15] Araujo Junior, E., et al. Three-dimensional transvaginal sonographic diagnosis of early and asymptomatic interstitial pregnancy. *Arch Gynecol Obstet*. 2007. 275(3): pp. 207–10.

[16] Jiang, L.Y., et al. Diagnosis of interstitial ectopic pregnancy using a three-dimensional high-definition live rendering image. *Taiwan J Obstet Gynecol*. 2015. 54(4): pp. 465–6.

[17] Liao, C.Y. Distinguishing between interstitial and angular pregnancies: Is there a role for saline infusion sonohysterography? *Taiwan J Obstet Gynecol*. 2018. 57(4): pp. 605–7.

[18] Nirgianakis, K., et al. Laparoscopic management of ectopic pregnancies: A comparison between interstitial and "more distal" tubal pregnancies. *Arch Gynecol Obstet*. 2017. 295(1): pp. 95–101.

[19] Thakur, Y., et al. Laparoscopic and ultrasound-guided transcervical evacuation of cornual ectopic pregnancy: An alternative approach. *J Obstet Gynaecol*. 2004. 24(7): pp. 809–10.

[20] Zhang, X., X. Liu, and H. Fan. Interstitial pregnancy and transcervical curettage. *Obstet Gynecol*. 2004. 104(5 Pt 2): pp. 1193–5.

[21] Cai, Z., et al. Transcervical suction of interstitial pregnancy under laparoscopic and hysteroscopic guidance. *J Minim Invasive Gynecol*. 2009. 16(6): pp. 761–4.

[22] Larma, J., and M. Loveless. Laparoscopic-guided suction curettage of a cornual ectopic pregnancy in a bicornuate uterus. *J Gynecol Surg*. 2009. 24(4). https://www.liebertpub.com/doi/10.1089/gyn.2008.B-02321

[23] Laus, K., P. Louis, and L. Douglass. A novel approach to management of angular pregnancies: A case series. *J Minim Invasive Gynecol*. 2019. 26(1): pp. 178–81.

[24] Sagiv, R., et al. Three conservative approaches to treatment of interstitial pregnancy. *J Am Assoc Gynecol Laparosc*. 2001. 8(1): pp. 154–8.

[25] Grobman, W.A., and M.P. Milad. Conservative laparoscopic management of a large cornual ectopic pregnancy. *Hum Reprod*. 1998. 13(7): pp. 2002–4.

[26] Pramayadi, C.T., A. Bramantyo, and E.R. Gunardi. Successful procedure in conservative management of interstitial (cornual) ectopic pregnancy. *Gynecol Minim Invasive Ther*. 2018. 7(4): pp. 172–4.

[27] Rahimi, M.A. A new laparoscopic approach for the treatment of interstitial ectopic pregnancy. *J Am Assoc Gynecol Laparosc*. 1999. 6(2): pp. 205–7.

[28] Moon, H.S., et al. New simple endoscopic operations for interstitial pregnancies. *Am J Obstet Gynecol*. 2000. 182(1 Pt 1): pp. 114–21.

[29] Tulandi, T., G. Vilos, and V. Gomel. Laparoscopic treatment of interstitial pregnancy. *Obstet Gynecol*. 1995. 85(3): pp. 465–7.

[30] Woodland, M.B., et al. Laparoscopic approach to interstitial pregnancy. *J Am Assoc Gynecol Laparosc*. 1996. 3(3): pp. 439–41.

[31] Pasic, R., and W.M. Wolfe. Laparoscopic diagnosis and treatment of interstitial ectopic pregnancy: A case report. *Am J Obstet Gynecol*. 1990. 163(2): pp. 587–8.

[32] Pansky, M., et al. Conservative management of interstitial pregnancy using operative laparoscopy. *Surg Endosc*. 1995. 9(5): pp. 515–6.

[33] Tinelli, A., et al. Laparoscopical management of cornual pregnancies: A report of three cases. *Eur J Obstet Gynecol Reprod Biol*. 2010. 151(2): pp. 199–202.

[34] Sergent, F., et al. [Laparoscopic cornual excision with an automatic stapler for ruptured interstitial pregnancies]. *J Gynecol Obstet Biol Reprod (Paris)*. 2003. 32(5): pp. 426–30.

[35] Faioli, R., et al. Endoloop technique for laparoscopic cornuectomy: A safe and effective approach for the treatment of interstitial pregnancy. *J Obstet Gynaecol Res*. 2016. 42(8): pp. 1034–7.

[36] Liao, C.Y., et al. Cornual wedge resection for interstitial pregnancy and postoperative outcome. *Aust N Z J Obstet Gynaecol*. 2017. 57(3): pp. 342–5.

[37] Hoyos, L.R., et al. Outcomes in subsequent pregnancies after wedge resection for interstitial ectopic pregnancy: A retrospective cohort study. *J Matern Fetal Neonatal Med*. 2019. 32(14): pp. 2354–60.

[38] Svenningsen, R., et al. Fertility outcome after cornual resection for interstitial pregnancies. *J Minim Invasive Gynecol*. 2019. 26(5): pp. 865–70.

[39] Ng, S., et al. Laparoscopic management of 53 cases of cornual ectopic pregnancy. *Fertil Steril*. 2009. 92(2): pp. 448–52.

[40] Lee, M.H., et al. Comparison of laparoscopic cornual resection and cornuotomy for interstitial pregnancy. *J Minim Invasive Gynecol*. 2017. 24(3): pp. 397–401.

第4章 宫颈妊娠
Cervical Ectopic Pregnancy

Bassam H. Rimawi **著**

林荣锦 冯健洋 **译** 吴美瑶 **校**

一、概述

异位妊娠发病率为 1%~2%，而宫颈妊娠发病率为 1/18 000~1/2500 [1, 2]。这种罕见的异位妊娠可导致极其严重后果，如致命性大出血，甚至需切除子宫挽救生命。然而，随着现代医学技术的进步，诸如超声、MRI 等影像学检查可及时发现宫颈妊娠，增加了保守治疗的成功率，从而避免切除子宫，保留生育功能，降低死亡率 [1, 2]。迄今为止，针对异位妊娠最有效，最科学的方法管理仍需进一步研究 [3-10]。

二、诊断

宫颈妊娠属于异位妊娠类型之一，妊娠孕囊种植于宫颈间质部（图 4-1）。这种特殊类型的异位妊娠，其外观形态上通常具有与正常妊娠相似的圆形或椭圆形孕囊（图 4-2），具有环状绒毛膜回声 [11]。表 4-1 阐述了的宫颈妊娠的相关诊断临床参数。

超声下见宫颈妊娠孕囊种植于宫颈基质，宫颈管内口与孕囊相邻（图 4-3）。因妊娠状态下宫颈扩张，宫颈妊娠的典型外观表现为"沙漏状"宫颈 [11]。由于宫颈内口封闭，外观与人体腰部形状类似。膀胱颈矢状面为宫颈内口的重要解剖学标志 [11]。

无论是否存在胎心搏动，超声见到孕囊种植于宫颈基质时即可诊断为宫颈妊娠。由于无宫腔内妊娠，超声见宫腔线条带增厚及回声增强（图 4-4）。运用彩色多普勒超声协助诊断很重要，因为这种额外的诊断方法可以见到宫颈基质中围绕妊娠孕囊的滋养层周围血运丰富。然而，如果只单纯在多普勒超声下见到血流信号并不足以诊断宫颈妊娠，需要见到宫颈基质内孕囊后才能协同诊断 [12]。

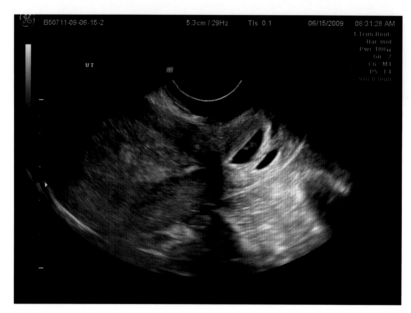

▲ 图 4-1　宫颈妊娠孕囊见胎心搏动

经许可引自 Aboulghar M, Rizk B. Ultrasonography of the cervix. In：Rizk BRMB, ed, *Ultrasonography in Reproductive Medicine and Infertility*. Cambridge：Cambridge University Press，2010，103-112.

　　腹部超声可轻松辨别子宫形状和位置、宫颈内口、膀胱及膀胱壁等解剖学标志 [12]。TVU 是宫颈妊娠重要的辅助检查之一，可发现早期妊娠孕囊，评估宫腔内情况，进一步鉴别宫颈妊娠与宫内妊娠流产 [11, 12]。宫内妊娠流产表现为孕囊扁平，无胎心搏动 [11, 12]。TVU 还有助于排除辅助生殖技术或激素刺激下罕见类型的异位妊娠。此外，药物保守治疗中，超声定位是局部定位的首选方法，并辅助注射杀胚药物 [13]。

表 4-1　宫颈妊娠相关临床参数

位　置	• 孕囊种植于宫颈管基质
	• 孕囊位置低于宫颈内口水平（解剖标志：膀胱颈矢状面）
形　状	• 圆形 / 椭圆形，外观与正常妊娠孕囊相似，具备环状绒毛膜回声
胚　胎	• 大多数宫颈妊娠具有胎心搏动
	• 由于宫腔内无孕囊，超声下子宫内膜回声增厚
血　流	• 宫颈妊娠孕囊周围的滋养层血流信号丰富，结合多普勒超声更容易确诊宫颈妊娠 • 然而，如果孤立地观察到轻度的血管分布，而没有其他宫颈妊娠的迹象，这可能是骗人的。因此，在使用彩色多普勒超声时，这种方法应与观察宫颈粗突内的妊娠囊相结合
体格检查	• "沙漏状" 宫颈 • 宫颈外口封闭 • 有无阴道流血等

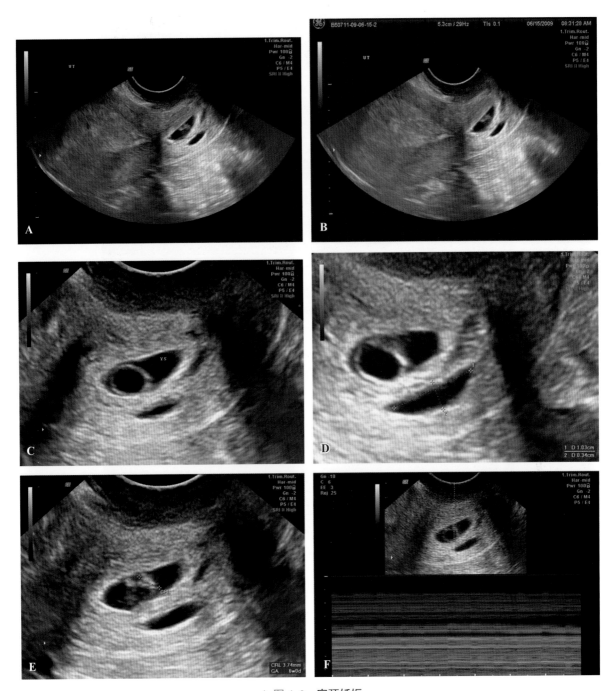

▲ 图 4-2　宫颈妊娠

A. 宫颈双胎妊娠：子宫内膜回声增厚，宫颈内口可见双孕囊；B. 评估宫腔情况；C. 较大孕囊可见卵黄囊；D. 超声下可见宫颈内枯萎退化的卵泡；E. 第一个孕囊头臀径；F. 多普勒超声下可见胎心搏动（经许可引自 Moustafa HF，Rizk B，Brooks N，et al. Cervical pregnancy. In：Rizk BRMB，ed，*Ultrasonography in Reproductive Medicine and Infertility*. Cambridge：Cambridge University Press，2010，276–282.）

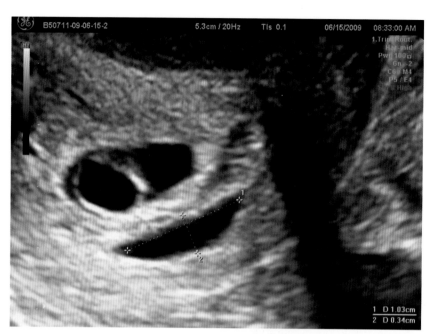

▲ 图 4-3　超声下宫颈妊娠的成像特征

经许可引自 Rizk B，Abuzeid M，Rizk CB，et al. Ectopic pregnancy. In：Rizk BRMB，ed，*Ultrasonography in Reproductive Medicine and Infertility.* Cambridge：Cambridge University Press，2010，259-270.

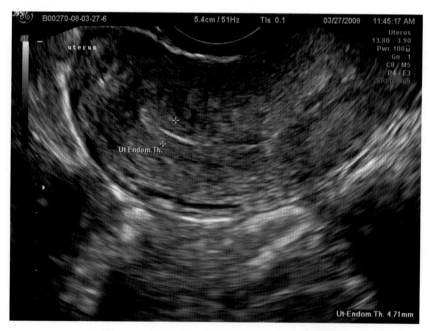

▲ 图 4-4　宫颈妊娠，超声提示子宫内膜回声增厚

经许可引自 Rizk B，Abuzeid M，Rizk CB，et al. Ectopic pregnancy. In Rizk BRMB，ed，*Ultrasonography in Reproductive Medicine and Infertility.* Cambridge：Cambridge University Press，2010，259-270.

三、鉴别诊断

宫颈妊娠易与下列诊断混淆：正常妊娠孕囊宫内着床位置较低、自然流产、剖宫产术后瘢痕妊娠、宫颈腺囊肿、宫颈肿块等[12, 13]。

孕囊着床于子宫下段通常易被误诊为宫颈妊娠或剖宫产后瘢痕妊娠，但此类妊娠孕囊着床位置始终高于宫颈内口水平面，这是区别于宫颈妊娠的重要线索[11]。此外，尽管这类妊娠为正常宫内妊娠，但仍需除外剖宫产后瘢痕妊娠（见下文）。

正如前所述，自然流产扁平状孕囊可移位于宫颈管内，而宫颈妊娠孕囊常常与宫颈管相衔接，这是两者重要的鉴别诊断标志[11]。

自然流产孕囊可能脱落到宫颈管内，但孕囊周围缺乏回声环，超声监测下会出现轻微移动（滑动征）。而当看到这种现象时，数小时内复查超声，孕囊常完全通过宫颈管排出体外。这也是与宫颈妊娠相鉴别的重要因素之一[13]。因宫颈内口开放，宫颈外口开放或闭合，导致宫颈妊娠呈现"沙漏状"宫颈。此外，自然流产血清 β-hCG 数值往往呈下降趋势[11-13]。

剖宫产术后瘢痕妊娠与宫颈前壁着床异位妊娠鉴别较为困难，瘢痕妊娠需具有剖宫产既往史，超声下剖宫产陈旧瘢痕处子宫肌层变薄或缺失，且瘢痕妊娠孕囊着床位置始终高于宫颈内口[12, 13]。异位妊娠的治疗是相似的，药物治疗后需评估其病情进展，如若药物保守治疗失败，则需尽快考虑手术治疗[14]。

腺囊肿为宫颈炎症的表现，因宫颈腺体分泌黏液排出受阻塞所致。正常情况下腺囊肿一般无任何临床症状，仅在超声下表现为无回声或低回声[15]。多普勒超声下腺囊肿不具备血流信号增强等特征，目前尚无相关研究证实腺囊肿与不良妊娠结局具有统计学意义，但也有文献报道腺囊肿可能会导致产妇分娩障碍[15]。

宫颈肌瘤、宫颈息肉、宫颈癌等易与宫颈妊娠相混淆[11, 12]。宫颈肌瘤（或是有蒂的子宫肌瘤脱出宫颈）在超声下表现为低回声团[13]。超声下宫颈息肉表现为宫颈管内实性回声团或伴囊性区域回声。宫颈癌肿块附着于子宫颈上，表现为不规则肿块、质脆[13]。此外，宫颈肿物并不会导致"沙漏状"宫颈。根据以上特征即可很好辨别宫颈肿物与宫颈妊娠[11]。

四、宫颈妊娠的病理学特征

扩宫、刮宫、体外受精术等相关孕前有创操作损伤子宫内膜，不利于胚胎着床，从而导致异位妊娠，如宫颈妊娠[11-13]。其余因素如胚胎移植时不在内膜腔内释放，既往异位妊娠病史、LEEP 刀锥切术、冷刀锥切术、冷冻消融术等也会使宫颈妊娠发病率升高[12, 13]。相关报道既往剖宫产病史、子宫手术史、Asherman 综合征等亦和宫颈妊娠发病密切相关[12, 13]。

相关研究表明滋养细胞容易在宫颈黏膜增殖、渗透。病理检查能准确评估滋养细胞侵犯宫颈基质深度及血管内有无滋养细胞残留[16]。因此，手术治疗的患者必须送术后病理做进一步评估分析[16]。

五、宫颈妊娠的临床问题探讨

宫颈妊娠最普遍的临床症状是无痛性阴道流血[1, 2, 11]。随着病情进展，宫颈口扩张与"沙漏状"宫颈的进一步延伸，通常伴随盆腹腔疼痛。由于宫颈紧邻膀胱，部分患者出现尿频、尿急等泌尿系统症状[11]。当妊娠包块破裂时，低血压、休克等症状随之出现[1, 2, 11]。然而，仅在早期超声扫描下能筛查发现部分宫颈妊娠，大部分宫颈妊娠症状出现较输卵管妊娠晚，且包块较大[11]。

如前所述，宫颈妊娠发生概率为 1/18 000～1/2500[1, 2]，仅占总异位妊娠的 1%[11]。如果不能及时诊断宫颈妊娠，这将会导致致命的后果（包块破裂 – 大出血 – 休克 – 死亡）。因此，及早诊断、及时治疗，将会取得良好的治疗效果（如保留生育能力，挽救生命）[17, 18]。

六、宫颈妊娠的治疗

宫颈妊娠的治疗包括药物保守治疗或直接手术干预。本章节将详细阐述这些治疗手段。通常来说，治疗原则需尽可能保留患者生育功能，降低患者的总体发病率、死亡率。药物保守治疗可以选择向孕囊内注射甲氨蝶呤及氯化钾，或者孕囊内注射氯化钾联合全身应用甲氨蝶呤[14, 17, 18]。高渗葡萄糖、放线菌素、前列腺素和米非司酮等药物可直接注射进入孕囊杀胚[19, 20]。甲氨蝶呤、放线菌素、前列腺素和米非司酮等亦可通过口服、肌肉注射、静脉滴注等方式进行全身系统性给药。甲氨蝶呤已被广泛研究证实适用于宫颈妊娠治疗，全身应用甲氨蝶呤较孕囊内注射更常见[20]。

甲氨蝶呤是一种免疫抑制剂 / 化学治疗药物，通常用于治疗各种恶性肿瘤、自身免疫性疾病（如类风湿性关节炎和其他炎症性关节炎）、异位妊娠。恶心、乏力、发热、感染、骨髓抑制及口腔溃疡等为甲氨蝶呤常见的不良反应[21]。肝肺脏器病变、淋巴瘤和严重皮疹等不良反应较少出现[21]。通过阻断叶酸合成发挥作用[21]。哺乳期女性禁用。肾功能不全的患者慎用[21]。甲氨蝶呤是堕胎药，与米索前列醇联用可早期终止妊娠。甲氨蝶呤也可用于异位妊娠保守治疗、联合清宫术治疗葡萄胎等[21]。甲氨蝶呤不同的使用方法所需剂量易混淆，需精确计算甲氨蝶呤确切剂量，用药前后需动态监测肝肾功能及全血细胞计数，长期应用甲氨蝶呤需定期体检。

氯化钾注射至孕囊会导致胎心停搏[17, 18]。使用前需精确计算剂量，降低不良反应[17, 18]。全身应用甲氨蝶呤联合氯化钾孕囊注射已被证实在宫颈妊娠治疗中能取得良好效果[20-22]。

无论使用何种药物方案治疗宫颈妊娠，均需进行密切随访，观察孕囊／胚胎是否死亡、吸收、消退。然而，滋养层细胞的吸收消退较为缓慢，除常规超声随访检查外，需定期复测血清 β-hCG数值水平，密切监视是否呈下降趋势。当血清 β-hCG 转阴时，则表明保守治疗成功。

宫颈妊娠孕囊周围血管错综复杂，需谨慎选择外科手术治疗。应避免直接清宫，以防致命性大出血。可采取侵袭性较低的保守干预手段，如子宫动脉栓塞术（uterine artery embolization，UAE）等[22, 23]，子宫动脉栓塞术已被证实在宫颈妊娠治疗中可以获得良好效果（图 4-5），适用于大出血时紧急止血[23]。相关文献证实子宫动脉栓塞术常联合甲氨蝶呤、氯化钾等可更好地保护女性生育功能[23, 24]。部分患者子宫动脉栓塞术术后由于子宫动脉再通或侧支循环的产生，需再次行子宫动脉栓塞术[22, 23]。需注意，子宫动脉栓塞术术后有 2%～7% 的患者将永久性闭经，这将影响胚胎正常植入子宫内膜，造成不孕[22, 23]。

相关研究表明宫颈妊娠孕囊具有胎心，β-hCG 水平 > 10 000mU/ml，孕周 ≥ 9 周且头臀径 > 10mm等均会导致保守治疗治疗失败率大幅度上升[25-27]。

子宫切除术为广泛使用的外科手术术式（图 4-6），仅药物保守治疗失败或有明显药物治疗禁忌证时迫不得已才考虑切除子宫，虽然会导致女性丧失生育功能，但能有效止血，降低死亡

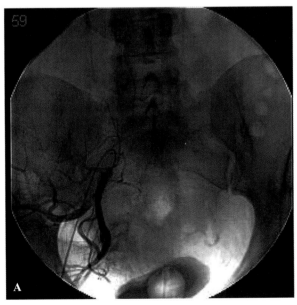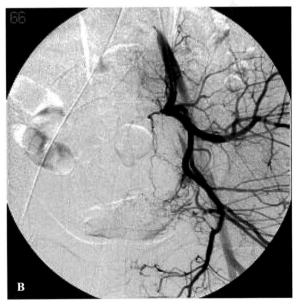

▲ 图 4-5　子宫动脉栓塞术

A. 宫颈妊娠子宫右动脉栓塞术；B. 宫颈妊娠子宫左动脉栓塞术（经许可引自 Moustafa HF, Rizk B, Brooks N, et al. Cervical pregnancy. In: Rizk BRMB, ed. *Ultrasonography in Reproductive Medicine and Infertility*. Cambridge: Cambridge University Press, 2010, 276–282.）

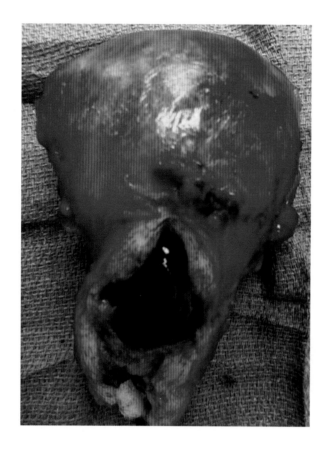

◀ 图 4-6　全子宫切除术治疗宫颈妊娠

经许可引自 Rizk B，Clarke KH，Holliday CP，et al. Ultrasound diagnosis of cervical pregnancy. In：Rizk B，Puscheck EE，eds，*Ultrasonography in Gynecology*. Cambridge：Cambridge University Press，2015，165–171.

率 [28, 29]。如若发生紧急出血，可先尝试放置 Foley 球囊压迫宫颈管内血管止血 [30]。此外，曾有研究报道 Shirodkar 环扎术和（或）注射垂体后叶素适用于紧急止血 [31]。结扎子宫动脉分支可减少血流供养，导致孕囊发育停滞，继而消亡 [32]；也可选择孕囊内注射甲氨蝶呤或氯化钾后清宫。亦有相关报道宫腔镜下切除孕囊也适用于宫颈妊娠 [28]。但无论选择何种治疗方式，如不能有效止血，则终将会导致大出血，危及生命 [28]。

七、结论

宫颈妊娠是一种罕见的异位妊娠 [11]。鉴别宫颈妊娠与其他类型的异位妊娠、流产、瘢痕妊娠等需具有丰富的临床经验，抓住关键要素，方能得到明确诊断 [11-13]。

超声提示妊娠孕囊种植于宫颈基质，而子宫内膜回声增厚，且孕囊周围宫颈基质中具有明显的滋养层血流信号，则能明确诊断宫颈妊娠 [12]。宫颈妊娠发病的危险因素包括妊娠前的相关器械有创操作（如扩张术和刮除术）、体外受精 / 胚胎移植技术、胚胎移植时未在子宫腔内释放，以及既往异位妊娠病史等 [11-13]。此外，宫颈手术也可能导致宫颈妊娠发病率升高，尤其是 LEEP 术、锥切术和冷冻消融手术 [12, 13]。相关报道其他因素包括剖宫产手术史、既往子宫切开术病史和 Asherman 综合征等也与宫颈妊娠发病密切相关 [12, 13]。

组织病理学表明宫颈妊娠滋养细胞浸润宫颈基质，因此，宫颈间质及子宫颈内的单纯血管增生不足以支持宫颈妊娠的诊断 [16]。滋养层细胞易种植于宫颈黏膜，从而进一步往深层浸润发展 [16]。宫颈妊娠的治疗手段包括药物保守治疗及外科手术干预。如若药物治疗有效，则可降低总体患者的发病率及死亡率，从而保留生育功能，降低出血量。药物保守治疗方法包括孕囊内注射甲氨蝶呤、氯化钾、高渗葡萄糖，或者全身应用甲氨蝶呤、放线菌素、前列腺素、米非司酮等药物联合孕囊注射氯化钾杀胚治疗 [14, 18–20]。在这些药物中，仅对甲氨蝶呤进行了广泛的研究，可推荐为替代手术治疗的常规保守治疗方法。

相比于孕囊内注射，全身应用甲氨蝶呤更有利于医疗工作者的操作 [20]。已有许多文献证实，子宫动脉栓塞术较外科手术损伤更小 [22, 23]，联合甲氨蝶呤或氯化钾可以更有效地保护女性生育功能 [23, 24]。保守治疗失败的相关危险因素包括血清 β–hCG 水平 >10 000mU/ml，孕囊合并胎心搏动，妊娠孕周≥ 9 周且头臀径＞ 10mm 等 [26, 27]。

仅当保守治疗失败或具有明显保守治疗禁忌才应选择外科手术干预 [28, 29]，保守治疗中合并大出血也属于外科手术指征 [29]。如需紧急止血，可以考虑放置 Foley 气球压迫宫颈管内血管止血 [30]。此外，相关报道在大出血时 shirodkar 环扎术和（或）腔内加压素注射也可有效控制止血 [31]，也可选择孕囊内注射甲氨蝶呤或氯化钾后行清宫术 [28]。

参 考 文 献

[1] Leeman LM, Wendland CL. Cervical ectopic pregnancy. Diagnosis with endovaginal ultrasound examination and successful treatment with methotrexate. *Arch Fam Med.* 2000;9:72–77.

[2] Cepni I, Ocal P, Erkan S, Erzik B. Conservative treatment of cervical ectopic pregnancy with transvaginal ultrasound–guided aspiration and single–dose methotrexate. *Fertil Steril.* 2004;81:1130–1132.

[3] Moustafa HF, Rizk B, Brooks N, et al. Cervical pregnancy. In: Rizk B, ed, *Ultrasonography in Reproductive Medicine and Infertility.* Cambridge: Cambridge University Press, 2010, 276–282.

[4] Rizk B, Clarke KH, Holliday CP, et al. Ultrasound diagnosis of cervical pregnancy. In: Rizk B, Puscheck EE, eds, *Ultrasonography in Gynecology.* Cambridge: Cambridge University Press, 2015, 165–171.

[5] Rizk B, Dimitry ES, Morcos S, et al. A multicentre study on combined intrauterine and extrauterine pregnancy after IVF. European Society for Human Reproduction and Embryology, Milan, 1990, Abstract 43.

[6] Dimitry ES, Rizk B. Ectopic pregnancy: epidemiology, advances in diagnosis and management. *Br J Clin Pract.* 1992;46(1):52–54.

[7] Rizk B, Holliday CP, Owens S, et al. Cervical and cesarean scar ectopic pregnancy: diagnosis and management. *Middle East Fertility Society J.* 2013;18:67–73.

[8] Rizk B, Brinsden PR. Embryo migration responsible for ectopic pregnancies. *Am J Obstet Gynecol.* 1990;164(4):1639.

[9] Rizk B, Tan SL, Morcos SF, et al. Heterotopic pregnancies following in vitro fertilization and embryo transfer. *Am J Obstet Gynecol.* 1991;164(1):160–164.

[10] Aboulghar M, Rizk B. Ultrasonography of the cervix. In: Rizk B, Garcia–Velasco JA, Sallam H, et al., eds,

Infertility and Assisted Reproduction. Cambridge: Cambridge University Press, 2008, 143–151.

[11] Chukus A. Uncommon implantation sites ectopic pregnancy: thinking beyond the complex adnexal mass. *Radiographics.* 2015;35(3):946–959.

[12] Samal SK. Cervical ectopic pregnancy. *J Nat Sci Biol Med.* 2015;6(1):257–260.

[13] Hosni MM. Diagnostic and therapeutic dilemmas of cervical ectopic pregnancy. *Obstet Gynecol Surv.* 2014;69(5):261–276.

[14] Krissi H. Outcome, complications and future fertility in women treated with uterine artery embolization and methotrexate for non–tubal ectopic pregnancy. *Eur J Obstet Gynecol Reprod Biol.* 2015;182:172–176.

[15] Vural F, Sanverdi I, Coskun AD, et al. Large nabothian cyst obstructing labour passage. *J Clin Diagn Res.* 2015;9(10):QD06–QD07.

[16] Singh S. Diagnosis and management of cervical ectopic pregnancy. *J Hum Reprod Sci.* 2013;6(4): 273–276.

[17] Chaudhary V. Conservative management of cervical pregnancy: a report of two cases. *J Repord Med.* 2013;58(9–10):451–457.

[18] Verma U. Conservative management of cervical ectopic pregnancy. *Fertil Steril.* 2009;91(3):671–674.

[19] Altaras M, Cohen I, Cordoba M, et al. Treatment of an interstitial pregnancy with actinomycin D: case report. *Br J Obstet Gynaecol.* 1988;95:1321–1323.

[20] Lipscomb GH, McCord ML, Stovall TG, et al. Predictor of success of methotrexate treatment in women with tubal ectopic pregnancy. *N Engl J Med.* 1999;341:1974–1978.

[21] Cunningham FG, Gant NF, Leveno KJ, et al. Ectopic pregnancy. In: *Williams Obstetrics,* 21st ed. New York: McGraw–Hill, 2001, 884–910.

[22] Monteagudo A, Minior VK, Stephenson C, et al. Non–surgical management of live ectopic pregnancy with ultrasound–guided local injection: a case series. *Ultrasound Obstet Gynecol.* 2005;25(3):282–288.

[23] Hirakawa M. Uterine artery embolization along with the administration of methotrexate for cervical ectopic pregnancy: technical and clinical outcomes. *AJR Am J Roentgenol.* 2009;192(6):1601–1607.

[24] Wolcott HD, Kaunitz AM, Nuss RC, et al. Successful pregnancy after previous conservative treatment of an advanced cervical pregnancy. *Obstet Gynecol.* 1988;71:1023–1025.

[25] Bai SW, Lee JS, Park JH, et al. Failed methotrexate treatment of cervical pregnancy. Predictive factors. *J Reprod Med.* 2002;47:483–488.

[26] Hung TH, Shau WY, Hsieh TT, et al. Prognostic factors for an unsatisfactory primary methotrexate treatment of cervical pregnancy: a quantitative review. *Hum Reprod.* 1998;13:2636–2642.

[27] Hidalgo LA, Penafiel J, Chedraui PA. Management of cervical pregnancy: risk factors for failed systematic methotrexate. *J Perinat Med.* 2004;32:184–186.

[28] Sivaligam N, Mak FK. Delayed diagnosis of cervical pregnancy: management options. *Singapore Med J.* 2000;41:599–601.

[29] Tuncer R, Uygur D, Kis S, et al. Inevitable hysterectomy despite conservative surgical management in advanced cervical pregnancy: a case report. *Eur J Obstet Gynecol Reprod Biol.* 2001;100:102–104.

[30] Reginald PW, Reid JE, Paintin DB. Control of bleeding in cervical pregnancy: two case reports. *Br J Obstet Gynaecol.* 1985;92:1199–1200.

[31] Wharton KR, Gore B. Cervical pregnancy managed by placement of a Shirodkar cerclage before evacuation. A case report. *J Reprod Med.* 1988;33:227–229.

[32] Ratten GJ. Cervical pregnancy treated by ligation of the descending branch of the uterine arteries: case report. *Br J Obstet Gynaecol.* 1983;90:367–371.

第5章 剖宫产瘢痕妊娠
Cesarean Section Scar Ectopic Pregnancy

Julio Ricardo Loret de Mola 著

居雪琴 张玉萍 译 生秀杰 校

随着世界各地剖宫产（cesarean section，C–S）率的持续增加，特别是重复和选择性手术，我们面临着越来越多与剖宫产相关的短期和长期并发症，如出血、子宫破裂、胎盘位置异常、异位妊娠、不孕和子宫切除[1]。剖宫产术后子宫峡部膨出（也称为剖宫产瘢痕缺损或"憩室"）是导致异常子宫出血、痛经、不育以及与辅助生殖技术相关的妊娠率下降的原因之一，临床管理非常棘手。与峡部膨出或剖宫产瘢痕相关的另一种不寻常但日益常见的并发症是剖宫产瘢痕妊娠（cesarean section scar ectopic pregnancy，CSEP）。CSEP 是一种特殊位置的异位妊娠（即妊娠囊植入瘢痕内部）[2]，如果不及时治疗，可能会导致难以控制的出血、子宫破裂，甚至子宫切除[3]。在至少有一次剖宫产史的女性中，CSEP 占所有异位妊娠的 6%。据报道，CSEP 的发病率在一般产科人群中为 1/3000~1/1688，在所有剖宫产女性中约为 1/2000，但真正的发病率尚不明确。CSEP 的评估和诊断包括空虚的宫腔和宫颈，妊娠囊着床于子宫低位横切口或经典子宫切口以及邻近膀胱的子宫肌层内[4, 5]。然而，误诊率较高，可能导致负压刮宫术后妊娠组织残留，出现大量出血和需要紧急手术治疗，甚至可能切除子宫[2]。虽然 CSEP 发生机制尚不清楚，但可能与剖宫产切口愈合不良相关。而剖宫产切口愈合不良可能与子宫血流量减少、剖宫产手术与再次妊娠间隔短、子宫切口对合不充分、术后感染，以及全身健康状态受损（如糖尿病或胶原蛋白紊乱）等有关[6]。CSEP 的患者出现无并发症的流产率为 13%，而 20% 的病例需要药物或手术干预。CSEP 相关的子宫破裂率为 9.9%，其中 15.2% 需要在妊娠早期或中期行子宫切除术。大约 1/3 的 CSEP 进展到妊娠晚期容易出血，其中 75% 存在胎盘位置异常和胎盘植入。CSEP 如果没有胎心搏动或为空孕囊，69% 会自然流产，子宫破裂率极低，但仍有 31% 可能需要手术或药物干预[7]。

目前已有几种手术和非手术治疗方法来治疗 CSEP，但尚不明确哪种方法是最安全有效的。因此，需要从患者个体化角度出发，综合考虑治疗方案的利弊，减少并发症，获得最佳效益[3]。CSEP 并发子宫破裂甚至切除子宫风险较高，建议终止妊娠。然而，面对 CSEP 相关并发症的高发病率和胎盘植入（abnormally invasive placenta，AIP）的风险，人们对无干预情况下可以活产比例存在疑问。

如何识别出接受产前和产后治疗后预后良好的患者，是目前研究的热点。

本章的目的是评估 CSEP 的不同诊断方法，比较并探讨包括接受期待治疗在内的不同治疗方案的临床结局。

一、剖宫产瘢痕缺损、峡部膨出及剖宫产瘢痕妊娠的诊断

据报道，剖宫产瘢痕缺损、峡部膨出或憩室是发生妇产科并发症（包括 CSEP）的重要危险因素。已经证实峡部膨出与异常子宫出血（由于经血在憩室内积聚）、痛经以及继发性不孕有关。残余子宫肌层厚度（residual myometrial thickness，RMT）和瘢痕部位邻近子宫肌层厚度（adjacent myometrial thickness，AMT）与异常子宫出血有关[8]。因此，精准测量和描述剖宫产瘢痕憩室在评估风险和远期并发症、经宫腔镜电切等方面变得越来越重要[9, 10]。最新出版的标准化指南提出正确测量和评估峡部膨出或瘢痕憩室的方法[8]，包括使用二维（2D）或三维（3D）经阴道超声检查（transvaginal sonography，TVS）、生理盐水或凝胶灌注宫腔超声造影、MRI、宫腔镜等。在非妊娠女性中，指南提出了憩室的标准化分类，包括峡部膨出的大小和瘢痕形态的多样性[8]。20 名欧洲剖宫产瘢痕憩室工作组的妇科专家总结了临床实践中评估峡部膨出的经验，并使用 Delphi 程序达成了至少 70% 相关性的共识，讨论并制订指南。妊娠状态下测量峡部膨出，可能与非妊娠状态下有很大的不同。专家们一致认为，剖宫产瘢痕憩室应该被定义为瘢痕部位的凹陷，深度至少为 2mm。剖宫产瘢痕憩室被分为：①简单憩室；②具有一个分支的简单憩室；③复杂憩室（具有多个分支）。分支指向浆膜，宽度小于主憩室的宽度，是憩室较薄的一部分（图 5-1）。图 5-2 和图 5-3 说明了卡尺的定位和测量方法；如果主憩室的长度或宽度比憩室底部以外的任何一点大，则应同时测量憩室底部的长度、主憩室最大长度（图 5-2A）或最大宽度（图 5-3）。如果可见分支，应该测量主憩室及所有分支的深度（图 5-2B）和 RMT（图 5-2C）。憩室的测量与子宫内膜无关，因此卡尺应该放在子宫肌层的边缘（图 5-2A）。专家们一致认为，使用凝胶或盐水灌注后进行憩室评估较标准的二维超声具有一定参考价值[7]，一定程度上可预测后期并发症和异位妊娠的风险，可能是识别和测量憩室的最佳方法。然而，目前尚缺乏前瞻性研究以证实其可靠性。

CSEP 有两种类型：Ⅰ型 CSEP，又称内生型，妊娠囊着床在宫颈峡部，并凸向宫腔；Ⅱ型 CSEP，又称外生型，妊娠囊着床于瘢痕缺损的深层肌层，甚至穿透子宫全层，侵入膀胱或腹腔。内生型 CSEP 可能存活，继续生长发育，但胎盘部位出血的风险很高。而外生型 CSEP 可合并妊娠早期子宫破裂出血。因此，既往有剖宫产史的女性，都应在妊娠早期进行 TVS 评估，尽早识别 CSEP，并与宫颈妊娠和宫内妊娠流产相鉴别。CSEP 的诊断基于以下 TVS 标准[11-13]。

(1) 空虚的宫腔或宫颈管，未见妊娠囊。

膀胱阴道间隙

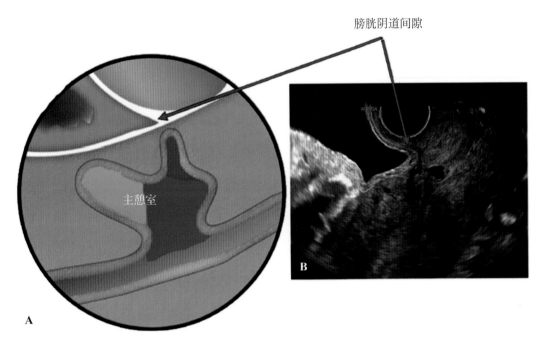

▲ 图 5-1　主要峡部隆起或憩室和膀胱阴道间隙

A. 红色和绿色区域代表主憩室，蓝色区域代表憩室分支；B. 绿线表示膀胱子宫间隙，红线表示膀胱阴道间隙（经许可引自 Jordans IPM，De Leeuw RA，Stegwee SI，et al. Sonographic examination of uterine niche in non-pregnant women：a modified Delphi procedure. *Ultrasound Obstet Gynecol.* 2019；53：107-115.）

(2) 妊娠囊着床于子宫峡部，部分可见胎心搏动，被子宫肌层包绕或侵入肌层中。

(3) 妊娠囊和膀胱之间的子宫肌层明显变薄（1～3mm），甚至消失。

(4) 多普勒超声显示 CSEP 周围有滋养细胞血流。

(5) "滑动征"阴性（不能通过探头轻轻按压移开妊娠囊）。

多普勒超声显示妊娠囊周围是高速低阻血流信号。然而，宫内妊娠流产的妊娠囊下降到宫颈管内，周围没有血流信号，并且在 TVS 探头轻轻按压宫颈是可移开妊娠囊，提示妊娠囊与子宫之间没有关系，即滑动征阳性[11-13]。

当 TVS 结合多普勒无法明确诊断时，MRI 可能会有帮助；MRI 与 TVS 相比，有相当的诊断能力，但能更好评估妊娠囊植入瘢痕组织的情况[14]。MRI T$_2$ 加权矢状切面能清晰识别剖宫产瘢痕缺损、滋养层和子宫肌层。然而，MRI 无法识别胎盘在剖宫产瘢痕处的侵犯及延伸情况。

二、剖宫产瘢痕妊娠的期待治疗

并非所有 CSEP 患者都会发生灾难性的并发症，只有 20% 患者需要药物或手术干预。CSEP 患者的子宫破裂率为 9.9%，其中 15.2% 需要在妊娠早中期行子宫切除术；但仅在有胎心搏动的情况

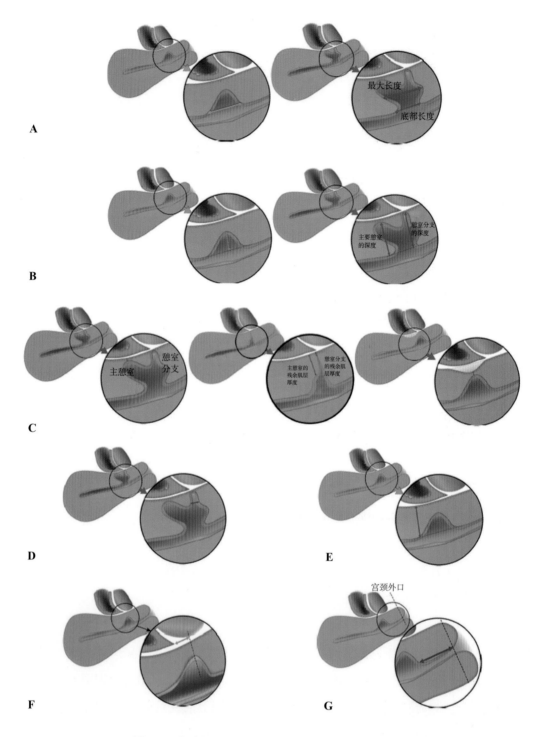

▲ 图 5-2　超声测量子宫峡部或憩室在矢状面上的卡尺位置

A. 憩室长度：憩室最大长度及憩室底长度；B. 憩室深度：包括主要憩室和最深憩室分支的深度；C. 残余肌层厚度（RMT）：无论是哪个方向（垂直于浆膜，但不一定垂直于子宫腔），均应从主憩室以及憩室分支的残存肌层最薄处测量，不包括纤维化组织；D. 憩室分支：测量所有憩室分支的宽度；E. 邻近子宫肌层厚度（AMT）。在憩室相邻子宫肌层厚度最厚的部位测量；F. 憩室与和膀胱阴道间隙之间的距离：从主要憩室顶部［残存肌层厚度最薄处（虚线）］到膀胱间隙的垂直距离；G. 憩室与宫颈外口的距离：憩室最远端到宫颈外口距离，注意平行颈管测量（经许可引自 Jordans IPM, De Leeuw RA, Stegwee SI, et al. Sonographic examination of uterine niche in non-pregnant women: a modified Delphi procedure. *Ultrasound Obstet Gynecol.* 2019；53：107-115. ）

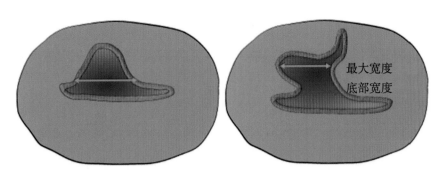

▲ 图 5-3　超声测量子宫峡部或憩室横断面宽度的卡尺位置

经许可引自 Jordans IPM, De Leeuw RA, Stegwee SI, et al. Sonographic examination of uterine niche in non-pregnant women: a modified Delphi procedure. *Ultrasound Obstet Gynecol*. 2019; 53: 107-115.

下行子宫切除术。在妊娠晚期的 CSEP 患者中，3/4 存在胎盘异常，主要是胎盘植入[7]。研究人员发现，胎盘部分或全部植入愈合良好的剖宫产瘢痕上，与愈合欠佳相比，有更好的妊娠结局[15]。Cali 等[16] 和 Drever 等[17] 的研究表明妊娠囊、既往剖宫产次数和残留子宫肌层厚度之间的关系，可以用来预测 CSEP 是否会演变成更严重的胎盘植入。

妊娠晚期的 CSEP 患者，卧床休息是最好的期待治疗方法，并充分告知短期和长期风险。妊娠囊与膀胱之间的子宫肌层厚度是胎盘异常或胎盘植入的良好预测指标，并有助于识别严重并发症。CSEP 患者分娩应在配备麻醉、血库和外科手术条件的三级医疗中心进行，必要时进行紧急子宫切除术以挽救生命[18]。

积极的期待治疗仍存在争议。大多数杂志只报道了有症状并住院的患者，这阻碍了相关研究的进行，有限的证据局限了最佳治疗方式的推断。

三、剖宫产瘢痕妊娠的药物治疗

甲氨蝶呤能有效治疗输卵管或非输卵管的早期异位妊娠，是治疗 CSEP 的合理选择。它可以全身或局部用药，或者两者联合。与输卵管妊娠相似，大多数研究人员用甲氨蝶呤全身单剂量注射，必要时 1 周后再用第二剂治疗 CSEP。尚无确切证据证明多次使用甲氨蝶呤能提高治疗成功率。当 CSEP 的血清 β-hCG 水平 $< 1.2 \times 10^4$ mU/ml，没有胎心搏动，且孕周 < 8 周时，全身甲氨蝶呤治疗可能是最有效的单一治疗方法。在不符合上述标准的患者中，25% 会因为持续性胎心搏动和（或）β-hCG 水平升高而需要后续其他治疗，13% 会出现严重的并发症[19]。这可能与甲氨蝶呤的半衰期短或妊娠囊周围的瘢痕组织有关。因此，提倡将局部甲氨蝶呤治疗作为 CSEP 的一线治疗方法。近年来，超声引导下妊娠囊局部联合全身甲氨蝶呤治疗已成为作者科室的首选方法。作者建议患者入院接受经阴道妊娠囊内注射甲氨蝶呤，并记录基线血清 β-hCG 水平、全血细胞计数、肝肾功能和

凝血功能。告知患者持续性 CSEP 的风险，包括大出血需要输血、胎盘植入，甚至膀胱/子宫破裂、子宫切除等，还必须与患者讨论是否继续妊娠以及各种治疗方法的优点和局限性[20]。

注射甲氨蝶呤和（或）氯化钾应在三级医疗中心内的手术室内全身麻醉下进行。该中心需配备麻醉、重症监护，并可立即获得匹配的血制品，必要时可立即输血。为减少患者移动和充分预估手术并发症，包括顽固性阴道出血，该手术建议在全身麻醉下进行的。在 TVS 探头引导下使用 17 号双腔取卵针，识别、穿刺并抽吸妊娠囊。在确认胎心搏动的情况下，将 1ml 14.9% 氯化钾用注射用生理盐水稀释到 10ml，取 1～2ml 注入胎心内，直到胎心停搏。再从妊娠囊内双腔针头的另一针腔注入一半剂量的甲氨蝶呤（$50mg/m^2$），其余的剂量用于肌内注射。患者留院观察 1 日，如果生命体征平稳，没有明显阴道出血再出院。按照美国妇产科医师学会公布的异位妊娠管理指南，随访内容包括查体、血清 β-hCG 水平测定和 TVS。将手术当天定义为第 1 天，在甲氨蝶呤治疗后第 4 天和第 7 天测定血清 β-hCG 水平，并进行血细胞计数和肝酶测定。β-hCG 水平下降 ≥ 15% 可视为治疗有效，随后每周检测 β-hCG 水平，直到转阴。甲氨蝶呤序贯治疗的联合治疗成功率为 62%～65%。但据报道，药物治疗的成功率高达 94%，其中甲氨蝶呤局部和全身联合治疗的成功率高达 77%。在局部治疗联合全身甲氨蝶呤治疗的相关研究中，Maheux-Lacroix 等[21] 的成功率从 62% 提高到 77%，Birch Petersen 等[19] 的成功率从 65% 提高到 75%。全身甲氨蝶呤治疗有潜在的并发症，如恶心、口腔炎和骨髓抑制等[19]。甲氨蝶呤治疗的成功率很高，但应告知患者，与手术治疗相比，使 β-hCG 转阴及超声检查达到阴性需要更长时间。目前没有足够的数据来保证这一患者群体未来的生育力。既往综述报告了局部甲氨蝶呤治疗后活产的终止妊娠方式是选择性剖宫产，但再次 CSEP 和妊娠并发症的发生率较高[22]。当血清 β-hCG 水平 < 50U/L，超声显示妊娠囊周围没有血流、与膀胱间残余子宫肌层厚度 > 3.5mm[23, 24] 时，甲氨蝶呤单独治疗与联合负压刮宫术相比，具有相似的成功率[24]。

四、剖宫产瘢痕妊娠的手术治疗

CSEP 治疗的微创治疗方法包括负压刮宫术、宫腔镜、腹腔镜或多种方法联合。手术治疗的成功率为 83%，但其并发症发生率与药物治疗相比较高（18% vs. 7%）[21, 22]。在英国最近的一项全国性队列研究中，手术治疗的成功率为 96%，但并发症发生率为 36%[25]。据报道，CSEP 患者单独使用负压刮宫术治疗，有高达 21% 并发症发生，且 52% 需要其他治疗[19]。单独使用宫腔镜治疗 CSEP 的样本量非常小。在一项回顾性分析研究中，95 名 CSEP 患者接受宫腔镜治疗，3.2% 出现了严重并发症，17% 需要进一步干预。在超声引导下进行宫腔镜手术联合米非司酮治疗的队列研究中，Ⅰ型和Ⅱ型 CSEP 患者的术中出血量和血清 β-hCG 转阴时间差异没有统计学意义[26]。然而，Ⅱ型 CSEP 患者的妊娠组织吸收时间较长。宫腔镜可作为 Ⅰ型 CSEP 主要治疗方法和随访方式 [27]。它能清晰分辨妊娠囊、周围血管和子宫肌层，能使用生理盐水的双极电切镜或使用 1.5% 甘氨酸的单极电切镜进行妊娠组织切除。然而，使用甘氨酸作为膨宫介质时需要在术中及术后监测电解质。宫腔镜可以使用不带电的环状电极，钝性分离妊娠组织，必要时电凝止血或宫腔内填塞球囊止血。宫腔镜切除术的优点有术后恢复快、随访时间短、β–hCG 水平下降快，并且保留了宫腔的形态 [28]。宫腔镜切除术应该由经验丰富的手术医生进行，降低膀胱损伤风险，并且每周监测 β–hCG 水平，直到转阴。使用腹腔镜或机器人方法治疗 CSEP 的报道有限。当妊娠组织向膀胱和腹腔浸润生长（Ⅱ型 CSEP）时，应考虑腹腔镜切除 CSEP。腹腔镜手术要求小心地将膀胱从子宫下段分离出来，避免损伤膀胱，手术结束时行膀胱染料灌注或膀胱镜检查。将加压素的稀释液渗透到妊娠上方的子宫肌层，便于剥离和减少出血 [29]。然后进行楔形切除妊娠组织，使用可吸收缝合线分两层缝合切口。还有研究者用子宫动脉结扎和（或）栓塞以减少出血 [30]。腹腔镜手术能完全去除妊娠组织，缩短随访时间，但仍需追踪 β–hCG 水平。据报道，经阴道切除 CSEP 的并发症很低（0.9%），只有 1 名女性行子宫切除术 [19]。也有报道经阴道切除 CSEP 或同时联合甲氨蝶呤的治疗方法。

五、剖宫产瘢痕妊娠的其他治疗方法

另有几种替代治疗方法，但全球范围内的数据和经验较少。高强度聚焦超声（high–intensity focused ultrasound，HIFU）是一种无创性治疗技术，现已被广泛应用于治疗良性子宫疾病，如子宫肌瘤、子宫腺肌病和胎盘植入 [31-33]。研究表明，HIFU 可以安全地用于治疗有生育需求的子宫肌瘤患者，成功率与 MR 引导的聚焦超声手术（magnetic resonance–guided focused ultrasound surgery，MRgFUS）相似，并且在没有增加产科风险的情况下成功妊娠和分娩。Huang 等的研究首先报道使用 HIFU 与超声引导下负压刮宫术治疗 CSEP 患者具有相似的安全性和有效性 [34, 35]，随后其他研究也得出了类似的结果。并且 HIFU 是在超声引导下进行的，对周围结构的损害低，减少再次手术的需求和降低并发症发生率，不会对子宫下段留下新的瘢痕，缩短后续妊娠所需的时间。回顾性分析 154 例经 HIFU 治疗后超声引导下负压吸宫治疗的 CSEP 患者，所有患者均获成功治疗。治疗后有妊娠需求的 28 例 CSEP 患者中，有 23 例（82.1%）妊娠成功，距离 HIFU 治疗的平均时间为（18.38±10.04）个月。成功妊娠的患者中，18 例宫内妊娠，其中 12 例有重复的剖宫产史，1 例持续妊娠，5 例在妊娠早期流产。在其他 5 例女性中，3 例有输卵管异位妊娠，2 例重复 CSEP [36]。因此，这种治疗方式应进一步研究，以更好地阐明其在 CSEP 管理中的价值。

据报道，子宫动脉栓塞术是 CSEP 的一种微创治疗方法，成功率很高。近年来，子宫动脉栓塞术的临床应用越来越多，但高成功率也伴随着高并发症发生率（近 50%）。据报道，子宫动脉栓塞术后会出现严重的不良反应，如感染、不孕症、卵巢功能障碍和卵巢早衰（premature ovarian failure，POF）。在局部麻醉下，经股动脉将吸收性明胶海绵颗粒或聚乙烯醇（直径 0.5～1.0mm）注入子宫动脉，并造影确认血管阻塞[37]。还可以通过动脉导管输注甲氨蝶呤至子宫动脉分叉处联合治疗[38]。子宫动脉栓塞术也曾单独使用或与负压刮宫术联合使用，额外治疗率较低（6.4%），但有严重并发症（3.4%，6 次子宫切除术和 4 次大出血）[39]。有一项试验显示，当宫腔镜加负压刮宫术并栓塞联合时成功率更高（95.4%），并发症发生率更低（1.2%，一次子宫切除）[39, 40]。目前最广泛使用的方案是子宫动脉栓塞术、负压刮宫术和甲氨蝶呤联合治疗。14 项研究共招募了 427 例女性使用联合治疗方案，其中 31.4% 因治疗失败而需要重复手术，8 例出血超过 1000ml，2 例需要剖腹手术，2 例需要子宫切除（2.8%）。

六、辅助生殖技术的管理

剖宫产瘢痕憩室的患者在体外受精的控制性超促排卵过程中，发生憩室腔内积液的风险约为 40%。这与峡部膨出的深度、剖宫产瘢痕到外口的距离、分娩次数和既往剖宫产次数直接相关[10, 14]。因此，胚胎移植前需要评估憩室内液体积聚情况。生殖医学专家已经认识到子宫内积液与输卵管积水一样对胚胎着床有不良影响。在接受控制性超促排卵的多囊卵巢综合征或一些不明原因不孕的患者中很少出现宫腔积液。如果憩室内没有积液，那么有憩室或没有憩室的患者冻融胚胎移植（frozen embryo transfer，FET）的妊娠结局没有发现差异[10, 14]。但胚胎移植时导管可能会卡在瘢痕憩室中，因此导管成功通过瘢痕憩室是有挑战性的。

七、总结

需要进行大型前瞻性研究来阐明在产妇中确诊为 CSEP 的实际发病率，探索产前影像学是否可以预测 CSEP 患者发生严重并发症的风险，明确药物、手术干预和期待治疗中最合理的治疗方法。

参考文献

[1] Timor-Tritsch IE, Monteagudo A, Santos R, Tsymbal T, Pineda G, Arslan AA. The diagnosis, treatment, and follow-up of cesarean scar pregnancy. *Am J Obstet Gynecol*. 2012;207:44.e1–13.

[2] Grechukhina O, Deshmukh U, Fan L, et al. Cesarean scar pregnancy, incidence, and recurrence: fiveyear experience at a single tertiary care referral center. *Obstet Gynecol*. 2018;132:1285–1295.

[3] Birch Petersen K, Hoffmann E, Rifbjerg Larsen C, Svarre Nielsen H. Cesarean scar pregnancy: a systematic review of treatment studies. *Fertil Steril*. 2016;105:958–967.

[4] Liu D, Yang M, Wu Q. Application of ultrasonography in the diagnosis and treatment of cesarean scar pregnancy. *Clin Chim Acta*. 2018;486:291–297.

[5] Ramanathan S, Raghu V, Ladumor SB, et al. Magnetic resonance imaging of common, uncommon, and rare implantation sites in ectopic pregnancy. *Abdom Radiol (NY)*. 2018;43:3425–3435.

[6] Calì G, Timor-Tritsch IE, Palacios-Jaraquemada J, et al. Outcome of cesarean scar pregnancy managed expectantly: systematic review and meta-analysis. *Ultrasound Obstet Gynecol*. 2018;5:169–175.

[7] Jordans IPM, De Leeuw RA, Stegwee SI, et al. Sonographic examination of uterine niche in nonpregnant women: a modified Delphi procedure *Ultrasound Obstet Gynecol*. 2019;53:107–115.

[8] Schepker N, Garcia-Rocha GJ, von Versen-Hoynck F, Hillemanns P, Schippert C. Clinical diagnosis and therapy of uterine scar defects after caesarean section in non-pregnant women. *Arch Gynecol Obstet*. 2015;291:1417–1423.

[9] van der Voet LF, Vervoort AJ, Veersema S, BijdeVaate AJ, Brolmann HA, Huirne JA. Minimally invasive therapy for gynaecological symptoms related to a niche in the caesarean scar: a systematic review. *BJOG*. 2014;121:145–156.

[10] Kaelin Agten A, Cali G, Monteagudo A, Oviedo J, Ramos J, Timor-Tritsch I. The clinical outcome of cesarean scar pregnancies implanted "on the scar" versus "in the niche." *Am J Obstet Gynecol*. 2017;216:510.e1–6.

[11] Jayaram PM, Okunoye GO, Konje J. Caesarean scar ectopic pregnancy: diagnostic challenges and management options. *Obstet Gynaecol*. 2017; 19(1):13–20.

[12] Timor-Tritsch IE, Monteagudo A, Santos R, Tsymbal T, Pineda G, Arslan AA. The diagnosis, treatment, and follow-up of cesarean scar pregnancy. *Am J Obstet Gynecol*. 2012;207(1)44e1–44.e13.

[13] Jurkovic D, Hillaby K, Woelfer B, Lawrence A, Salim R, Elson CJ. First-trimester diagnosis and management of pregnancies implanted into the lower uterine segment Cesarean section scar. *Ultrasound Obstet Gynecol*. 2003;21(3):220–227.

[14] Cali G, Forlani F, Minneci G, et al. First trimester prediction of surgical outcome in abnormal invasive placenta using the cross-over sign. *Ultrasound Obstet Gynecol*. 2018;51(2):184–188.

[15] Peng KW, Lei Z, Xiao TH, et al. First trimester cesarean scar ectopic pregnancy evaluation using MRI. *Clin Radiol*. 2014;69:123–129.

[16] Cali G, Forlani F, Timor-Trisch IE, Palacios-Jaraquemada J, Minneci G, D'Antonio F. Natural history of Cesarean scar pregnancy on prenatal ultrasound: the crossover sign. *Ultrasound Obstet Gynecol*. 2017;50:100–104.

[17] Drever N, Bertolone J, Shawki M, Janssens S. Caesarean scar ectopic pregnancy: experience from an Australian tertiary centre. *Aust N Z J Obstet Gynaecol*. 2020;60:330–335.

[18] Lawrenz B, Melado L, Garrido N, Coughlan C, Markova D, Fatemi HM. Isthmocele and ovarian stimulation for IVF: considerations for a reproductive medicine specialist. *Hum Reprod*. 2020:35:89–99.

[19] Birch Petersen K, Hoffmann E, Rifbjerg Larsen C, Nielsen HS. Cesarean scar pregnancy: a systematic review of treatment studies. *Fertil Steril*. 2016;105(4): 958–967.

[20] Naeh A, Shrim A, Shalom-Paz E, Amir M, Hallak M, Bruchim I. Cesarean scar pregnancy managed with local and systemic methotrexate: a single center case series. *Eur J Obstet Gynecol Reprod Biol*. 2019;238:138–142.

[21] Maheux-Lacroix S, Li F, Bujold E, Nesbitt-Hawes E, Deans R, Abbott J. Cesarean scar pregnancies: a systematic review of treatment options. *J Minim Invasive Gynecol*. 2017;24:915–925.

[22] Naeh A, Shrim A, Shalom-Paz E, Amir M, Hallak M, Bruchim I. Cesarean scar pregnancy managed with local and systemic methotrexate: a single center case series. *Eur J Obstet Gynecol Reprod Biol*. 2019;238:138–142.

[23] Wang JH, Xu KH, Lin J, Xu JY, Wu RJ. Methotrexate therapy for cesarean section scar pregnancy with and without suction curettage. *Fertil Steril*. 2009;92:

1208–1213.

[24] Ozdamar O, Doger E, Arlier S, et al. Exogenous cesarean scar pregnancies managed by suction curettage alone or in combination with other therapeutic procedures: a series of 33 cases and analysis of complication profile. *J Obstet Gynaecol Res*. 2016;42:927–935.

[25] Harb HM, Knight M, Bottomley C, et al. Caesarean scar pregnancy in the UK: a national cohort study. *BJOG*. 2018;125:1663–1670.

[26] Yang Q, Piao S, Wang G, Wang Y, Liu C. Hysteroscopic surgery of ectopic pregnancy in the cesarean section scar. *J Minim Invasive Gynecol*. 2009;16:432–436.

[27] Mollo A, Alviggi C, Conforti A, Insabato L, De Placido G. Intact removal of spontaneous twin ectopic cesarean scar pregnancy by office: case report and literature review. *Reprod Biomed Online*. 2014;29:530–533.

[28] Deans R, Abbott J. Hysteroscopic management of cesarean scar ectopic pregnancy. *Fertil Steril*. 2010;93:1735–1740.

[29] Litwicka K, Greco E. Cesarean scar pregnancy: a review of management options. *Curr Opin Obstet Gynecol*. 2013;25:456–461.

[30] Fuchs N, Manoucheri E, Verbaan M, Einarsson JI. Laparoscopic management of extrauterine pregnancy in cesarean section scar: description of a surgical technique and review of the literature. *BJOG*. 2015;122:137–140.

[31] Zhang X, Li K, Xie B, et al. Effective ablation therapy of adenomyosis with ultrasound–guided highintensity focused ultrasound. *Int J Gynaecol Obstet*. 2014;124:207–211.

[32] Zhang C, Jacobson H, Ngobese ZE, et al. Efficacy and safety of ultrasound–guided high intensity focused ultrasound ablation of symptomatic uterine fibroids in Black women: a preliminary study. *BJOG*.

2017;124:12–17.

[33] Huang L, Du Y, Zhao C. High–intensity focused ultrasound combined with dilatation and curettage for cesarean scar pregnancy. *Ultrasound Obstet Gynecol*. 2014;43:98–101.

[34] Zhu X, Deng X, Wan Y, et al. High–intensity focused ultrasound combined with suction curettage for the treatment of cesarean scar pregnancy. *Medicine*. 2015;94:e854.

[35] Zhang Y, Zhang C, He J, et al. The impact of gestational sac size on the effectiveness and safety of high intensity focused ultrasound combined with ultrasound–guided suction curettage treatment for caesarean scar pregnancy. *Int J Hyperthermia*. 2018;10:1–7.

[36] Zhang C, Zhang Y, He J, Zhang L. Outcomes of subsequent pregnancies in patients following treatment of cesarean scar pregnancy with high intensity focused ultrasound followed by ultrasound–guided dilation and curettage. *Int J Hyperthermia*. 2019;36:926–931.

[37] Li C, Feng D, Jia C, Liu B, Zhan X. Transcatheter arterial chemoembolization versus systemic methotre-xate for the management of cesarean scar pregnancy. *Int J Gynecol Obstet*. 2011;113:178–182.

[38] Zhang B, Jiang ZB, Huang MS, et al. Uterine artery embolization combined with methotrexate in the treatment of cesarean scar pregnancy: results of a case series and review of the literature. *J Vasc Interv Radiol*. 2012;23:1582–1588.

[39] Qian ZD, Huang LL, Zhu XM. Curettage or operative hysteroscopy in the treatment of cesarean scar pregnancy. *Arch Gynecol Obstet*. 2015;292:1055–1061.

[40] Cao S, Zhu L, Jin L, Gao J, Chen C. Uterine artery embolization in cesarean scar pregnancy: Safe and effective intervention. *Chin Med J (Engl)*. 2014;127:2322–2326.

第 6 章　卵巢妊娠
Ovarian Ectopic Pregnancy

Weiwei Feng　Wei Jiang　**著**

居雪琴　张玉萍　**译**　　生秀杰　**校**

一、病因学

（一）流行病学特点

95% 的异位妊娠是输卵管妊娠，其余 5% 位于卵巢、腹腔、宫颈或剖宫产瘢痕[1, 2]。原发性卵巢妊娠是一种罕见的疾病，其发病率为 1/60 万～1/2100。自 1682 年法国 Saint Maurice 报道第一例卵巢妊娠以来，其发病率一直在逐年上升[3]。卵巢妊娠率占所有异位妊娠的 0.95%～6%。虽然很少见，但其破裂可导致腹腔内大出血甚至循环衰竭，因此严重并发症的发病率和死亡率仍然很高[4, 5]。随着 TVS 的发展和对卵巢组织的详细组织学检查，卵巢妊娠的报告发病率正在上升[6]。有报道称体外受精 / 胚胎移植术后发生了卵巢妊娠[7]。

卵巢妊娠可分为两类：原发性卵巢妊娠和继发性卵巢妊娠。原发性卵巢妊娠是指卵子在卵泡内受精，呈现为卵巢皮质内受孕。在继发性卵巢妊娠中，受精最初发生在输卵管，然后妊娠组织着床在卵巢上。然而，根据临床表现或病理检查，尚无可靠的方法来区分原发性和继发性卵巢妊娠。因此，卵巢妊娠通常被认为是原发性的。

（二）危险因素

许多因素与卵巢异位妊娠风险增加有关（表 6-1）[8-13]。

（三）病理学特征

原发性卵巢妊娠的发生机制尚不明确，可能原因有输卵管功能障碍、卵巢白膜炎性增厚导致排卵功能障碍、宫内节育器、空卵泡综合征，以及精子通过显微通道迁移到卵巢表面等。即使是因输卵管切除行辅助生殖时，胚胎也可能通过输卵管腹膜瘘在卵巢上着床。其机制是胚胎从子宫通过输卵管腹膜瘘口反向迁移到卵巢 [9, 14, 15]。

表 6-1 卵巢异位妊娠的危险因素

危险因素	OR（95%CI）	危险因素	OR（95%CI）
女性年龄（≥ 40 岁）	5.7（3.2~10.2）	输卵管手术史	8.8（6.4~12.3）
吸烟（20 支 / 天）	3.7（2.8~5.0）	盆腔炎	5.4（4.1~7.2）
既往分娩	2.3（1.6~3.3）	宫内节育器放置史	1.6（1.3~2.0）
既往异位妊娠	76.6（10.1~580）	氯米芬促排卵治疗	1.9（1.2~3.0）
既往自然流产	4.7（2.5~8.8）	不孕年限	5.0（3.7~6.8）
既往人工流产	3.0（1.7~5.3）		

CI. 置信区间；OR. 比值比

二、诊断

（一）临床特征

卵巢妊娠的常见症状类似于典型的宫外孕三联征：闭经、不规则出血和腹痛 [1]。如乳房压痛、恶心和尿频等妊娠症状也是常见的 [9]。头晕、晕厥、急性腹腔内出血引起的低血容量性休克或是膈下血液刺激膈神经引起的吸入肩痛等较为少见。然而，有些卵巢妊娠可能完全没有症状 [16]。三联征也可能出现在妊娠早期，如先兆流产或稽留流产或出血性黄体囊肿。大约 20% 的正常妊娠女性有早期出血和（或）轻度腹痛。值得注意的是，与妊娠无关疾病或合并妊娠时也会出现类似异位妊娠的症状 [17, 18]。

（二）体格检查

卵巢妊娠未破裂时，腹部和盆腔的阳性体征很少见。卵巢妊娠的患者生命体征可能显示血流动力学不稳定；腹部查体可提示下腹部压痛，伴或不伴阳性腹膜体征；妇科检查可提示阴道出血，子宫大小正常，宫颈举摆痛，伴或不伴可触及的附件包块 [14, 19]。大约 20% 的病例可以触摸到盆腔肿块，如子宫后外侧的包块。通常，由于身体不适，无法进行详细的盆腔检查。限制盆腔检查可能有助于避免医源性破裂 [20]。腹部和盆腔检查有助于评估紧急手术干预的必要性。后穹隆穿刺术可以用来辅助诊断宫外孕破裂并腹腔积血。

（三）实验室检查

生命体征平稳的患者，定量测定血清 β-hCG 是必要的。hCG ≥ 1500U/L 时，TUS 可见宫内妊娠。如果仅有经腹超声，hCG 阈值通常为 6500U/L [21, 22]。正常发育的宫内妊娠，血清 β-hCG 水平每 48h 至少增加 53%～66% [1]。血清 hCG 水平异常低或升高缓慢，有助于早期识别异常着床，但这不是异位妊娠特有的。

（四）盆腔超声检查

经验丰富的超声医师根据典型的 TUS 特征可正确判断出未破裂的卵巢妊娠 [6, 23]。当我们看到一侧附件肿块伴积液、双侧卵巢不对称、子宫内膜增厚、无宫内节育器、hCG 检测阳性时，应该考虑卵巢妊娠（或其他诊断）的可能 [24]。经阴道彩色多普勒成像中环状血流信号反映了妊娠囊的胎盘血流，但也可见于黄体囊肿 [25]。

卵巢妊娠和黄体囊肿都可以表现为圆形的中央低回声结构（图 6-1），周围有致密的血管环（图 6-2）。超声显像上两者有 4 个不同点：①与子宫内膜相比，卵巢妊娠的壁是高回声的，而黄体的壁

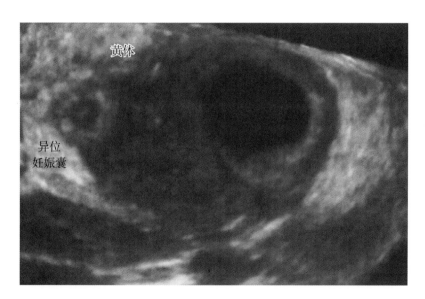

◀ 图 6-1 左侧卵巢妊娠 3D 超声显像

卵巢皮质发现一个小肿块，外观与"百吉饼"相似，并与卵巢、黄体共存（经许可转载自 Ghi T, Banf A, Marconi R, et al. Three-dimensional sonographic diagnosis of ovarian pregnancy. *Ultrasound Obstet Gynecol.* 2005；26：103.）

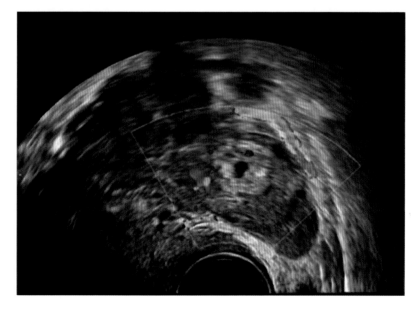

◀ 图 6-2 卵巢妊娠

经许可转载自 Day A，Jurkovic D. The role of ultrasound in early pregnancy after assisted conception. In：Jauniaux ERM, Rizk B, eds. *Pregnancy after Assisted Reproductive Technology.* Cambridge：Cambridge University Press, 2012；Chapter 3.

是等回声或低回声的；②黄体的中心是典型的无回声，而不是低回声；③低回声结构旁高阻力指数血流更能提示卵巢妊娠；④低回声结构内出现卵黄囊或胚胎高度提示卵巢妊娠。3D 超声最近也被报道用于鉴别卵巢妊娠和黄体囊肿 [5]。当超声不能做出诊断，腹腔镜探查是诊断金标准，并且能获得组织学诊断 [17, 26]。

未破裂输卵管妊娠和卵巢异位妊娠的区别是异位妊娠包块的位置。卵巢妊娠与卵巢组织位于同一包膜内。输卵管妊娠的妊娠包块位于输卵管上，与同侧卵巢有分界线 [6]。盆腔积液和附件包块高度提示异位妊娠。结肠旁沟和 Morison 袋中的血液提示腹腔内大量出血 [16]。

（五）卵巢妊娠的诊断难点

无论是宫内或异位妊娠，hCG 检测阳性（包括血清 hCG 水平和尿液 hCG 测定）通常与妊娠相关。经阴道超声和血清 hCG 测定对疑似异位妊娠最有价值。卵巢妊娠罕见且破裂前没有症状，所以诊断上很困难。卵巢妊娠或合并其他器官系统疾病的临床症状和体征多变，与流产、异位妊娠、非妊娠疾病相似，容易误诊 [15]。9% 卵巢妊娠没有异位妊娠相关症状，1/3 患者甚至没有临床症状 [1]。当血清 hCG 升高、宫内无妊娠囊，提示异位妊娠可能 [21]。

根据患者的病史、临床症状及体征，鉴别异位妊娠、不完全流产或完全流产。原发性卵巢妊娠是异位妊娠最罕见的类型之一，病灶局限于卵巢，不涉及输卵管，因此多数的病例需要依靠手术及术后组织学病理做出诊断 [5, 14]。

结合病史、临床表现、实验室和影像学检查结果来诊断卵巢妊娠至关重要。组织学证据是金标准 [26, 27]。1878 年提出的 Spiegelberg 标准，有以下 4 个基于附件检查的标准，过于严苛，因此做出了补充 [8, 12]。

(1) 输卵管外观完整，特别是输卵管伞端，与卵巢分界清。

(2) 妊娠囊着床于卵巢的正常位置。

(3) 妊娠囊应通过卵巢韧带与子宫相连。

(4) 妊娠囊上的标本必须有卵巢组织附着。

Wang 等 [8] 对 Spiegelberg 标准提出了一些补充：①病理结果提示无同侧输卵管受累；②卵巢内有妊娠组织，包括绒毛和（或）着床部位滋养细胞，伴或不伴有胎芽；③组织免疫化学染色可用于辅助诊断。

异位妊娠和宫内妊娠流产时可发生蜕膜脱落，需仔细观察并送病理学检查，以寻找妊娠的证据。即使肉眼未见到妊娠囊或组织学未发现绒毛，异位妊娠的可能性依然是存在的 [1]。负压刮宫术是一种有创性操作，可能会受到操作者水平的影响，而且不必要的刮宫可能会破坏正常的宫内妊娠。

（六）鉴别诊断

卵巢妊娠没有卵黄囊、胎心或胚芽的情况下，很难与卵巢囊肿、卵巢肿瘤（尤其是原发性绒毛膜癌）、黄体破裂 / 出血、输卵管妊娠、盆腔炎或增大的正常卵巢相鉴别[5, 26]，腹腔镜手术可以辅助诊断。

三、治疗

理想的诊断和治疗时机是卵巢妊娠破裂之前。评估患者一般情况及医疗机构处置能力，可选择以下治疗方案。

（一）药物治疗

自 1990 年以来，甲氨蝶呤和依托泊苷一直是手术干预的替代方案。当手术风险较高时，药物治疗是合适的选择。术后使用甲氨蝶呤的指征是持续性异位妊娠或 hCG 水平持续升高[28]。虽然有个别报道未破裂型卵巢妊娠保守治疗（通过期待治疗或甲氨蝶呤治疗）成功的案例，但这尚未成为标准治疗方案。关于这方面的研究和参考文献有限，并且没有能预测治疗成功的指标[5, 29]。

（二）甲氨蝶呤方案[1, 30]

1. 多剂量甲氨蝶呤

隔日肌内注射（第 1、3、5、7 天）甲氨蝶呤 1mg/kg；隔日肌内注射（第 2、4、6、8 天）亚叶酸钙 0.1mg/kg。直至 hCG 在 48h 内下降 ≥ 15% 或已给予 4 剂甲氨蝶呤。如果 hCG 水平在第 14 天不低于基线水平的 40%，则可重复疗程。

2. 单次肌内注射甲氨蝶呤

甲氨蝶呤 $50mg/m^2$，如果 hCG 在第 4 天和第 7 天下降 < 15%，或者 hCG 每周下降 < 15%，可重复给药，最多 4 剂。米非司酮可作为辅助治疗。

不良反应包括恶心、呕吐、腹泻、胃炎、肝功能异常、口腔炎、一过性肺炎、骨髓抑制，甚至严重的中性粒细胞减少和脱发等。

（三）手术治疗

手术的目的是去除异位妊娠，同时尽量保留正常的卵巢组织[16]。首选的方法是腹腔镜下卵巢部分切除术或开腹卵巢楔形切除术。若卵巢妊娠破裂、血流动力学不稳定，可行剖腹手术[2, 29, 31]。

自 20 世纪 90 年代中期以来，与开腹或药物治疗相比，腹腔镜已经是首选治疗方法（图 6-3 和图 6-4）。台湾一项长达 21 年的卵巢妊娠研究显示，腹腔镜有更好的治疗结局[3]。它具有微创、疗效确切和成功率高等特点，不像药物治疗具有不确定性[17]。腹腔镜是诊断和治疗卵巢妊娠的金标准，具有术中出血少、术后粘连少、住院时间短、术后镇痛要求低、恢复快等优点。对 12 例卵巢妊娠患者进行了为期 5 年的前瞻性队列研究，所有病例均采用腹腔镜治疗，无中转开腹手术，平均手术时间为 49min，术后没有并发症发生，平均住院时间为 2 天，且没有患者需要进一步治疗[16]。另一项历时 21 年在中国台湾三级医疗中心治疗的 110 例患者的病例对照研究，发现开腹手术患者的平均失血量高达 806.25ml，腹腔镜手术患者为 583.33ml[3]。

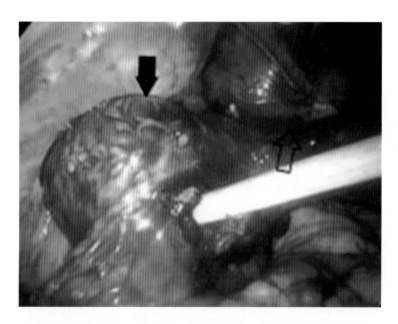

◀ 图 6-3 剖宫产次全子宫切除术后卵巢妊娠的腹腔镜表现（黑箭）和子宫切除术后阴道袖带（空箭）

经许可转载自 Fylstra DL. Ectopics not within the（distal）fallopian tube：etiology，diagnosis，and treatment. *Am J Obstet Gynecol.* 2012；206：296.

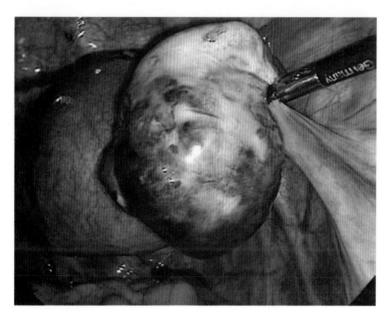

◀ 图 6-4 腹腔镜下右侧卵巢妊娠

经许可转载自 Kraemer B, Kraemer E, Guengoer E, et al. Ovarian ectopic pregnancy：diagnosis, treatment, correlation to Carnegie stage 16 and review based on a clinical case. *Fertil Steril.* 2009；92（1）：392.e14.

腹腔镜手术在处理卵巢妊娠破裂、腹腔内大量积血时，能保留卵巢功能的同时，减少并发症的发生，不一定需要开腹手术[32]。随着腹腔镜技术的进步和手术经验的提高，有经验的外科医生选择在腹腔镜下进行卵巢妊娠病灶去除、卵巢楔形切除术，甚至卵巢切除术。

手术过程包括固定卵巢，使用微剪刀、勺状镊子、单极剪刀、电烙术、单极或双极烧灼术、透热疗法和（或）超声波等装置钝锐性剥离卵巢妊娠组织。可以采用套圈缝合手术切除受累卵巢[19, 33]。当患者没有生育要求和（或）不能保留卵巢功能时，可以进行附件切除术，必要时行刮宫以排除宫内妊娠[15]。

四、随访

治疗后需评估效果和持续性检测 hCG 水平，早期诊断持续性异位妊娠。目前没有复发性卵巢妊娠的相关报道，而复发性输卵管妊娠的发生率约为 15%[14, 26]。所有的治疗方法都有可能残留滋养细胞，且手术治疗后持续性异位妊娠的最佳监测方案尚不明确，应该连续监测 hCG 水平直至转阴。

参考文献

[1] Farquhar CM. Ectopic pregnancy. *Lancet*. 2005; 366(9485):583–91.

[2] Oron G, Tulandi T. A pragmatic and evidence–based management of ectopic pregnancy. *J Minim Invasive Gynecol*. 2013;20(4):446–54.

[3] Ko PC, Lo LM, Hsieh TT, Cheng PJ. Twenty–one years of experience with ovarian ectopic pregnancy at one institution in Taiwan. *Int J Gynaecol Obstet*. 2012;119(2):154–8.

[4] Hatav GT, Zaynab H, Mojdeh G, Leila H. Ovarian ectopic pregnancy: a rare case. *Iran J Reprod Med*. 2014;12(4):281–4.

[5] Yaakov M, Noam S, Zvi V, Sonia M, Arieh R, Ron M. Primary ovarian pregnancy: 43 years experience in a single institute and still a medical challenge. *IMAJ*. 2015;17(11):687–90.

[6] Ge L, Sun W, Wang L, et al. Ultrasound classification and clinical analysis of ovarian pregnancy: A study of 12 cases. *J Gynecol Obstet Hum Reprod*. 2019;48(9):731–7.

[7] Rizk B, Lachelin GC, Davies MC, Hartshorne GM, Edwards RG. Ovarian pregnancy following in–vitro fertilization and embryo transfer. *Hum Reprod*. 1990;5(6):763–4.

[8] Wang Y, Chen H, Zhao M, Fadare O, Zheng W. Primary ovarian pregnancy: a case series and analysis. *Int J Gynecol Pathol*. 2019;38(1):85–91.

[9] Feit H, Leibovitz Z, Kerner R, Keidar R, Sagiv R. Ovarian pregnancy following in vitro fertilization in a woman after bilateral salpingectomy: a case report and review of the literature. *J Minim Invasive Gynecol*. 2015;22(4):675–7.

[10] Schyum AC, Rosendal BB, Andersen B. Peritoneal reimplantation of trophoblastic tissue following laparoscopic treatment of ectopic pregnancy: a case report and review of literature. *J Gynecol Obstet Hum Reprod*. 2019;48(3):213–6.

[11] Bouyer J, Coste J, Shojaei T, et al. Risk factors for ectopic pregnancy: a comprehensive analysis based on a large case–control, population–based study in France. *Am J Epidemiol*. 2003;157(3):185–94.

[12] Bernhard K, Elizabeth K, Ersin G, et al. Ovarian

ectopic pregnancy: diagnosis, treatment, correlation to Carnegie stage 16 and review based on a clinical case. *Fertil Steril*. 2009;92(1):392.e13–5.

[13] Rizk BRMB, Holliday CP, Clarke KH, LaFleur J, Ultrasound diagnosis of ovarian and abdominal ectopic pregnancies. In: Rizk BRMB, Puscheck EE, eds, *Ultrasonography in Gynecology*. London: Cambridge University Press, 2015, 177–84.

[14] Subrat P, Darlong LM, Santa S, Tulon B. Case report of a primary ovarian pregnancy in a primigravida. *J Hum Reprod Sci*. 2009;2(2):90–2.

[15] Aydin T, Yucel B, Aksoy H, Ekemen S. Successful laparoscopic management of a rare complication after embryo transfer: ovarian pregnancy. A case report and up–to–date literature review. *Wideochir Inne Tech Maloinwazyjne*. 2016;10(4):574–9.

[16] Odejinmi F, Rizzuto MI, Macrae R, Olowu O, Hussain M. Diagnosis and laparoscopic management of 12 consecutive cases of ovarian pregnancy and review of literature. *J Minim Invasive Gynecol*. 2009;16(3):354–9.

[17] Eashan T, Alexander L, David M. Successful diagnosis and laparoscopic management of haemorrhagic ovarian pregnancy with haemorrhagic contralateral corpus luteum. *Aust N Z J Obstet Gynaecol*. 2015;55(2):191–2.

[18] Mahajan NN. Advanced extrauterine pregnancy: diagnostic and therapeutic challenges. *Am J Obstet Gynecol*. 2008;199(6):e11.

[19] Joseph RJ, Irvine LM. Ovarian ectopic pregnancy: aetiology, diagnosis, and challenges in surgical management. *J Obstet Gynaecol*. 2012;32(5):472–4.

[20] Var T, Tonguc EA, Akan E, Batioglu S, Akbay S. Laparoscopic conservative approach to ovarian pregnancies: two cases. *Arch Gynecol Obstet*. 2009; 280(1):123–5.

[21] Menon S, Colins J, Barnhart KT. Establishing a human chorionic gonadotropin cutoff to guide methotrexate treatment of ectopic pregnancy: a systematic review. *Fertil Steril*. 2007;87(3):481–4.

[22] Nowak–Markwitz E, Michalak M, Olejnik M, Spaczynski M. Cutoff value of human chorionic gonadotropin in relation to the number of methotrexate cycles in the successful treatment of ectopic pregnancy. *Fertil Steril*. 2009;92(4):1203–7.

[23] Nyberg DA, Mack LA, Jeffrey RB, et al. Endovaginal sonographic evaluation of ectopic pregnancy: a prospective study. *AJR Am J Roentgenol*. 1987;149(6):1181–6.

[24] Brown DL, Doubilet PM. Transvaginal sonography for diagnosing ectopic pregnancy: positivity criteria and performance characteristics. *J Ultrasound Med*. 1994;13(4):259–66.

[25] Atri M, Leduc C, Gillet P, et al. Role of endovaginal sonography in the diagnosis and management of ectopic pregnancy. *Radiographics*. 1996;16(4): 755–74.

[26] Hassan S, Arora R, Bhatia K. Primary ovarian pregnancy: case report and review of literature. *BMJ Case Rep*. 2012;2012:bcr2012007112.

[27] Kubiaczyk F, Suchocki S, Puskarz R, Zaborowski A, Zaranek K. [Bilateral tubal ectopic pregnancy in a spontaneous cycle–a case report]. *Ginekol Pol*. 2014;85(8):633–4.

[28] Practice Committee of the American Society for Reproductive Medicine. Medical treatment of ectopic pregnancy. *Fertil Steril*. 2006;86(5 Suppl 1):S96–102.

[29] Mol F, Mol BW, Ankum WM, van der Veen F, Hajenius PJ. Current evidence on surgery, systemic methotrexate and expectant management in the treatment of tubal ectopic pregnancy: a systematic review and meta–analysis. *Hum Reprod Update*. 2008;14(4):309–19.

[30] Sowter MC, Farquhar CM, Petrie KJ, Gudex G. A randomised trial comparing single dose systemic methotrexate and laparoscopic surgery for the treatment of unruptured tubal pregnancy. *BJOG*. 2001;108(2):192–203.

[31] Eskandar O. Conservative laparoscopic management of a case of ruptured ovarian ectopic pregnancy by using a Harmonic scalpel. *J Obstet Gynaecol*. 2010;30(1):67–9.

[32] Gang G, Yudong Y, Zhang G. Successful laparoscopic management of early splenic pregnancy: case report and review of literature. *J Minim Invasive Gynecol*. 2010;17(6):794–7.

[33] Ko ML, Jeng CJ, Chou CS, She BC, Chen SC, Tzeng CR. Laparoscopic electrodessication of an interstitial pregnancy. *Fertil Steril*. 2007;88(3):705.e19–20.

第 7 章　腹腔妊娠
Abdominal Ectopic Pregnancy

Weiwei Feng　Wei Jiang　著
张文健　钟　敏　译　生秀杰　校

一、病因

（一）流行病学

腹腔妊娠是指胚胎或胎儿种植于输卵管、卵巢或阔韧带以外的腹腔内。95% 以上的异位妊娠发生于输卵管（输卵管妊娠），其余的 5% 发生于卵巢、腹部、宫颈或剖宫产瘢痕 [1, 2]。腹腔妊娠约占所有异位妊娠的 1.3% [3, 4]。

腹腔妊娠的发病率为 1/30 000～1/10 000，死亡率为 5.1/1000 [5, 6]。腹腔妊娠罕见，目前仅有相关病例报告或小型病例系列研究。

一项 1965 年至 2009 年 8 月的腹部妊娠的系统文献回顾表明，早期腹腔妊娠种植位置的前 3 位分别是子宫直肠陷窝或子宫膀胱陷凹（24.3%）、子宫和输卵管浆膜层（23.9%）和腹腔多个脏器（12.8%）[7]。

（二）高危因素

腹腔妊娠的高危因素与输卵管异位妊娠相似，包括异位妊娠史、宫内节育器、体外受精、高龄和吸烟 [8]。通过辅助生殖技术受孕的患者出现异位妊娠的风险是普通人群的 8 倍，占所有经体外受精受孕者的 2% [1]。

二、病理学特征

腹腔妊娠可分为原发性和继发性两类。原发性腹膜后异位妊娠的发生可用部分学说来解释。临近月经期发生的延迟排卵可能通过经血逆流逆转输卵管内受精卵的运动方向。腹腔内液体的流动可能把受精卵从直肠子宫陷凹带到腹腔内其他特殊部位。盆腔感染和（或）炎症引起的盆腔粘连改变也可能导致腹腔妊娠[9]。胚胎从子宫到腹膜后间隙的自发逆行迁移可能是通过腹膜损伤或通过滋养细胞侵入腹膜发生的。类似于子宫恶性肿瘤，胚胎还可以沿着淋巴管到达腹膜后间隙[10]。在行体外受精卵胞质内单精子注射的患者中，胚胎移植入宫腔后自发逆行迁移或移植时可能发生子宫穿孔并意外种植于腹膜后。此外，瘘管也可能成为胚胎转移的通道[7, 11]。子宫角处的瘘管可能是陈旧性的，而不是行体外受精时发生的子宫穿孔[4]。曾行双侧输卵管切除术的女性在实施卵胞质内单精子显微注射 – 胚胎移植（intracytoplasmic sperm injection-embryo transfer，ICSI-ET）后发生腹腔妊娠，其最可能发生的原因可通过宫角瘘这一机制去解释[12]。

大多数继发性腹腔妊娠发生于输卵管或卵巢妊娠破裂后，并在腹腔内再次种植。腹腔妊娠也可发生在异位妊娠手术切除后。残留的妊娠组织仍附着在原着床位置，或者更罕见的是，妊娠组织植入腹腔内。在所有行输卵管开窗术的患者中，这种并发症发生率为4%～15%。大网膜妊娠常继发于输卵管妊娠或卵巢妊娠植入大网膜[13–15]。

三、解剖位置

腹腔妊娠可以发生在盆腔陷凹、阔韧带、肠道、阑尾、横膈膜、盆腔侧壁或其他多处位置。已有文献报道腹腔妊娠发生在肾、大网膜、脾脏、肝脏、胰头、左肾下方的主动脉旁区域和腹膜后间隙的左肾静脉（由于腹膜缺损）。也有报道发现妊娠位于腹主动脉和下腔静脉上方。在盆腔内，妊娠可发生于右侧闭孔窝、左侧子宫骶韧带旁或卵巢血管内[5, 10, 11, 16, 17]。

四、石胎

石胎（lithopedion）是一种罕见的钙化和干尸化的腹腔妊娠（图7-1至图7-4；lithopedion 一词来源于希腊语，lithos 意为"石头"，paedion 意为"孩子"）。石胎也可由输卵管妊娠、卵巢妊娠或宫内妊娠破裂引起[18, 19]。

五、临床表现

症状可表现为停经、腹痛、阴道出血、失血性休克。异位妊娠最常见的临床表现为孕早期阴道

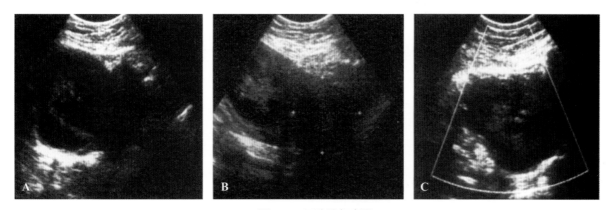

▲ 图 7-1　石胎的超声图

引自 Rizk B，Gorgy BA，West JD, et al. Calcified pelvic mass in a 75-year-old woman. *Acad Radiol*. 1996；1（1）：3–16.

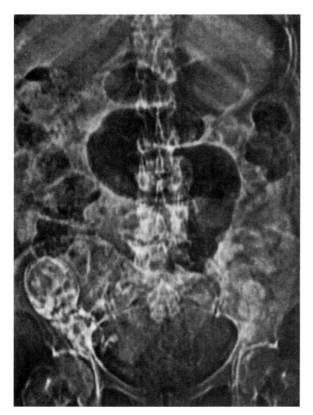

▲ 图 7-2　盆腔内石胎的 X 线图

引自 Rizk B，Gorgy BA，West JD, et al. Calcified pelvic mass in a 75-year-old woman. *Acad Radiol*. 1996；1（1）：3–16.

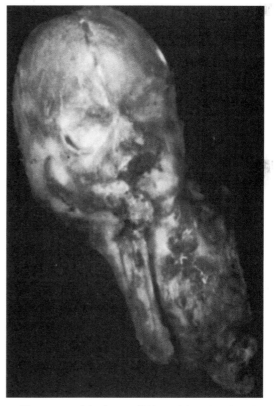

▲ 图 7-3　手术标本图示萎缩、脱水的胎儿部分被胎膜覆盖，这很容易与 X 线图进行比对（部分下肢在解剖时丢失）

引自 Rizk B，Gorgy BA，West JD, et al. Calcified pelvic mass in a 75-year-old woman. *Acad Radiol*. 1996；1（1）：3–16.

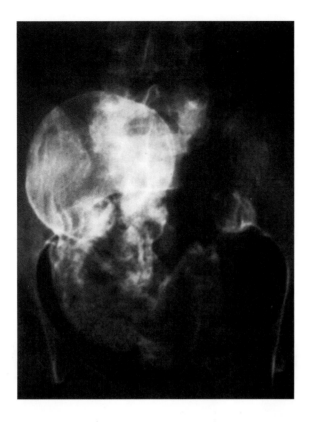

◀ 图 7-4　石胎头颅的 X 线图
引自 Rizk B，Gorgy BA，West JD，et al. Calcified pelvic mass in a 75-year-old woman. *Acad Radiol*. 1996；1(1)：3-16.

流血和（或）腹痛[8]。异位妊娠病变的隐蔽性可能导致临床急症的发生。急性临床表现包括急性盆腔、右上腹或左上腹部或腹部弥漫性疼痛。典型临床症状为停经伴有腹部压痛、呕吐和低血容量性休克。一些非特异性症状，如上腹部疼痛、消化不良或不规则阴道出血，有时预示着疾病向临床急症演变[6]。出现低血压、心动过速、腹部压痛伴腹肌紧张和低热时，必须考虑妊娠破裂和腹腔内出血可能[1]。

六、临床诊断

异位妊娠的发病率在过去几十年中有所增加，但由于使用高分辨率 TVU 和腹腔镜进行早期诊断，异位妊娠的死亡率有所下降[9]。怀疑为异位妊娠但 TVU 显示双侧附件正常、无宫内妊娠迹象者，应怀疑为腹腔妊娠。诊断性刮宫未刮出妊娠物以及 hCG 水平的异常升高，应进一步怀疑腹腔妊娠的可能。

当怀疑异位妊娠时，有必要对妊娠部位进行定位。如果不能清除妊娠组织，它可能会继续生长和侵袭，导致潜在的严重后果。

TVU 检查通常是首选诊断方法，主要表现为子宫正常大小且宫腔内空虚，子宫内膜厚度不等，双侧附件正常，子宫直肠陷凹有游离液体。Allibone 等提出诊断腹腔妊娠的超声标准：①胎儿在子宫外；②在胎儿与膀胱之间未见子宫壁；③胎儿部位紧邻母体腹壁；④胎儿与子宫位置异常或胎位异常；⑤胎盘位于宫腔外；⑥胎盘紧邻胎儿胸部和头部，未见羊水[20]。

腹部超声、CT、正电子发射断层扫描（positron emission computed tomography，PET）–CT 和 MRI 可作为确定胚胎植入部位的辅助检查。此外，CT 和 MRI 可以显示异位妊娠与邻近大血管和重要结构的解剖关系。急诊腹部 CT 静脉造影有助于定位和确定异位病灶的血供[6]。不言而喻，对不明位置异位妊娠保持高度的怀疑是成功管理的关键。疑似异位妊娠患者常规行 TVU 检查后，如生命体征稳定应进一步行腹部超声检查甚至 CT 或 MRI 检查，以确定准确的着床部位。腹膜后妊娠可通过 CT、MRI 和多普勒超声发现（图 7-5 和图 7-6）。

初次腹腔镜探查阴性的患者有可能治疗会被延误[7]。此时使用成像技术，如 CT 和 MRI 仔细检查腹部的各个部位，甚至进行二次手术，可能有益于进一步诊断。在文献报道的某些罕见病例中，血管造影显示脾后方血供增多有助于脾妊娠的诊断[7, 21]。

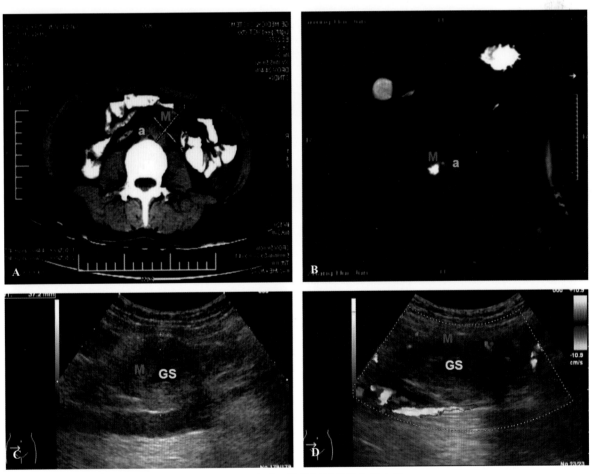

▲ 图 7-5　腹膜后异位妊娠的影像学表现

A. 计算机断层扫描（横断面）；B. 磁共振成像（冠状面）；C. 经腹超声显示清晰的妊娠囊；D. 彩色多普勒超声显示胎儿心脏活动。a. 腹主动脉；GS. 妊娠囊；M. 包块

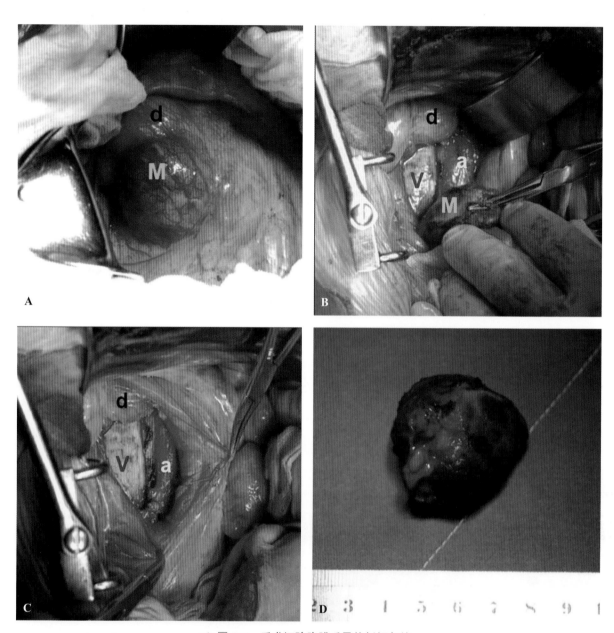

▲ 图 7-6　手术切除腹膜后异位妊娠包块

在十二指肠下方发现一个大约 5cm 的腹膜后包块，附着在下腔静脉和腹主动脉表面，术中成功切除。a. 腹主动脉；d. 十二指肠；M. 包块；V. 下腔静脉

七、诊断标准

　　诊断依据是停经史、腹痛、阴道出血或其他重要的腹腔妊娠的临床表现，hCG 试验阳性，影像学检查和腹腔镜探查发现。Studdiford 于 1944 年首次提出原发性腹腔妊娠的诊断标准：①双侧输卵管和卵巢正常，无近期或远期损伤；②无子宫腹膜瘘证据；③妊娠只存在于腹腔内且患者足够年轻，以消除输卵管妊娠继发种植的可能性。但是，他并没有明确妊娠时"年轻"界限。原发性腹腔

妊娠组织学证据的关键是新生血管形成和相关组织的植入[14]。

此外，还可以进行诊断性刮宫，最后的病理结果可能提示滋养层组织缺失。子宫内膜标本的病理可能提示局部子宫内膜腺体分泌性增生，称为 Arias-Stella 反应。Arias-Stella 反应常见于异位妊娠。

八、治疗

腹腔妊娠可发生在腹腔内不同的位置，且治疗方案不一，在治疗方式上对不同的患者必须进行个性化处理。

外科手术仍然是治疗腹腔妊娠的主要手段（图 7-7）。血 hCG 水平迅速升高、有妊娠囊破裂伴大出血的风险，应行急诊手术。腹腔镜手术有时间短、出血少、成本低的优点，但当出现广泛腹腔内出血、血管破裂或腹腔镜检查手术视野差时，开腹手术是更好的选择。在一项研究中，225 例中208 例（87.8%）接受了手术治疗，其余接受药物治疗。47% 接受药物治疗的女性随后需要接受手术治疗[7]。

在最近的病例报道中有一种治疗趋势，即首先通过腹腔镜诊断异位妊娠然后进行药物治疗。使用药物治疗必须基于每位患者的特点个性化处理[7]。

非手术辅助或主要治疗包括肌肉注射甲氨蝶呤，病灶内注射甲氨蝶呤、（胚胎）心内注射氯化钾和动脉栓塞。

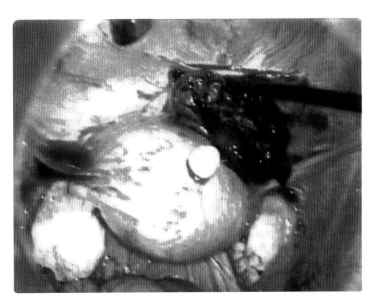

▲ 图 7-7　早期腹腔妊娠植入子宫膀胱陷凹的腹腔镜图像

引自Fylstra DL. Ectopics not within the（distal）fallopian tube：etiology，diagnosis，and treatment. *Am J Obstet Gynecol*. 2012；206：292.

甲氨蝶呤治疗可根据具体情况使用。作为辅助用药，甲氨蝶呤可用于腹腔镜手术后 hCG 水平继续升高的情况，确保全身性杀灭滋养细胞[22]。对于胎盘植入腹部脏器和血管的腹腔妊娠，可考虑术前肌注氨甲蝶呤。如果胎盘附着在重要器官上，应留在原位等待自然吸收或分次手术[8]。如由于妊娠物深度植入内脏实质只能部分切除时，术前或术后可使用甲氨蝶呤—碘油乳剂经导管动脉灌注栓塞供血动脉减少出血。

对血流动力学稳定的患者可使用损伤性较小的治疗，包括超声引导下注射杀胎剂和胎儿胸腔内注射氯化钾，加或不加甲氨蝶呤，然后母体肌注甲氨蝶呤。已有报道甲氨蝶呤直接注入无法切除的未破裂妊娠囊，联合母体肌注甲氨蝶呤的治疗方法[6]。建议使用甲氨蝶呤或选择性动脉栓塞术辅助治疗，以降低大出血和持续性滋养细胞生长的风险[4]。但目前仍没有强有力的与药物治疗成功相关的临床预测因子。

九、预防策略

腹腔镜下输卵管开窗术后持续性异位妊娠发生率为 4%～15%。预防性甲氨蝶呤可用于降低持续性异位妊娠的发生率[23]。术中少采用头低位，吸尽血块和组织碎片，充分腹腔灌洗，可以减少妊娠组织移位和继发性腹腔妊娠的风险[1]。

十、随访

开腹或腹腔镜手术后血 hCG 水平应明显下降。术后随访评估必须进行多次血 hCG 测定，在血 hCG 水平持续升高的情况下考虑使用甲氨蝶呤。所有异位妊娠患者经治疗后均需监测血 hCG 至阴性。

参考文献

[1] Schyum AC, Rosendal BB, Andersen B. Peritoneal reimplantation of trophoblastic tissue following laparoscopic treatment of ectopic pregnancy: a case report and review of literature. *J Gynecol Obstet Hum Reprod.* 2019;48(3):213–216.

[2] Oron G, Tulandi T. A pragmatic and evidence-based management of ectopic pregnancy. *J Minim Invasive Gynecol.* 2013;20(4):446–454.

[3] Bouyer J, Coste J, Fernandez H, et al. Sites of ectopic pregnancy: a 10 year population-based study of 1800 cases. *Hum Reprod.* 2002;17(12):3224–3230.

[4] Martinez-Varea A, Hidalgo-Mora JJ, Paya V, Morcillo I, Martin E, Pellicer A. Retroperitoneal ectopic pregnancy after intrauterine insemination. *Fertil Steril.*

2011;95(7):2433.e1–3.

[5] Cosentino F, Rossitto C, Turco LC, et al. Laparoscopic management of abdominal pregnancy. *J Minim Invasive Gynecol*. 2017;24(5):724–725.

[6] Garzon S, Raffaelli R, Montin U, Ghezzi F. Primary hepatic pregnancy: report of a case treated with laparoscopic approach and review of the literature. *Fertil Steril*. 2018;110(5):925–931.e1.

[7] Poole A, Haas D, Magann EF. Early abdominal ectopic pregnancies: a systematic review of the literature. *Gynecol Obstet Invest*. 2012;74(4):249–260.

[8] Patel C, Feldman J, Ogedegbe C. Complicated abdominal pregnancy with placenta feeding off sacral plexus and subsequent multiple ectopic pregnancies during a 4–year follow–up: a case report. *J Med Case Rep*. 2016;10:37.

[9] Yang M, Cidan L, Zhang D. Retroperitoneal ectopic pregnancy: a case report and review of the literature. *BMC Pregnancy Childbirth*. 2017;17(1):358.

[10] Persson J, Reynisson P, Masback A, Epstein E, Saldeen P. Histopathology indicates lymphatic spread of a pelvic retroperitoneal ectopic pregnancy removed by robot–assisted laparoscopy with temporary occlusion of the blood supply. *Acta Obstet Gynecol Scand*. 2010;89(6):835–839.

[11] Liang C, Li X, Zhao B, Du Y, Xu S. Demonstration of the route of embryo migration in retroperitoneal ectopic pregnancy using contrast–enhanced computed tomography. *J Obstet Gynaecol Res*. 2014;40(3):849–852.

[12] Aydin T, Yucel B, Aksoy H, Ekemen S. Successful laparoscopic management of a rare complication after embryo transfer: ovarian pregnancy. A case report and up–to–date literature review. *Wideochir Inne Tech Maloinwazyjne*. 2016;10(4):574–579.

[13] Tanase Y, Yoshida S, Furukawa N, Kobayashi H. Successful laparoscopic management of a primary omental pregnancy: case report and review of literature. *Asian J Endosc Surg*. 2013;6(4):327–329.

[14] Esin S, Yildirim H, Tanzer F. Laparoscopic management of a primary omental pregnancy after clomiphene induction. *Fertil Steril*. 2009;92(1):392.e1–3.

[15] Maiorana A, Incandela D, Giambanco L, Alio W, Alio L. Omental pregnancy: case report and review of literature. *Pan Afr Med J*. 2014;19:244.

[16] Dmowski WP, Rana N, Ding J, et al. Retroperitoneal subpancreatic ectopic pregnancy following in vitro fertilization in a patient with previous bilateral salpingectomy: how did it get there? *J Assist Reprod Genet*. 2002;19(2):90–93.

[17] Okorie CO. Retroperitoneal ectopic pregnancy: is there any place for non–surgical treatment with methotrexate? *J Obstet Gynaecol Res*. 2010;36(5):1133–1136.

[18] Rizk BM, Georgy BA, West JD, Safran DB, Brogdon BG. Calcified pelvic mass in a 75–year–old woman. *Acad Radiol*. 1996;3(2):165–169.

[19] Rizk BRMB, Holliday CP, Clarke KH, LaFleur J, Ultrasound diagnosis of ovarian and abdominal ectopic pregnancies. In: Rizk BRMB, Puscheck EE, eds, *Ultrasonography in Gynecology*. London: Cambridge University Press, 2015, 177–184.

[20] Allibone GW, Fagan CJ, Porter SC. The sonographic features of intra–abdominal pregnancy. *J Clin Ultrasound*. 1981;9(7):383–387.

[21] Gang G, Yudong Y, Zhang G. Successful laparoscopic management of early splenic pregnancy: case report and review of literature. *J Minim Invasive Gynecol*. 2010;17(6):794–797.

[22] Thomas JB. Rare primary abdominal ectopic pregnancy in the pouch of Douglas. *BMJ Case Rep*. 2019;12(6):e228547.

[23] Farquhar CM. Ectopic pregnancy. *Lancet*. 2005;366(9485):583–591.

第8章 复合妊娠
Heterotopic Pregnancy

Aboubakr Elnashar 著

张文健 钟 敏 译 生秀杰 校

一、概述

复合妊娠（heterotopic，HP），来自希腊语词根 hetero，意思是"其他"；topos，意思是"地方"，是一种多胎妊娠，一个胚胎植入子宫，另一个胚胎植入其他地方形成异位妊娠[1]。1708 年由 Duverny 首次描述，在普通人群中非常罕见。任何异位妊娠的危险因素都是复合妊娠的危险因素，因此复合妊娠的发病率在有盆腔炎（pelvic inflammatory disease，PID）或治疗导致卵巢刺激的患者中增加。通过辅助生殖技术（assisted reproductive technology，ART）受孕，复合妊娠发病率约为 1/100 [2-5]。复合妊娠诊断很困难，因为宫内妊娠的存在会导致许多临床医生忽视同时存在的异位妊娠的症状和体征。这种情况的发生与异位妊娠一样，都有较高的发病率和死亡率，因为被掩盖而变得极其危险 [6]。

二、定义

复合妊娠是指在两个不同的部位同时妊娠，最常见的是一个妊娠囊植入子宫，另外至少一个妊娠囊植入子宫外的地方 [7]。

三、位置

大多数异位妊娠着床于输卵管（90%）。然而，着床于子宫颈、卵巢、输卵管间质部、腹腔和剖宫产瘢痕的复合妊娠也均有报道 [8]。大多数情况下，这些部位是宫内和宫外妊娠的组合，而不是两个不同部位的异位妊娠。

四、发病率

自然受孕时复合妊娠的发病率约为 1/30 000，使用辅助生殖技术受孕的复合妊娠发病率增加至约 1/100。大样本数据统计表明新鲜体外受精周期与冻融周期的复合妊娠发生率差异没有统计学意义 [7]。另外，Guan 和 Ma 在 2017 年报道，与新鲜胚胎移植周期相比，冻融胚胎移植周期的复合妊娠发生率显著降低 [13 128 例中 29 例（0.22%）vs. 22 327 例中 124 例（0.56%）；$P < 0.001$] [9]。复合妊娠的发病率取决于异位妊娠和双卵双胞胎的发生率。

五、高危因素

71% 的患者至少有 1 个高危因素，10% 的患者有 3 个或更多的高危因素 [1]。这些因素大致分为两类：辅助生殖技术和输卵管损伤。复合妊娠最重要的高危因素是辅助生殖技术，包括诱导排卵和胚胎移植，因此临床医生应在患者早孕期对可疑迹象保持警惕 [9]。复合妊娠出现的风险与移植胚胎的数量有关。对 1999—2002 年美国所有登记的辅助生殖技术妊娠进行分析，辅助生殖技术患者的复合妊娠发生率为 1.5/1000 [10]。辅助生殖技术患者复合妊娠发病率的增加，可能与患者输卵管疾病比例高、雌二醇和黄体酮水平高，移植胚胎数目或排卵性卵母细胞多有关。其他因素，如胚胎移植所用转移介质的体积和黏度以及胚胎移植技术，也可能导致复合妊娠的发生 [11]。输卵管损伤也是复合妊娠的危险因素。在评估接受辅助生殖技术的患者时应仔细询问患者的盆腔炎病史、输卵管手术史、子宫内膜异位症病史或吸烟史 [7]。

六、临床表现

在早期评估检查中，所有患者都应考虑和评估复合妊娠的可能性，尤其是有多胎妊娠易感因素和异位妊娠危险因素的患者 [12]。不管患者有或无异位妊娠症状，不管是否存在异位妊娠危险因素，诊断为宫内妊娠时都需保持高度警惕。

复合妊娠的临床表现与先兆流产和异位妊娠的症状相似，症状包括腹痛（有时伴有出血）[13]、附件肿块、腹膜刺激和子宫增大[14]。

七、诊断评估

β-hCG 水平对复合妊娠的诊断无帮助，因为它主要反映宫内妊娠的情况。异常 β-hCG 的出现应该怀疑发生复合妊娠的可能[15]。当一个周期中移植超过一个胚胎时，需要考虑复合妊娠的可能性，尤其是当血清 β-hCG 浓度异常升高且超声仅发现单胎宫内妊娠时[5, 16]。

超声检测复合妊娠并不可靠，文献综述报道只有 66% 病例经超声诊断（图 8-1 和图 8-2）[1]。复合妊娠的超声表现为一个混杂的附件肿块或盆腔内液体。如果临床医生在观察到宫内妊娠后就降低对复合妊娠的怀疑，异位妊娠灶可能被错误地诊断为黄体囊肿。含卵黄囊或胎心活动的晚期异位妊娠则更容易诊断[17]。腹腔有游离液体可能是输卵管破裂的迹象，但也可能被错误地认为腹水与卵巢过度刺激有关。对于可疑复合妊娠患者，2 周后复查超声可能有助于确定异位妊娠囊位置[18]。胚胎移植后 27 天常规经阴道超声检查有助于复合妊娠的诊断，而在第 27 天之前或之后出现的症状是早期诊断的线索[19]。

手术评估在复合妊娠的诊断中仍起着关键作用。部分患者表现为严重疼痛或血流动力学不稳定，需进行手术评估和治疗[17]。对于病情稳定的患者，腹腔镜手术具有微创的优点，同时能减少对宫内胎儿的影响。

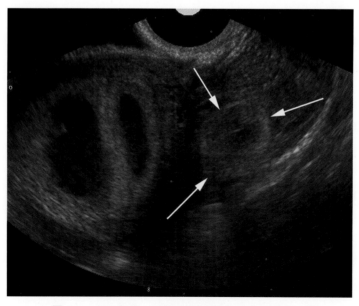

▲ 图 8-1　复合妊娠：双胎宫内妊娠合并异位妊娠（箭）

引自 Eyvazaddeh A, Levine D. Ultrasonic evaluation of acute pelvic pain. In: Rizk BRMB, ed, *Ultrasonography in Reproductive Medicine and Infertility*. Cambridge: Cambridge University Press, 2010, Chapter 22.

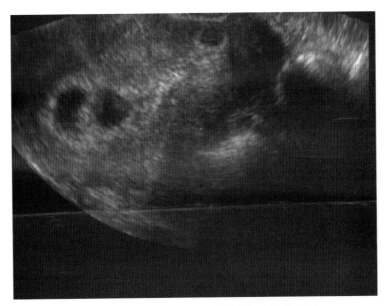

▲ 图 8-2　复合妊娠：双胎宫内妊娠和异位妊娠

引自 Marcus SF，Dimitry ES，Dmitri M，et al. Heterotopic pregnancy and assisted reproduction. In：Rizk BRMB, ed, *Ultrasonography in Reproductive Medicine and Infertility*. Cambridge：Cambridge University Press，2010，Chapter 32.

八、鉴别诊断

宫内妊娠患者出现子宫出血和疼痛的鉴别诊断应包括先兆流产、复合妊娠和黄体破裂[20]。经辅助生殖技术受孕的患者即使考虑子宫内妊娠，出现持续性腹痛和盆腔游离液体应进行复合妊娠评估。阑尾炎、肾结石和尿路感染也可在妊娠早期出现腹痛。

复合妊娠的风险

复合妊娠使患者处于危险状态[1]，如果不能完全鉴别，宫内妊娠同时出现会使异位妊娠的严重风险复杂化。复合妊娠有可能导致孕产妇出现严重后果，包括输血，如果诊断延迟，甚至出现失血性休克和宫内胎儿流产[1]。因此一旦确诊为宫内妊娠，就需考虑复合妊娠的可能。

九、治疗

对于复合妊娠，我们必须考虑治疗对宫内妊娠的影响，因为宫内妊娠在许多情况下能保留下来，通常预后良好，估计有 50%～70% 的存活率[7]。异位妊娠的治疗应根据植入部位而定，并应使用微创治疗方法以保留宫内妊娠。

对于血流动力学不稳定的患者，必须立即进行治疗以减少母体及胎儿伤害。复合妊娠的诊断和治疗可以选择腹腔镜或开腹手术[21]。输卵管切除术是宫内合并输卵管妊娠的标准手术方法，合并血流动力学不稳定或输卵管破裂征象患者应作为一线治疗[7]。

腹腔镜手术可能是更好的手术方法，但取决于是否有腹腔镜设备及外科医生的技术[22]。对于大量腹腔内出血或失血性休克患者可选择开腹手术。

如果患者生命体征平稳，可以考虑注射药物治疗。在腹腔镜检查或超声检查引导下，将药物注射入完整的异位妊娠囊或胚胎。注射用药物应同时具有较高的疗效和对人体的及宫内胎儿低毒性的特点，并且不会对输卵管造成持久性损害[23]。禁止全身性使用甲氨蝶呤，因为对宫内妊娠有潜在的危害。

文献回顾了11例用氯化钾注射液治疗复合妊娠的病历，其中6例（55%）治疗失败，需要手术治疗[24]。

对于异位宫颈妊娠的治疗，文献中没有理想的方法，也没有安全有效的治疗建议和指南。

有文献报道，1例用氯化钾注射治疗的宫颈合并宫内妊娠患者并发了延迟出血，延迟出血用固定缝线缝合宫颈来控制[17]。宫内胎儿妊娠至足月。Tsakos等建议先抽吸宫颈妊娠物，然后放置Foley导管和进行宫颈环扎缝合[23]。

有文献报道异位剖宫产瘢痕妊娠合并宫内妊娠，经抽吸选择性减胎的治疗方法。与手术相比，子宫颈妊娠、子宫角妊娠或间质妊娠合并宫内妊娠的患者，胚胎抽吸都更为可取（无论后续是否进行适当的局部药物注射），以保护宫内妊娠[10]。

Vikhareva等报道1例异位瘢痕妊娠合并宫内妊娠，瘢痕部位的妊娠囊不存活，通过期待治疗获得成功[24]。患者在孕37周时正常阴道分娩。

Dendas等报道了86例宫内合并间质部妊娠[25]，80.2%（69/86）发生在体外受精/胚胎移植术后。单侧或双侧输卵管切除史是其主要危险因素，39.5%（34/86）的患者有此病史；37.2%（32/86）的患者宫角妊娠破裂；手术率为53.5%（46/86）。对于早期诊断的未破裂宫内合并间质部妊娠［32.6%（28/86）］，有可能是需要进行医疗干预的。只有在间质部妊娠流产［5.8%（5/86）］时才可能选择谨慎地期待治疗。宫内妊娠的活产率为70.0%（56/80），但间质部妊娠的活产率仅为4.7%（4/86）。

Jiang等治疗了17例间质部复合妊娠患者，手术治疗10例（58.5%）（7例行腹腔镜下子宫角切除术，3例行开腹手术），其中有3例同时行刮宫术终止宫内妊娠[26]。此外，还有4例患者进行了经阴道超声引导下选择性减胎（23.5%），剩余3例患者均采用期待治疗。在后续研究中，除了1例发生稽留流产，其余13例继续妊娠的女性最终通过剖宫产或阴道分娩终止妊娠。所有婴儿无先天性异常，生长发育良好。

14例子宫角复合妊娠患者行腹腔镜下子宫角切除术或修补术，无患者中转开腹手术，且患者术后正常妊娠[27]。即使在子宫角破裂时，在训练有素的妇科腹腔镜医生与经验丰富的团队支持下，腹腔镜下子宫角切开或修补术也可以安全地开展，是一种有效治疗复合妊娠的方式。

经自然妊娠发生输卵管异位妊娠合并宫内双胎妊娠是很罕见的[28]。文献报道了 6 例自然妊娠状态下发生的三胞胎异位妊娠。早期手术干预是成功治疗三胞胎异位妊娠的关键，能使新生儿获得良好的预后。

Yoder 等对体外受精术后发生腹腔或宫内合并腹腔妊娠的病例进行了系统的文献检索[29]，共检索出 28 例。39% 的患者有异位妊娠病史，50% 的患者有输卵管手术史，其中 32% 接受了双侧输卵管切除术。大多数病例为移植 2 个或更多胚胎（79%）和移植新鲜胚胎（71%）。腹腔妊娠占 46%，宫内妊娠合并腹腔异位妊娠占 54%。

十、随访

在某些情况下，复合妊娠的异位妊娠部分可以在无干扰情况下自愈。目前还没有明确的指南或诊断试验来证明哪些女性是合适的观察对象。血清 β-hCG 的评估没有帮助，目前尚不清楚连续的超声评估是否有助于这些患者的随访[30]。

十一、进展

Xiao 等在 2018 年的一项研究报道称，1/3 的复合妊娠宫内胎儿自然流产，这一比例高于单胎宫内妊娠[8]。Na 等在 2018 年研究的 64 例患者中，14.1%（9/64）经治疗后在妊娠 10 周前流产[31]。流产组治疗时的平均胎龄（gestational age，GA）为（5.97±0.50）周，而非流产组为（6.80±1.04）周（$P=0.008$）。诊断后及时处理的复合妊娠患者预后良好。无论采用何种方法治疗复合妊娠，治疗时的胎龄是宫内妊娠流产唯一的独立危险因素。

参考文献

[1] Talbot, R, Simpson, Price N, Jackson R. Heterotopic pregnancy. *J Obstet Gynaecol*. 2011;31:7–12.

[2] Molloy D, Deambrosis W, Keeping D, Hynes J, Harrison K, Hennessey J. Multiple-sited (heterotopic) pregnancy after in vitro fertilization and gamete intrafallopian transfer. *Fertil Steril*. 1990;53:1068–71.

[3] Rizk B, Tan SL, Morcos S, et al. Heterotopic pregnancies after in vitro fertilization and embryo transfer. *Am J Obstet Gynecol*. 1991;164:161–4.

[4] Rizk B, Dimitry ES, Marcus SF, et al. A multicentre

study on combined intrauterine and extrauterine gestations after IVF. *Proceedings of the European Society of Human Reproduction and Embryology 6th Annual Meeting,* Milan, Italy, Human Reproduction, 1990, Abstract 43.

[5] Rizk B, Marcus S, Fountain S. The value of transvaginal ultrasonography and hCG in the diagnosis of heterotopic pregnancy. *9th Annual Meeting of ESHRE,* Thessaloniki, Greece, Human Reproduction, 1993, Abstract 102.

[6] Lewis G, ed. The Confidential Enquiry into Maternal and Child Health (CEMACH). Saving mothers' lives: Reviewing maternal deaths to make motherhood safer: 2003–2005. *The Seventh Report on Confidential Enquiries into Maternal Deaths in the United Kingdom.* London, CEMACH, 2007.

[7] Barrenetxea G, Barinaga-Rementeria L, Lopez de Larruzea A, Agirregoikoa JA, Mandiola M, Carbonero K. Heterotopic pregnancy: Two cases and a comparative review. *Fertil Steril.* 2007;87:417e9–15.

[8] Xiao S, Mo M, Hu X, Zhang H, Xu S, Wang Z, Zeng Y. Study on the incidence and influences on heterotopic pregnancy from embryo transfer of fresh cycles and frozen–thawed cycles. *J Assist Reprod Genet.* 2018;35:677–81.

[9] Guan Y, Ma C. Clinical outcomes of patients with heterotopic pregnancy after surgical treatment. *Minim Invasive Gynecol.* 2017;24:1111–5.

[10] Wu Z, Zhang X, Xu P, Huang X. Clinical analysis of 50 patients with heterotopic pregnancy after ovulation induction or embryo transfer. *Eur J Med Res.* 2018;16:17–22.

[11] Clayton HB, Schieve LA, Peterson HB, et al. A comparison of heterotopic and intrauterine–only pregnancy outcomes after assisted reproductive technologies in the United States from 1999 to 2002. *Fertil Steril.* 2007;87:303–9.

[12] Tal J, Haddad S, Gordon N, Timor–Tritsch I. Heterotopic pregnancy after ovulation induction and assisted reproductive technologies: A literature review from 1971 to 1993. *Fertil Steril.* 1996;66:1–12.

[13] Marcus SF, Dimitry ES, Dmitri M, et al. Heterotopic pregnancy and assisted reproduction. In: Rizk BRMB, ed, *Ultrasonography in Reproductive Medicine and Infertility.* Cambridge: Cambridge University Press, 2010, Chapter 32.

[14] Onoh RC, Ejikeme BN, Onwe AB, Asiegbu OU. Ruptured ectopic in heterotopic pregnancy: Management and spontaneous vertex delivery of a live baby at term. *Niger J Clin Pract.* 2018;21:672–7.

[15] Reece EA, Petrie RH, Sirmans MF, et al. Combined intrauterine and extrauterine gestations: A review. *Am J Obstet Gynecol.* 1983;146:323–30.

[16] Stanley R, Fiallo F, Nair A. Spontaneous ovarian heterotopic pregnancy. *BMJ Case Rep.* 2018;9: bcr2018225619.

[17] Lyu J, Ye H, Wang W, Lin Y, Sun W, Lei L, Hao L. Diagnosis and management of heterotopic pregnancy following embryo transfer: Clinical analysis of 55 cases from a single institution. *Arch Gynecol Obstet.* 2017;296:85–92.

[18] Molinaro T, Barnhart K. Abdominal pregnancy, cesarean scar pregnancy, and heterotopic pregnancy. *UpToDate.* 2019;1–14.

[19] Bharadwaj P, Erskine K. Heterotopic pregnancy: Still a diagnostic dilemma. *J Obstet Gynaecol.* 2005;25:720–2.

[20] Stuparich M, Kho K. Heterotopic pregnancy. In: Tulandi T, ed, *Ectopic Pregnancy.* Switzerland: TX Springer International Publishing, 2015, 123–31.

[21] Goldberg JM, Bedaiwy MA. Transvaginal local injection of hyperosmolar glucose for the treatment of heterotopic pregnancies. *Obstet Gynecol.* 2006;107:509–10.

[22] Goldstein JS, Ratts VS, Philpott T, Dahan MH. Risk of surgery after use of potassium chloride for treatment of tubal heterotopic pregnancy. *Obstet Gynecol.* 2006;107:506–8.

[23] Tsakos E, Tsagias N, Dafopoulos K. Suggested method for the management of heterotopic cervical pregnancy leading to term delivery of the intrauterine pregnancy: Case report and literature review. *J Minim Invasive Gynecol.* 2015;22:896–901.

[24] Vikhareva O, Nedopekina E, Herbst A. Normal vaginal delivery at term after expectant management of heterotopic caesarean scar pregnancy: A case report. *J Med Case Rep.* 2018;12:179.

[25] Dendas W, Schobbens JC, Mestdagh G, Meylaerts

L, Verswijvel G, Van Holsbeke C. Management and outcome of heterotopic interstitial pregnancy: Case report and review of literature. *Ultrasound*. 2017;25:134–42.

[26] Jiang Y, Chen J, Zhou H, Zheng M, Han K, Ling J, Zhu X, Tang X, Li R, Hong Y. Management and obstetric outcomes of 17 heterotopic interstitial pregnancies. *Int J Surg*. 2018;53:98–102.

[27] Xu W, Lin X, Huang D, Zhang S. Laparoscopic treatment of cornual heterotopic pregnancy: A retrospective cohort study. *J Gynecol Obstet Hum Reprod*. 2017;46:657–9.

[28] Bataille P, Reynard A, Ducarme G. Spontaneous heterotopic triplets: A review of literature. *Reprod Biol Endocrinol*. 2016;19:14–9.

[29] Yoder N, Tal R, Martin JR. Abdominal ectopic pregnancy after in vitro fertilization and single embryo transfer: A case report and systematic review. *Reprod Biol Endocrinol*. 2016;19:69.

[30] Smisek T, Dogan A, Smisek M, Pestereli E. Heterotopic triplet pregnancy (twin tubal) in a natural cycle with tubal rupture: Case report and review of the literature. *J Obstet Gynaecol Res*. 2008;34:759–62.

[31] Na ED, Jung I, Choi DH, Kwon H, Heo SJ, Kim HC, Kang SH, Cho H. The risk factors of miscarriage and obstetrical outcomes of intrauterine normal pregnancy following heterotopic pregnancy management. *Medicine (Baltimore)*. 2018;97:e12233.

Shavit T, Paz–Shalom E, Lachman E, Fainaru O, Ellenbogen A. Unusual case of recurrent heterotopic pregnancy after bilateral salpingectomy and literature review. *Reprod Biomed Online*. 2013;26:59–61.

Cheng PJ, Chueh HY, Qiu JT. Heterotopic pregnancy in a natural conception cycle presenting as hematometra. *Obstet Gynecol*. 2004;104:1195.

第9章 盆腔炎：一个被低估的严重的健康问题

Pelvic Inflammatory Disease: An Underestimated Serious Health Problem

Atef Darwish 著

张玉萍 居雪琴 译 生秀杰 校

一、背景

尽管盆腔炎（peivic inflammatory disease，PID）的相关著作和文章很多 [1-8]，但其发病率及后遗症仍在逐年增加。盆腔炎最著名的诊断工具是由美国疾病控制与预防中心（Centers for Disease Control and Prevention，CDC）提出的主要和次要诊断标准 [9]。该标准将盆腔炎定义为在无明显诱因的情况下出现的腹部及附件区的压痛和轻微的宫颈举摆痛。不幸的是，如果临床医生依靠 CDC 标准诊断盆腔炎，将遗漏许多隐性病例或亚临床病例。25% 的患者存在严重的长期后遗症，复发风险高 [3]。人们越来越有兴趣在易感染病例中筛查无症状性传播感染（sexually transmitted infections，STI），以此作为 PID 的一项预防措施，并及时对 STI 进行特殊治疗 [10]。为了准确诊断盆腔炎，我们应牢记急性、亚急性、慢性盆腔炎或慢性盆腔痛急性发作的鉴别诊断。应重点关注有多个伴侣且没有或偶尔使用保护措施的性活跃患者以及子宫手术后的患者。临床医生应该找到明确的微生物学感染的证据，从而制订合理的治疗方案。本章提供了诊断盆腔炎亚型的线索，并给出了何时及如何在临床工作中识别诊断盆腔炎。

二、盆腔炎的定义

女性生殖器系统分为上下两部分。盆腔炎定义为女性上生殖道（包括子宫、输卵管、卵巢、宫旁和邻近的盆腔结构，包括邻近的腹膜）的炎症性疾病。感染和炎症可能扩散至腹部，尤其是肝周区域，导致具有典型 Fitz–Hugh–Curtis 综合征的肝周炎，表现为疼痛和经典的"小提琴"样粘连[11]。盆腔炎包括子宫内膜炎、子宫肌炎、卵巢炎、输卵管炎、输卵管卵巢脓肿和盆腔腹膜炎中的一种或多种。有学者广义地将子宫颈炎也定义为盆腔炎，实际上子宫颈是下生殖道的一部分。在一项纳入3500 名患者的大型研究中[12]，宫颈炎表现多样，但没有一个患者合并盆腔炎。如果宫颈炎的患者同时合并盆腔炎，多数是经过宫颈管上行传播引起的。将轻微宫颈举摆痛作为盆腔炎的主要诊断标准，并不表示宫颈局部病变，而是提示盆腔炎症扩散的程度。CDC 将盆腔炎定义为微生物自宫颈和阴道上行播散至上生殖道所引起的临床综合征[13]。因此，盆腔炎是一个涵盖了广泛的盆腔感染和炎症的术语。

三、问题的严重性

盆腔炎是世界上发达国家和发展中国家的主要健康问题[3]，并具有较高的发病率。但是，大多数盆腔炎病例可能是无症状或亚临床型的。例如，沙眼衣原体（chlamydia trachomatis，CT）感染在15—24 岁的女性和 25—34 岁的男性中是最常见的性传播感染。但很遗憾，大多数感染沙眼衣原体的患者无症状，导致诊断很困难，而后又缺少恰当的治疗，导致不孕、异位妊娠或盆腔粘连等并发症的发生[14]。此外，即使在美国的公立和私立学校，通常也不会向青少年提供全面的性教育。青少年不太可能识别盆腔炎的症状并寻求治疗[15]。对盆腔炎及其预防措施的认识不足是导致盆腔炎的隐匿进展最终导致严重并发症的一个重要原因。这一问题在资源匮乏、医疗设施有限的国家更为突出。应重视轻症患者的识别，认识到亚临床或非典型的盆腔炎病例是很常见的[4]。

四、盆腔炎的流行病学

盆腔炎的真实发生率未知，因为医院只登记了需要入院的急性盆腔炎病例，而大多数门诊病例没有登记，导致统计不完全。在现代实践中，通常存在提供门诊管理以节省患者住院费用的趋势，导致盆腔炎的管理从住院管理转向门诊管理。尽管研究表明典型的盆腔炎发生率总体下降，但由于抗生素耐药和亚临床病例的增加，淋病和衣原体感染病例仍在增加。

五、风险因素和风险标记

所有性活跃的女性，特别是 25 岁以下的女性，都有发生与性传播感染相关的盆腔炎风险[15, 16]。

盆腔炎的高危人群还包括有多个性伴侣、宫内节育器（intrauterine contraceptive device，IUCD）放置术后（尤其是产后）、经常阴道冲洗、吸烟、现症或既往有沙眼衣原体或淋球菌感染、其他性病史、细菌性阴道病（bacterial vaginosis，BV）等的女性 [3]。性生活不活跃的女性很少发生盆腔炎 [1]。屏障性避孕用品的使用也许可以预防盆腔炎。盆腔炎甚至可能发生在体外受精取卵术后（图 9-1）。复合口服避孕药（combined oral contraceptive，COC）的使用可能对盆腔炎产生两个矛盾的影响。它可以通过改变宫颈黏液、缩短月经期和降低子宫内膜对感染的"接受性"，从而预防盆腔炎的发生。但是，复合口服避孕药也可能会引起宫颈柱状上皮异位，导致衣原体的易感性增加。据报道阴道冲洗可能会将细菌从下生殖道冲到上生殖道，导致阴道正常菌群失调，从而增加盆腔炎的风险 [17]。但是，一些研究未能找到阴道冲洗和盆腔炎或 STI 之间有任何联系 [18]。轻度生殖器炎症、行为易感性和治疗依从性差是盆腔炎的其他危险因素 [19]。有盆腔炎病史、既往盆腔手术史、带有宫内节育器的女性，盆腔炎复发风险更高 [20]。

六、盆腔炎的微生物学

过去，人们认为尽管微生物在宫颈阴道上皮中广泛定植，但是上生殖道是无菌的 [22]。而最近的研究发现在子宫、输卵管、卵巢和胎盘上有特定的微生物定植模式 [23]。几项以培养为基础的研究结果表明，健康无症状女性的子宫内膜中发现了生物体定植，这与上生殖道是无菌的观点相矛盾 [24]。这些结果强调了某些因素（如免疫力下降和外源性因素）在成为上生殖道感染中发挥的作用。一般来说，从盆腔炎患者体内分离出不止一种病原体。大约 35% 的盆腔炎是多种微生物引起的 [1]，盆腔炎的可能致病生物被分为主要（宫颈微生物）和次要（阴道菌群）微生物。育龄期女性的主要致

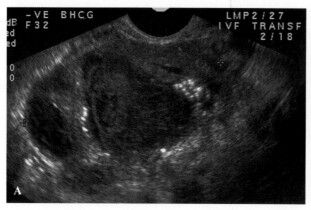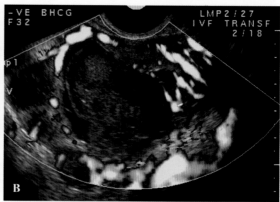

▲ 图 9-1 体外受精 3 周后盆腔炎

A. 左附件的阴道矢状位图显示异质性液体集合和与气体一致的明亮回声；B. 多普勒超声检查显示附件区积液，周围组织充血明显（引自 Eyvazzadeh A，Levine D. Ultrasonographic evaluation of acute pelvic pain. In: Rizk BRMB, ed, *Ultrasonography in Reproductive Medicine and Infertility*. Cambridge: Cambridge University Press，2010，176–86.[21]）

病菌包括性传播感染。有研究证明，沙眼衣原体、淋病奈瑟菌和细菌性阴道病是生殖道疾病（如输卵管因素不孕和盆腔炎）最常见的致病微生物[3, 25]。现代生活中，沙眼衣原体在盆腔炎患者中检出率在升高，而淋病奈瑟菌的检出率在降低[4]。而且，沙眼衣原体在无症状人群中的检出率也很高。在工业化国家，未经治疗的沙眼衣原体在性传播感染相关性盆腔炎中占主导作用[4, 14, 26]。淋病奈瑟菌是引起男性和女性生殖道黏膜表面感染的专性人类病原体。它会导致输卵管瘢痕形成以及输卵管堵塞和关键纤毛细胞的丢失[27]。

盆腔炎的其他病因包括人型支原体、解脲脲原体、链球菌、大肠杆菌、流感嗜血杆菌、消化链球菌和消化球菌。人型支原体最近已被提出为盆腔炎的重要病因，并建议"在可能患有盆腔炎的女性及确诊女性的男性伴侣中常规进行检测"[28]。次要病原体通常是阴道内定植的微生物，分为需氧菌和厌氧菌。需氧菌包括非溶血性链球菌、大肠杆菌、B族链球菌、葡萄球菌和与细菌性阴道病相关的阴道加德纳菌。厌氧菌包括拟杆菌属（*B.fragilis* 和 *B.bivius*）、消化链球菌和消化球菌。宫颈的其他病原体、肠道菌群、细菌性阴道病相关性致病菌和呼吸道病原体，包括结核分枝杆菌，也可能引起盆腔炎[16]。滴虫也可能是盆腔炎的潜在致病菌[29]。

七、传播方式

盆腔炎最常见是由下生殖道上行感染引起的[30]。其他感染途径包括宫旁淋巴管和血管传播、血源性传播（如盆腔结核）以及从阑尾或胆囊直接扩散传播。妇科操作如子宫输卵管造影术、子宫内膜活检、刮宫术或放环术均可能导致盆腔炎。无论是诊断性还是手术性的宫腔镜检查，都可诱发子宫内膜炎，甚至是子宫肌炎[31]。有报道称1例处女膜闭锁切开术后引起了伴有输卵管积脓的医源性盆腔炎[32]。

八、盆腔炎的诊断

盆腔炎的诊断大部分要依靠临床表现，当患者出现下腹痛、深部性交痛、排尿困难和（或）白带异常（尤其是脓性或恶臭），应提高警惕。任何出现月经异常（如月经过多、痛经或经间期出血）或性交后出血的患者都要考虑盆腔炎的可能。当患者出现严重的下腹痛、发热（＞38℃）及恶心呕吐时，诊断急性盆腔炎是相对比较容易的。从典型临床感染到具有轻微或没有临床感染表现，盆腔炎的临床表现差异很大，因此盆腔炎的病史、体征及辅助检查，均不能成为具有足够敏感性或特异性的单一诊断金标准。盆腔炎分为急性、慢性和亚临床型，且常常被误诊。诊断主要基于临床表现，CDC 推荐对无明显诱因出现的下腹或盆腔痛，检查发现宫颈举摆痛、子宫或附件压痛的性活跃的年轻女性或有 STI 风险的女性应进行经验性治疗[9]。2015 年 CDC 对盆腔炎的诊断标准做了详细阐述，包括典型临床表现、实验室检查和影像学证据（表 9-1）[9]。由于盆腔炎会导致严重的并发症，包括腹膜炎，因此 CDC 标准以牺牲特异性（一些假阳性）为代价来强调灵敏度（很少的假阴性），以避免遗漏盆腔炎病例，并强烈推荐对怀疑盆腔炎的患者，不用等辅助检查结果就进行早期积极的经验治疗。CDC 标准包括基于临床表现和实验室检查结果的最低标准和附加标准以及特异标准。为了避免遗漏病例，应对可疑盆腔炎的患者做出诊断，并开始即刻抗菌治疗。

表 9-1　盆腔炎的疾病控制和预防中心诊断标准

最低临床标准 a	• 宫颈举摆痛 • 子宫压痛 • 附件区压痛
附加标准 b	• 口腔温度＞101 ℉（38.3℃） • 子宫颈异常黏液脓性分泌物或脆性增加 • 阴道分泌物显微镜下出现大量白细胞 • 白细胞增多＞10×10^9/L • 双合诊提示盆腔脓肿或炎性肿块 • 红细胞沉降率升高或 C 反应蛋白升高 • 宫颈革兰染色显示革兰阴性细胞内双球菌（淋病） • 沙眼衣原体检测或生殖道支原体检测阳性
特异标准 c	• 子宫内膜活检组织学证实子宫内膜炎 • 经阴道超声或磁共振成像显示输卵管增粗、输卵管积液，伴或不伴有盆腔积液、输卵管卵巢肿块，或多普勒检查提示盆腔感染 • 腹腔镜检查结果与盆腔炎一致（图 9-2）

a. 如果符合这些标准中的一项或多项，则开始治疗
b. 除了一项或多项最低标准外，一项或多项附加标准增加了盆腔炎诊断的特异性
c. 这些标准中的一项或多项提供了最特异的盆腔炎诊断

CDC 的特异诊断标准强调超声检查进行输卵管的诊断，这实际上是一个晚期发现，忽略了子宫诊断。子宫内膜炎的诊断很重要，其早期在超声检查中表现为子宫和子宫内膜正常，但在后期可能出现子宫内膜增厚和子宫内膜回声不均匀，尤其是在增生期，多普勒超声显示宫腔积液和血管增加，或者发现宫腔内气体[33,34]。在这种情况下，MRI 是有帮助的[35]，T_2 成像显示子宫增大，整体呈高信号，而 T_1 增强钆对比成像显示子宫强化。CDC 的标准仅考虑子宫内膜炎的组织病理学诊断。别外，子宫肌炎可以在彩色多普勒上检测到，通常显示血管增加。

诊断盆腔炎的巨大困难与亚临床的非典型病例相关，并且很多妇科医生通常会遗漏这些病例并发的生殖系统后遗症[36,37]。此外，在女性人群中衣原体和淋病感染大多数是无症状的，导致大多数病例未被诊断和治疗[38]。亚临床盆腔炎被定义为患有淋病、衣原体或细菌性阴道病的女性，或有相关感染风险的女性的子宫内膜炎的组织病理学诊断。这些患者一般无急性盆腔炎的表现。而且，亚

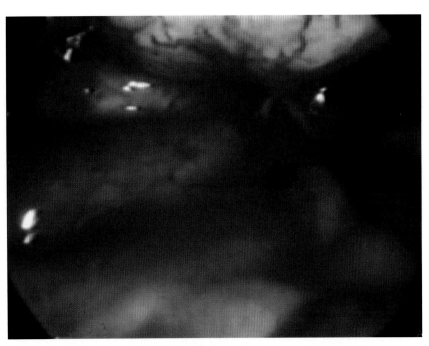

▲ 图 9-2　腹腔镜下诊断输卵管卵巢脓肿伴脓液（晚期盆腔炎）

临床盆腔炎与不孕症相关，其治疗后可被改善[37]。亚临床和急性盆腔炎女性的人口统计学和微生物学具有可比性。急性和亚临床盆腔炎的病理生理机制是相似的[39]。

盆腔炎的临床表现从急性到轻微或隐匿各不相同。病原学证据通常是不易获得的，更准确、更具体的诊断方式多是有创且昂贵的。CDC 建议降低盆腔炎的诊断标准，以减少盆腔炎后遗症对漏诊患者的生殖健康的损害，并建议尽早给予经验性治疗。简而言之，盆腔炎的诊断主要取决于临床表现。随后，需要进行辅助检查以增强诊断的特异性和治疗的恰当性。

实验室检验有助于确诊并确定盆腔炎的严重程度。异常子宫颈或阴道分泌物在盐水湿式显微镜下可能显示白细胞增多（每个上皮细胞有 1 个以上白细胞）。在 90% 以上的病例中，缺乏多形核白细胞可以排除盆腔炎（组织学子宫内膜炎）。宫颈拭子应检查淋病奈瑟球菌（双球菌形状）和沙眼衣原体（盐水湿敷）。阴道上段的拭子检查对阴道毛滴虫和细菌性阴道病的诊断是有帮助的，但是阴性结果不能完全排除诊断。考虑需氧和厌氧菌感染时通常行宫颈和阴道上段拭子培养，而考虑淋病是致病菌时可行尿道拭子培养。重要的是要注意，淋病奈瑟球菌、衣原体或生殖支原体的阳性结果支持盆腔炎的诊断，但阴性结果并不能排除盆腔炎。免疫球蛋白 IgG 和 IgM 抗体的血清微荧光检测是有帮助的。为了最大限度地提高诊断率，推荐在宫颈分泌物中衣原体和淋病的检测使用分子方法（如聚合酶链式反应）。细菌性阴道病的确诊可以使用 Amsel 标准[40]。红细胞沉降率和 C 反应蛋白可能升高，但没有特异性。无论任何时候考虑妊娠并发症，均要求行尿液或血清妊娠试验。需要进行尿液分析以排除尿路感染。

九、实用技巧

对每个病例都要求行所有微生物的检测是不切实际的。因其耗时且昂贵，尤其是在资源有限的国家，这给医疗服务机构带来了沉重负担。妇科医生应根据临床经验推测可能的致病菌。根据已发表的指导建议[28]，如果患者年轻且没有手术史，妇科医生应怀疑其盆腔炎的致病菌是性传播感染（如淋病奈瑟球菌、沙眼衣原体和生殖器支原体）。在这些病例中，细菌性阴道病和阴道毛滴虫往往是相关联的。如果患者是产后、流产后或任何阴道操作（如子宫颈扩张）后，其上行感染的致病菌可能包括肠杆菌科、葡萄球菌、链球菌和厌氧菌，以及人型支原体和解脲脲原体。应该记住的是患有未经治疗的 STI（如衣原体或淋病）的女性，其流产后发生盆腔炎的风险高达23%[41]。此外，50%～75%的沙眼衣原体患者无症状[26]。

尽管大多数盆腔炎病例的诊断依据是临床表现，但二维经腹超声或经阴道超声检查是帮助确诊盆腔炎的一种无创的快速诊断工具，但同样仅适用于临床表现明显的病例。更重要的是，盆腔和阴道超声可以将盆腔炎与其他临床表现类似的疾病区分开，如附件包块、平滑肌瘤或异位妊娠。腹腔镜检查是一项有创且昂贵的手术操作，通常不常规应用于疑似盆腔炎的女性。但是，腹腔镜下可见的输卵管水肿充血、输卵管闭锁、输卵管积水[42]、输卵管积脓或输卵管卵巢脓肿（图9-2）是盆腔炎的特异性表现。而且，腹腔镜对盆腔炎患者可同时进行脓液引流和粘连分离。最近，越来越重视盆腔 MRI 在盆腔炎鉴别诊断中的潜在价值[28]。

盆腔炎患者临床表现正趋向于亚临床或非典型，因此，诊断上更专注于识别轻度感染病例。盆腔炎的反复发作会增加永久性输卵管损害的风险，该风险与盆腔炎的严重程度和治疗前的持续时间有关，临床症状的改善并不意味着不会出现输卵管损害。但是，应该强调的是盆腔炎及其后遗症在很大程度上是可以预防的[3]。

十、盆腔炎的鉴别诊断

急性盆腔炎是妇科急症，应与其他原因引起的急腹症相鉴别。如果患者右侧腹痛，应考虑阑尾炎的可能。在生育期女性中阑尾炎与盆腔炎的区别在于右下腹压痛、反跳痛、恶心、呕吐，无白带异常[43]。鉴别诊断中的其他疾病还包括宫颈炎、尿路感染、子宫内膜异位症、附件扭转、卵巢囊肿破裂或扭转（图9-3）、带蒂或变性的浆膜下平滑肌瘤（图9-4）、间质性膀胱炎、憩室炎、结核性输卵管炎、长期使用宫内节育器导致的放线菌病、感染性流产及较少见的附件肿瘤。异位妊娠、肠易激综合征和功能性疼痛（未知身体来源的疼痛）也是鉴别诊断的一部分。

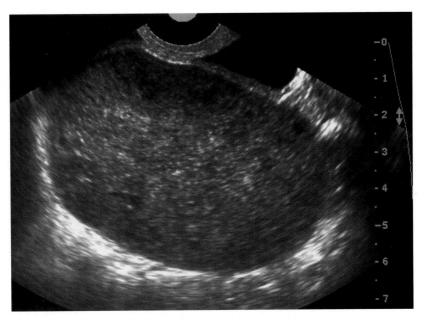

▲ 图 9-3 急性右下腹痛患者卵巢扭转

经阴道彩超显示卵巢增大、水肿（经许可引自 Eyvazzadeh A，Levine D. Ultrasonographic evaluation of acute pelvic pain. In：Rizk BRMB，ed，*Ultrasonography in Reproductive Medicine and Infertility.* Cambridge：Cambridge University Press，2010，176-186. [21]）

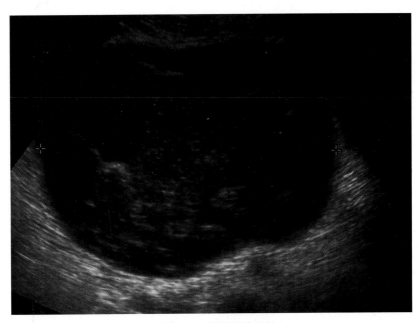

▲ 图 9-4 平滑肌瘤变性

经腹超声检查显示剖宫产术后腹痛患者盆腔内一异质性囊实性肿块（卡钳）；彩色多普勒显示无血流信号（经许可引自 Eyvazzadeh A，Levine D. Ultrasonographic evaluation of acute pelvic pain. In：Rizk BRMB，ed，*Ultrasonography in Reproductive Medicine and Infertility.* Cambridge：Cambridge University Press，2010，176-186. [21]）

十一、盆腔炎的后遗症

盆腔炎不仅是炎症，它会永久地破坏输卵管结构，形成输卵管瘢痕，并增加女性不孕的风险。25% 的患者患有严重的长期后遗症，包括输卵管因素不孕和复发的风险。盆腔炎后异位妊娠的风险增加 6 倍。盆腔炎在 1 次感染后有 13% 的不孕风险，在 3 次感染后有 70% 的不孕风险 [3]。此外，一项研究表明，盆腔炎与浆液性卵巢癌的发生有一定相关性，但与其他组织学类型的卵巢癌无关 [44]。如果不重视，可能发生子宫积脓、输卵管积脓、输卵管卵巢脓肿、盆腔脓毒性血栓性静脉炎、Fitz-Hugh-Curtis 综合征（通常引起右上腹痛的肝周炎）或腹膜炎，从而使盆腔炎病情复杂化。

十二、盆腔炎的预防

不论社会经济状况如何 [46]，预防盆腔炎的最有效措施是预防 STI [45]。由于盆腔炎主要发生在性活跃的年轻女性中，因此医疗保健提供者应关注患者的性生活史，包括性伴侣的数量和性交的频率。对所有 STI 风险增加的青少年和成年人进行强化行为咨询是很有价值的 [28]。CT、淋病奈瑟球菌或细菌性阴道病的筛查非常重要，尤其是对于所有未超过 25 岁的年轻女性和那些有风险或妊娠的女性。但是，青少年常常不知道关于预防 STI 的重要性，也不知道避孕套以及使用方法 [47]。如果性活跃女性正在使用宫内节育器，必须进行适当的临床、实验室检查和超声检查。表 9-2 中提供了有关减少盆腔炎及其后遗症的更多详细信息。

表 9-2 降低盆腔炎风险指南（参见 Risser 等 [47]）

- 可靠地使用屏障避孕法（避孕套）或激素联合避孕药
- 性生活活跃的女性如果出现盆腔炎症状，应寻求医疗护理
- 应在 3~6 个月内进行再感染筛查
- 女性在得知现任或前任性伴侣患有或可能患有性传播感染后，应寻求医疗救助
- 现任伴侣有性传播感染史时，强烈建议在性交前进行检测和适当治疗
- 所有过去 6 个月的性伴侣都应接受检测和治疗，以防止感染复发和传播
- 避免在妊娠结束（分娩、自然流产或人工流产）或某些妇科手术后性交，以确保子宫颈闭合
- 减少性伴侣的数量
- 实行禁欲，直到完全治愈
- 大便后从前面到后面擦拭
- 针对性传播感染病原体的疫苗研制仍然具有挑战性

十三、健康教育（护理的作用）[48]

为了消除盆腔炎，与其他医疗保健机构的合作可能会有所帮助。护士应该向年轻女性讲授盆腔炎相关知识——其通常为性传播疾病，还应向女性讲授关于盆腔炎的短期和长期后遗症的相关知识，以及向其说明安全和不安全的性行为。另外，护士还应帮助患者区分正常和不正常白带。每年筛查沙眼衣原体和淋病是必不可少的，特别是对 25 岁以下、有多个性伴侣或新的性伴侣的女性和孕妇[49]。开始一段新的性生活之前检测 STI 和治疗已发现的 STI 也是有帮助的。强调盆腔炎的远期后遗症，包括不孕和将来无法生育，是一个重要的警示。女性应该接受异位妊娠的体征和症状的教育，尤其是腹痛和阴道出血，如果不及时发现和治疗可能致命。

十四、盆腔炎的治疗

治疗盆腔炎的目标不仅是根除病原体（短期），还包括防止对生殖道的损伤，因为这些损伤多能导致患者不孕、异位妊娠、盆腔粘连和慢性盆腔痛（长期）。由于盆腔炎多种微生物感染的性质，强烈推荐使用广谱抗生素治疗方案[13]。推荐对有 STI 风险的轻症患者和缺乏强有力证据的疑似病例开始进行经验性治疗。治疗方案是覆盖厌氧菌的为期 14 天的广谱抗生素疗程。CDC 建议采用不同的治疗方案，包括针对衣原体（如多西环素）、淋病（如头孢曲松或氧氟沙星）和厌氧菌（如甲硝唑）的抗生素[9]。最近的证据表明使用莫西沙星的严重不良事件很少见，现在建议将其用于一线治疗方案，特别是对于生殖器支原体感染的女性。使用阿奇霉素后，生殖器支原体治疗失败率很高[50]。现在建议使用多西环素作为经验性治疗盆腔炎女性的男性伴侣，以减少其接触可能增加生殖器支原体耐药性的大环内酯类抗生素[28]。轻中度疾病可以在门诊（表 9-3）给予单次肌内注射（intramuscular injection，IM）头孢菌素（如头孢曲松钠 500mg，IM 一次给药），然后口服多西环素 100mg，每天 2 次，持续用 14 天。此外，针对细菌性阴道病感染、滴虫病或放置宫内器械的患者，建议每 12h 口服 500mg 甲硝唑，持续 14 天。阿奇霉素可替代多西环素，每周 1g，持续 2 周，尤其是在孕妇中。

是否摘除宫内节育器是一个有争议的问题。在笔者的实践中，如果盆腔炎是轻度的，可以给予常规抗生素治疗同时保留宫内节育器。如果抗生素没有反应或反应不良，宫内节育器应该被去除。对于急性盆腔炎患者，去除宫内节育器是治疗的基本步骤。许多患者在接受抗生素治疗之前，均因宫内节育器去除而感到疼痛立即缓解。对于门诊治疗失败、输卵管卵巢脓肿、不能耐受门诊口服方案或不能排除有外科急症的孕妇或重症患者，建议住院抗生素静脉治疗（表 9-4）[51, 52]。对于宫内节育器或人类免疫缺陷病毒（human immunodeficiency virus，HIV）感染者的治疗没有特殊变化。建议治疗性伴侣，在合法的前提下建议加快性伴侣的治疗[16]。

表 9–3 门诊盆腔炎管理方案（参见 CDC[9]）

方案 A

- 头孢曲松 250mg 肌内注射一次单剂
- 多西环素 100mg 口服，每天 2 次，共 14 天
- 如果有证据或怀疑是阴道炎，或患者在 2～3 周内接受了妇科器械治疗，可以加用甲硝唑 500mg 口服，每天 2 次，共 14 天

方案 B

- 头孢西丁 2g 肌内注射一次单剂，加用丙磺舒 1g 口服单剂，或加另一单剂肠外第三代头孢菌素（如头孢唑肟或头孢噻肟）
- 多西环素 100mg 口服，每天 2 次，共 14 天
- 如果有证据或怀疑是阴道炎，或患者在 2～3 周内接受了妇科器械治疗，可以加用甲硝唑 500mg 口服，每天 2 次，共 14 天

表 9–4 盆腔炎的住院治疗方案（参见 CDC[9]）

方案 A

- 每 6h 头孢西丁 2g 静脉注射或每 12h 加用头孢替坦 2g 肌内注射
- 每 12h 多西环素 100mg 口服或静脉注射

这个方案持续 24h 后，患者临床改善之后，多西环素 100mg 口服，每日 2 次，共 14 天。如果存在输卵管—卵巢脓肿，克林霉素或甲硝唑与多西环素联合使用以获得更有效的厌氧菌覆盖

方案 B

- 每 8h 克林霉素 900mg 静脉注射
- 庆大霉素负载剂量 2mg/kg 静脉注射，随后维持剂量每 8h 1.5mg/kg 静脉注射

患者临床症状改善后 24h 可停止静脉注射治疗，并予多西环素 100mg 口服，每天 2 次，持续 14 天。如果存在输卵管—卵巢脓肿，则可以克林霉素或甲硝唑与多西环素联合使用以获得更有效的厌氧菌覆盖
另一种肠外治疗方案是每 6h 氨苄西林—舒巴坦 3g 静脉注射，联合多西环素每 12h 100mg 口服或静脉注射

十五、随访

如果症状没有改善，则需要在 72h 或更早的时间内进行密切随访。2 周后随访评估对治疗的疗效以及并发症的发生，包括不孕、慢性持续性疼痛、异位妊娠的发生率是否增加，以及进一步发生盆腔炎或输卵管卵巢脓肿的风险是否增加。

十六、要点

每位性活跃的女性，尤其是在发生 STI 后，妇科医生都应该考虑盆腔炎和其后遗症（慢性盆腔痛、不孕和异位妊娠）的可能。没有任何单一的病史、体格检查或辅助检查能作为盆腔炎诊断的既

敏感又特异的指标。因为大多数病例是无症状或亚临床的，所以在确定病原体前，应提出疑似诊断并降低经验性治疗的门槛。为了预防盆腔炎，医疗保健机构、护士和妇科医生应重视最佳性行为和早期症状的宣讲、消除 STI，以及对避孕方法的使用进行细致的随访。

参考文献

[1] Waldman SD. Pelvic Inflammatory Disease. In: *Atlas of Common Pain Syndromes* (Fourth Edition), Ed. Waldman S, Elsevier Philadelphia, 2019, Chapter n93, Pages 363–367.

[2] Duff M. Pelvic inflammatory disease. In: *Reference Module in Biomedical Sciences xPharm: The Comprehensive Pharmacology Reference*. 2007, Pages 1–6.

[3] Wiesenfeld H, Paavonen J. Pelvic inflammatory disease. In: *Atlas of Sexually Transmitted Diseases and AIDS* (Fourth Edition). 2010, Chapter 6, Pages 94–110.

[4] Eloisa Llata E, Wiesenfeld HC, Soper DE. Pelvic inflammatory disease. In: *Principles and Practice of Pediatric Infectious Diseases* (Fourth Edition). Part II, 2012, Chapter 54, Pages 363–366.e2.

[5] Pizzorno JE, Murray MT, Joiner–Bey H. Pelvic inflammatory disease. In: *The Clinician's Handbook of Natural Medicine* (Third Edition). 2016, Chapter 62, Pages 766–778.

[6] Ryan S, Burstein GR, Kimberly MP, Workowski A, Ryan SA. Pelvic inflammatory disease. In: *Pediatric Clinical Advisor: Instant Diagnosis and Treatment* (Second Edition). 2007, Pages 434–436.

[7] Ness R, Brooks–Nelson D. Pelvic inflammatory disease. In: *Women and Health*. 2000.

[8] Armstrong LL, Brion S. Pelvic inflammatory disease. In: *Emergency Medicine Secrets* (Fifth Edition). 2011.

[9] Centers for Disease Control and Prevention. *Sexually Transmitted Diseases Treatment Guidelines*. Department of Health and Human Services, Atlanta, GA, 2015.

[10] Das BB, Ronda J, Trent M. Pelvic inflammatory disease: Improving awareness, prevention, and treatment. *Infect Drug Resist*. 2016;9:191–7.

[11] Theofanakis CHP, Kyriakidis AV. Fitz–Hugh–Curtis syndrome. *Gynecol Surg*. 2011;8:129–34.

[12] Darwish AM, Abdullah SA, Zahran KM, Abdel–Fattah NA. Reliability of naked eye examination for the diagnosis of benign cervical lesions. *J Low Genit Tract Dis*. 2013;17:182–6.

[13] Division of STD Prevention, National Center for HIV/AIDS, Viral Hepatitis, STD, and TB Prevention, Centers for Disease Control and Prevention. Pelvic inflammatory disease (PID): CDC fact sheet. January 25, 2017. https://www.cdc.gov/std/pid/PID–FS–July–10–2017.pdf#:~:text=Pelvic%20Inflammatory%20Disease%20%28PID%29%20–%20CDC%20Fact%20Sheet,in%208%20women%20with%20a%20history%20of%20PID

[14] Grouzmann E, Mathevet P, Jacot–Guillarmod M. *Chlamydia trachomatis* infection's eradication: A daily goal. *Rev Med Suisse*. 2019;15:1926–31.

[15] American College of Obstetricians and Gynecologists (ACOG). Pelvic inflammatory disease. 2019 FAQ077, August 2019. http://scottkramermd.com/webdocuments/broch–Pelvic–Infection–ACOG.pdf

[16] Curry A, Williams T, Penny ML. Pelvic inflammatory disease: Diagnosis, management, and prevention. *Am Fam Physician*. 2019;100(6):357–64.

[17] Cottrell BH. An updated review of evidence to discourage douching. *MCN Am J Matern Child Nurs*. 2010;35(2):102–7.

[18] Ness R, Hillier SL, Kip KE, Richter HE, Soper DE, Stamm CA, McGregor JA, Bass DC, Rice P, Sweet R. Douching, pelvic inflammatory disease, and incident gonococcal and Chlamydial genital infection in a cohort of high–risk women. *Am J Epidemiol*. 2005;161(2):186–95.

[19] Llata E, Soper DE. Clinical syndromes and cardinal features of infectious diseases: Approach to diagnosis and initial management. In: *Principles and Practice of Pediatric Infectious Diseases* (Fourth Edition). 2012.

[20] Safrai M, Rottenstreich A, Shushan A, Gilad R,

Benshushan A, Levin G. Risk factors for recurrent pelvic inflammatory disease. *Eur J Obstet Gynecol Reprod Biol*. 2019;244:40–4.

[21] Eyvazzadeh A, Levine D. Ultrasonographic evaluation of acute pelvic pain. In: Rizk BRMB, ed, *Ultrasonography in Reproductive Medicine and Infertility*. Cambridge: Cambridge University Press, 2010, 176–86.

[22] Teisala K. Endometrial microbial flora of hysterectomy specimens. *Eur J Obstet Gynecol Reprod Biol*. 1987;26:151–5.

[23] Peric A, Weiss J, Vulliemoz N, Baud D, Stojanov M. Bacterial colonization of the female upper genital tract. *Int J Mol Sci*. 2019;20(14):3405.

[24] Hemsell DL, Obregon VL, Heard MC, Nobles BJ. Endometrial bacteria in asymptomatic, nonpregnant women. *J Reprod Med*. 1989;34:872–4.

[25] Tsevat DG, Wiesenfeld HC, Parks C, Peipert JF. Sexually transmitted diseases and infertility. *Am J Obstet Gynecol*. 2017;216(1):1–9.

[26] Worboys M. Chlamydia: A disease without a history. In: Szreter S, ed, *The Hidden Affliction: Sexually Transmitted Infections and Infertility in History*. Chapter 5. Rochester, NY: University of Rochester Press, 2019.

[27] Lenz JD, Dillard JP. Pathogenesis of neisseria gonorrhoeae and the host defense in ascending infections of human fallopian tube. *Front Immunol*. 2018;9:2710.

[28] Ross J, Guaschino S, Cusini M, Jensen J. 2017 European guideline for the management of pelvic inflammatory disease. *Int J STD AIDS*. 2018;29(2):108–14.

[29] Wiringa AE, Ness RB, Darville T, Beigi RH, Haggerty CL. *Trichomonas vaginalis*, endometritis and sequelae among women with clinically suspected pelvic inflammatory disease. *Sex Transm Infect*. 2019;96(6):436–38.

[30] Spencer THI, Umeh PO, Irokanulo E, Baba MM, Spencer BB, Umar AI, Ardzard SA, Oderinde S, Onoja O. Bacterial isolates associated with pelvic inflammatory disease among female patients attending some hospitals in Abuja, Nigeria. *Afr J Infect Dis*. 2014;8(1):9–13.

[31] Agostini A, Cravello L, Shojai R, Ronda I, Roger V, Blanc B. Postoperative infection and surgical hysteroscopy. *Fertil Steril*. 2002;77(4):766–8.

[32] Wong J, Siarezi S. The dangers of hymenotomy for imperforate hymen: A case of iatrogenic pelvic inflammatory disease with pyosalpinx. *J Pediatr Adolesc Gynecol*. 2019;32(4):432–5.

[33] Nalaboff KM, Pellerito JS, Ben–levi E. Imaging the endometrium: Disease and normal variants. *Radiographics*. 2001;21(6):1409–24.

[34] Schmidt W, Kurjak A. *Color Doppler Sonography in Gynecology and Obstetrics*. Thieme Medical Publishers, 2004.

[35] Kido A, Togashi K, Koyama T, et al. Diffusely enlarged uterus: Evaluation with MR imaging. *Radiographics*. 2003;23(6):1423–39.

[36] Wølner–Hanssen PI. Silent pelvic inflammatory disease: Is it overstated? *Obstet Gynecol*. 1995;86(3):321–5.

[37] Wiesenfeld HC, Hillier SL, Meyn LA, Sweet RL. Subclinical pelvic inflammatory disease and infertility. *Obstet Gynecol*. 2012;120(1):37–43.

[38] Centers for Disease Control and Prevention. Prevalence of pelvic inflammatory disease in sexually experienced women of reproductive age—United States, 2013–2014. *Weekly*. 2017;66(3):80–3. https://www.cdc.gov/mmwr/volumes/66/wr/mm6603a3.htm

[39] Wiesenfeld HC, Sweet RL, Ness RB, Krohn MA, Amortegui AJ, Hillier SL. Comparison of acute and subclinical pelvic inflammatory disease. *Sex Transm Dis*. 2005;32(7):400–5.

[40] Darwish AM, Makarem MH, Alnashar EM, Hamadeh SM. Screening for bacterial vaginosis in highrisk pregnancy: The experience of a developing country. *Acta Obstet Gynecol Scand*. 2005;84(5):483–5.

[41] Westergaard L, Phillipsen T, Scheibel J. Significance of cervical *Chlamydia trachomatis* infection in postabortal pelvic inflammatory disease. *Obstet Gynecol*. 1982;68(5):668–90.

[42] Mansuria SM, Sanfilippo J. Pediatric and adolescent gynecologic laparoscopy. In: Rizk B, Garcia Velasco JA, Sallam HN, et al., eds, *Infertility and Assisted Reproduction*. Cambridge: Cambridge University Press, 2008, 76–84.

[43] Lee J, Shin J. 109: Differential diagnosis of pelvic inflammatory disease and appendicitis in the emergency department. *Ann Emerg Med*. 2010;56(3):S37.

[44] Rasmussen CB, Jensen A, Albieri V, Andersen KK, Kjaer SK. Is pelvic inflammatory disease a risk factor for ovarian cancer? *Cancer Epidemiol Biomarkers Prev*. 2017;26(1):104–9.

[45] Mospan CM, DeVee C, Farmer B, Cluck D. Pelvic inflammatory disease: Strategies for treatment and prevention. *US Pharm*. 2016;41(9):38–41.

[46] Oseni TIA, Odewale MA. Socioeconomic status of parents and the occurrence of pelvic inflammatory disease among undergraduates attending Irrua Specialist Teaching Hospital, Irrua, Edo State, Nigeria. *Niger Postgrad Med J*. 2017;24(2):114–20.

[47] Risser WL, Risser JM, Risser AL. Current perspectives in the USA on the diagnosis and treatment of pelvic inflammatory disease in adolescents. *Adolesc Health Med Ther*. 2017;8:87–94.

[48] Simmons S. Understanding pelvic inflammatory disease. *Nursing*. 2015;45:65–6.

[49] Centers for Disease Control and Prevention. Pelvic inflammatory disease (PID)—CDC fact sheet. 2014. http://www.cdc.gov/std/pid/stdfactpid

[50] Ovens KJ, Reynolds–Wright JJ, Cross ELA, Rickwood L, Hassan–Ibrahim MO, Soni S. High rates of treatment failure for *Mycoplasma genitalium* among men and women attending a sexual health clinic. *BMJ Sex Reprod Health*. 2020;46(2):132–8.

[51] Reekie J, Donovan B, Guy R, et al. Hospitalisations for pelvic inflammatory disease temporally related to a diagnosis of chlamydia or gonorrhoea: A retrospective cohort study. *PLoS One*. 2014;9:e94361.

[52] Rizk B, Thorneycroft I. The role of operative laparoscopy in the treatment of tubo ovarian abscesses. *Female Patient*. 1996;21:76–7.

第 10 章 流产感染
Septic Abortion

Bassam H. Rimawi **著**

钟　敏　钟宇敏 **译**　吴美瑶 **校**

一、概述

　　自然流产，也称为自发性流产，是医疗服务人员经常会遇到的情况。尽管许多自然流产在治疗和管理上是相似的，但重要的是明白在何时需结合药物和手术干预来挽救患者的生命。表 10-1 列出了不同类型的自然流产。在本章中，我们重点讨论流产感染，因为这种情况虽然不常见，但如果不及时提供干预措施，可能使孕产妇健康状况迅速下降，并最终导致死亡。流产感染涉及妊娠20 周前胎盘和（或）胎儿（或称妊娠产物）的感染[1, 2]。一般情况下，感染位于胎盘内且很容易扩散到子宫，然后进入母体血管，通过血液传播迅速导致脓毒症、脓毒性休克，最终导致死亡。此外，这些感染还可导致多器官功能衰竭[3]。

表 10-1　自然流产的不同类型

流产类型	子宫内容物	胎儿活性	宫颈外口
完全流产	无	无	闭合
不全流产	妊娠物	无	扩张
流产感染	妊娠物	无	扩张
先兆流产	胎儿	有	闭合
稽留流产	胎儿	无	闭合
难免流产	胎儿	有	扩张

二、病因及危险因素

　　致病微生物可通过多种不同方式感染妊娠产物，如通过血源性传播、诊断性或治疗性羊膜腔穿刺术意外引入或通过输卵管从腹腔逆行传播，最终积聚在子宫和羊水中[4]。然而，宫内感染的首位危险因素是阴道菌群的上行性感染，根据妊娠周数的不同，可导致流产感染或早产[4]（图 10-1）。这些途径也被认为是微生物侵入宫腔的可能途径；然而，唯一与宫内感染最密切相关的途径是继发于生殖道感染的上行性感染[5, 6]。

尽管上行性感染的机制看起来相当简单，但实际上，上行性感染涉及 4 种不同的临床重要机制，这些机制共同作用导致宫腔内感染，随后感染妊娠物。这四个步骤如下：①引发宫颈和（或）阴道感染，这是临床上导致正常阴道菌群失调的重要步骤；②绒毛膜蜕膜感染，这是由于微生物上行到宫颈内口上方并在绒毛膜和羊膜的正下方迁移；③羊膜内感染，是由积聚在绒毛膜—羊膜交界处的微生物穿过羊膜囊进入羊水所致；④导致胎儿和胎盘感染[7]。对于医护人员来说，重要的是要了解，从下生殖道上行的细菌和原虫感染（一般非病毒感染）都是宫内感染的重要原因，不仅会导致流产感染，还会导致早产[7]。其他导致宫内感染的途径包括孕妇牙周炎[8]、无症状菌尿和全身性感染。

其他可能导致流产感染的临床重要危险因素包括但不限于：胎膜破裂、宫内节育器合并妊娠、不全人工流产；使用不安全的流产方法，如妊娠时将器械、化学品或肥皂从宫颈口插入子宫腔[3]。当医护人员知道宫内感染导致流产感染的可能途径时，他们可以在对患者病史进行全面询问时调查这些可能存在的危险因素。这使得医护人员能够为有生育意愿的患者提供适当的建议。

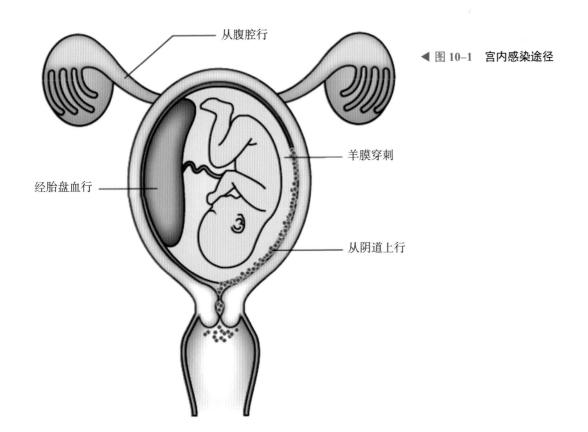

◀ 图 10-1　宫内感染途径

三、诊断

在获得患者的完整病史以评估其可能存在的危险因素后，应对患者进行适当的体格检查，包括生命体征评估。上行到子宫的盆腔感染若进一步扩散，会导致菌血症，以及可能导致败血症的全身性炎症。如果这些感染得不到及时治疗，可能导致脓毒血症，并最终发展为危及生命的脓毒性休克，出现即使进行充分液体复苏也难以纠正的低血压（收缩压＜90mmHg 或较基线下降 40mmHg）、机体灌注异常和多器官功能障碍。这些异常情况可迅速导致乳酸酸中毒、少尿、意识障碍和死亡[9]。照顾这些患者的医护人员应特别注意患者的生命体征，如近期有人工流产史的患者出现了伴有低血压和心动过速的发热，医护人员需警惕流产感染的发生，需要立即对患者进行药物和手术治疗，以快速清除和治疗潜在的感染源，防止并发症的发生。表 10-2 列举了与严重流产感染相关的实验室结果。

表 10-2　与严重流产感染相关的实验室结果

全血计数
• 白细胞计数＞25×10⁹/L 或＜4×10⁹/L
• 显著的杆状核粒细胞增多症（＞10%），与白细胞总数无关
• 溶血：血红蛋白＜110g/L
• 大量血液浓缩（红细胞压积＞45%），继发于第三间隙、积液、水肿和血管内液体耗竭
• 弥散性血管内凝血导致血小板减少
完整的代谢概况
• 血清钠：＜135mmol/L
• 血清肌酐：＞1.6mg/dl
• 血糖水平：＞180mg/dl
• 阴离子间隙代谢性酸中毒
• 碳酸氢盐：＜15mg/dl
• 乳酸：＞2.2mmol/L
血液和（或）尿液培养
• 革兰阳性微生物
• 革兰阴性微生物
• 需氧微生物
• 厌氧微生物
组织学诊断（子宫内膜培养）
• 从感染组织中分离出微生物或其相关毒素因子
• 组织应被送到微生物实验室或三级检测机构进行分子微生物学分析

超声成像不仅有助于识别宫腔，而且有助于识别附件和盆腔情况。这些位置可产生或传播进一步的感染，如生成输卵管—卵巢脓肿。通过超声可以清楚地识别以下情况：子宫的形状如果看起来很大且呈球形，则表明宫腔内存在妊娠产物、血液或其他异物；宫腔线表现为增厚和（或）异常，

则同样提示宫腔内存在妊娠产物、血液或其他异物；宫颈管内可见到宫腔内容物，如同不全流产见到的那样，以及周围的膀胱和膀胱壁如果显示出炎症和肿胀的迹象，则表明有微生物侵入了这些周围脏器[9]。

经阴道超声（TVU）有助于描述子宫内膜回声的特征，并根据其表现判断子宫内容物是否为妊娠产物或血液。虽然有时不容易区分，但某些特征可能提示为妊娠产物而不是血液，如子宫和（或）宫颈管内存在的胎盘组织、孕囊、胚胎或胎儿部分。TVU 还可以帮助排除其他可能引起相关症状的原因，如输卵管卵巢脓肿或异位妊娠[10, 11]。

四、流产感染的管理

在诊断出流产感染后，确定与流产相关的病因很重要，因为如前所述，这不仅能让医护人员恰当地治疗潜在病因，还能对患者未来的生育需求进行适当地指导。临床上，医护人员需要具备识别败血症或脓毒性休克患者的能力，因为这些患者应该立即被送往医院接受进一步的治疗。除了能够提供挽救患者生命所需的适当药物和手术干预外，医护人员还能有时间请院内相应团队来协助诊治。这些团队和专业服务可包括重症监护专家、妇科医生和经验丰富的熟知妇产科感染的感染科专家。

一旦对这些患者进行评估，就应像对任何危重患者一样，首先对气道、呼吸和循环进行评估。由于管理这些患者通常需要药物和手术干预，所以应该由经验丰富的护理人员开通静脉通道，这是因为脓毒症患者的静脉可能相当细小且塌陷，难以建立良好的静脉通道。随后应开始静脉输液以维持血压，并应严格监测和记录患者的液体出入量。这一信息很有价值，因为它可以告知医护人员这些患者是否存在体液不足或积聚。同时应开始使用广谱抗生素，一旦获得更多的信息，可以改进抗生素方案。然而，在开始使用抗生素之前，谨慎的做法是进行微生物培养，如血液和尿液培养，因为这可以筛选合适的抗生素，并有助于确定患者是否患有菌血症或尿脓毒血症。

表 10-3 列出了管理流产感染的患者时推荐使用的一线和二线抗生素。流产感染涉及的主要微生物包括但不限于沙眼衣原体、奈瑟淋球菌、链球菌、革兰阴性肠杆菌（大肠杆菌、克雷伯菌和变形杆菌），以及例如从阴道菌群中上行的[12]可引起细菌性阴道病的厌氧菌。考虑到这些微生物，表 10-3 中列出的一线治疗方案被认为是适合并足够覆盖大多数这些微生物的；然而更重要的是，每个临床医生都要根据患者的病史、药物过敏史、既往病史和妇科病史制订个性化的治疗计划。在药物治疗流产感染的方案中，头孢菌素联合应用多西环素的成功率似乎是最高的。美国疾病控制与预防中心（CDC）建议将表 10-3 中列出的二线方案作为成功治疗流产感染的另一种用药方案，该方案同样覆盖革兰阳性菌和革兰阴性菌以及最常见厌氧微生物[13]。

大多数专家建议，最初的治疗应包括住院治疗，以监测疾病的进展，并能够及时给予适当的药物和（或）手术干预。在最初的 24～48h 内，应考虑静脉注射抗生素，直到患者体温正常并出现临床症状好转。在此之后，静脉注射抗生素可以安全地过渡到口服药物，如表 10-3 所列，总共 14 天的疗程[12, 13]。只要评估患者病情稳定达到出院标准，这些口服药物就可以作为门诊处方。除了药物抗感染治疗外，要让患者完全康复，最重要的因素之一是清除感染源。因此，通常需要手术和（或）药物干预来清除被感染的子宫内容物。这可以通过刮宫术（即手术方法）和（或）使用米索前列醇（即药物方法）来完成。应根据患者的临床表现，特别需注意评估血流动力学稳定性的生命体征及超声结果，来决定使用哪种方法。这两种方法都曾被认为能有效地排出被感染的子宫内容物[3, 12]。

此外，一些流产感染的患者可能也患有输卵管—卵巢脓肿，因此需要额外的药物和（或）手术干预治疗，包括腹部手术。由外科医生来选择进入腹部的方法（如腹腔镜、开腹手术或机器人手术）。这些额外的干预措施可能包括脓肿引流，并尽可能切除感染组织，如行输卵管 – 卵巢切除术和（或）子宫切除术以及切除任何其他感染的器官。

表 10-3　流产感染的抗生素治疗方案

住院患者治疗[a]
推荐的一线治疗方案 • 头孢西丁 2g 静脉滴注，每 6 小时 1 次 　或 • 头孢替坦 2g 静脉滴注，每 12 小时 1 次 　联合 • 多西环素 100mg 口服或静脉滴注，每 12 小时 1 次
替代疗法（二线治疗方案） • 克林霉素 900mg 静脉滴注，每 8 小时 1 次 　联合 • 庆大霉素 3～5mg/kg 每日静脉滴注或庆大霉素 2mg/kg 静脉滴注 1 次，之后 1.5mg/kg 静脉滴注每 8 小时 1 次
门诊患者治疗
推荐的一线治疗方案 • 多西环素 100mg，每日 2 次（完成 14 天疗程）
推荐的二线治疗方案（对多西环素耐受性差）
阿奇霉素 500mg 一次，之后每天 250mg，连续 7 天

a. 住院患者治疗：建议在最初 24～48h 内静脉注射抗生素，直至体温正常和病情稳定，然后过渡到口服药物（见门诊患者治疗）

五、总结

流产感染是一种非常复杂的涉及宫内感染的自然流产形式，幸运的是这并不常见。流产感染常见于人工流产后，也可因胎膜破裂、宫内节育器合并妊娠或使用不安全的流产方法引起，例如妊娠后将器械、化学品或肥皂通过宫颈口插入宫腔[3]。无论具体原因如何，照顾这些患者的医护人员能够及时识别这些复杂流产的体征和症状是至关重要的，因为这种情况可能会导致患者的病情迅速恶化甚至死亡。

应根据临床做出诊断，并通过影像学和实验室检查进行评估。密切关注患者的临床表现是重要的，因为这将指导医师采取哪些干预措施。如果不及时治疗，流产感染可能很快导致不良结局，包括乳酸血症、少尿、意识障碍和死亡[9]。因此，照顾这些患者的医护人员应该特别注意患者的生命体征。例如，近期有人工流产史的患者，出现发热并伴有低血压和心动过速，医护人员应该警惕流产感染的发生，需要立即进行药物和手术治疗，以迅速清除和治疗潜在的感染源，以防出现进一步的后遗症。表 10-2 列出了与严重流产感染相关的实验室检查结果，表 10-3 列出了推荐用于流产感染的抗生素方案。

超声是一线影像学手段，不仅可以帮助识别宫腔内情况，还可以识别感染可能扩散或起源的附件区和子宫直肠陷凹部位的情况，如输卵管卵巢脓肿。医护人员应该使用超声来评估：子宫的形状通常如果看起来很大且呈球形，则表明宫腔内存在妊娠产物、血液或其他异物；宫腔线表现为增厚和（或）异常，则同样提示宫腔内存在妊娠产物、血液或其他异物；宫颈管内见到宫腔内容物，如同不全流产见到的那样，以及周围的膀胱和膀胱壁，如果显示出炎症和肿胀的迹象，则表明有微生物侵入了这些周围脏器[9]。

迅速识别脓毒症或脓毒性休克的迹象很重要，因为这些患者应该立即送往医院接受进一步治疗。除了给予挽救患者生命所需的适当医疗和手术干预外，医护人员还应有时间咨询院内相关的团队来协助管理患者。这些团队和服务可能包括重症监护专家、妇科医生和经验丰富的熟悉妇产科感染的感染科专家。因为处理这些患者通常需要药物和手术的干预，所以一开始应该建立静脉通道并进行静脉输液以维持血压。此外，应严格监测和记录患者的液体出入量。同时，应该开始使用广谱抗生素，一旦获得更多信息，就可以相应地进行调整。然而，在开始使用抗生素之前，谨慎的做法是进行微生物培养，如血液和尿液培养，因为这些培养结果可以帮助筛选合适的抗生素，并确定患者是否患有菌血症或尿脓毒症。

流产感染涉及的主要微生物包括沙眼衣原体、淋球菌、链球菌、革兰阴性肠杆菌（大肠杆菌、克雷伯菌和变形杆菌），以及从阴道菌群中上行的可引起细菌性阴道病的厌氧菌。表 10-3 中列出的一线治疗方案被认为足以适当地覆盖这些微生物中的大多数；然而，重要的是，每个临床医生都要根据患者的病史、药物过敏史，以及既往的医疗和妇科病史制订个性化的治疗计划。这些患者应该接受静脉注射抗生素 24～48h，或者直到他们获得临床稳定和改善，然后过渡到口服药物，如表10-3 所列，总共 14 天[12, 13]。除了药物治疗，清除感染源是最重要的，因此，可以通过刮宫术或使用米索前列醇清除感染源[3, 12]。决定使用哪种方法应基于患者的临床表现，特别包括评估血流动力学稳定性的生命体征，以及超声检查的结果。

参 考 文 献

[1] Regan L, Rai R. Epidemiology and the medical causes of miscarriage. *Baillieres Best Pract Res Clin Obstet Gynaecol*. 2000;14:839–854.

[2] Goddijin M, Leschott NJ. Genetic aspects of miscarriage. *Baillieres Best Pract Res Clin Obstet Gynaecol*. 2000;14:855–865.

[3] Eschenbach D. Treating spontaneous and induced septic abortions. *Obstet Gynecol*. 2015;125:1042–1048.

[4] Goldenberg R, Mazor M, Iams JD, Romero R. Epidemiology and causes of preterm birth. *Lancet*. 2008;371:75–84.

[5] Andrews WW, Hauth JC, Goldenberg RL. Infection and preterm birth. *Am J Perinatol*. 2000;17:357–365.

[6] Goldenberg RL, Hauth JC, Andrews WW. Intrauterine infection and preterm delivery. *N Engl J Med*. 2000;342:1500–1507.

[7] Romero R, Erez O, Espinoza J. Intrauterine infection, preterm labor, and cytokines. *J Soc Gynecol Invest*. 2005;12:463–465.

[8] Boggess KA, Madianos PN, Preisser JS, Moise KJ Jr, Offenbacher S. Chronic maternal and fetal *Porphyromonas gingivalis* exposure during pregnancy in rabbits. *Am J Obstet Gynecol*. 2005;192:554–557.

[9] Bone RC. The sepsis syndrome. Definition and general approach to management. *Clin Chest Med*. 1996;17:175–181.

[10] Chukus A. Uncommon implantation sites ectopic pregnancy: Thinking beyond the complex adnexal mass. *Radiographics*. 2015;35:946–959.

[11] Samal SK. Cervical ectopic pregnancy. *J Nat Sci Biol Med*. 2015;6:257–260.

[12] Soper DE. Pelvic inflammatory disease. *Obstet Gynecol*. 2010;116:419–428.

[13] Workowski KA, Bolan GA, Centers for Disease Control and Prevention. Sexually transmitted diseases treatment guidelines, 2015. *MMWR Recomm Rep*. 2015;64:1–137.

第11章 中毒休克综合征及其他重症感染
Toxic Shock Syndrome and Other Related Severe Infections

Bassam H. Rimawi 著

黎 璞 邹海姣 译 吴美瑶 生秀杰 校

一、概述：重症感染的早期识别

盆腔炎性疾病是常见的女性上生殖道感染性疾病，妇产科医生或其他从事妇女保健工作的人员在临床工作中都经常遇到，具有典型临床表现的盆腔感染较易识别，大部分患者能在门诊或住院时早期诊断，有助于医生及时启用适当的抗生素治疗，但由于不同患者症状和体征差异较大，临床表现不典型容易被漏诊，部分严重病例仅用抗菌药物不能很好地控制，也可能会延误治疗。盆腔感染者若未得到及时正确的治疗，可能导致子宫内膜炎、脓毒症、脓毒症休克、中毒休克综合征（toxic shock syndrome，TSS）、软组织感染坏死，更严重者甚至死亡。因此尽早识别这类感染患者以便采取适当的治疗方案，必要时给予外科的干预措施尤为重要[1]。一些常见的妇产科操作，如人工流产、阴道分娩时会阴侧切、剖宫产、妇科盆腹部手术及会阴部的感染等都是引起盆腔感染的危险因素，尤其是在糖尿病或免疫功能低下的患者。

孕期生殖道感染与不良妊娠结局密切相关，包括早产、胎膜早破、低出生体重、宫内胎儿死亡和宫内感染等[2]。引起盆腔感染的致病微生物（包括细菌、病毒和原虫）多数由下生殖道上行蔓延而来，此外，子宫内感染、母体全身感染、无症状菌尿和母体牙周炎等也可能诱发盆腔炎性疾病[2]。Goldenberg 等分析了导致早产的不同感染途径，他们发现通过血液循环可引起致病菌在子宫和羊水播散，少数患者是由于诊断性或治疗性羊膜穿刺术及输卵管逆行播散造成感染，而从阴道向上的逆行性感染则是导致早产的最高危险因素[3]。

对于非孕期女性的生殖道感染，明确感染部位也非常重要，下生殖道感染包括阴道、外阴、会阴，上生殖道感染包括宫颈、子宫、附件（输卵管和卵巢）及盆腔。大多数情况下，上生殖道感染是由下生殖器道感染上行引起，微生物进一步扩散入血循环，导致菌血症、全身炎症，继而发展为脓毒症。如果不及时治疗，脓毒症可发展为更严重的脓毒症休克。脓毒症休克是一种危及生命的疾病，表现为充分液体复苏治疗下仍无法逆转的低血压（收缩压＜90mmHg或收缩压下降超过40mmHg）、组织灌注不足和多器官功能障碍，可迅速导致乳酸酸中毒、急性少尿、意识障碍和死亡[4]。

本章节主要介绍梭状芽孢杆菌、金黄色葡萄球菌和A族链球菌引起的女性盆腔感染，这些细菌感染可能导致坏死性软组织感染、脓毒症、中毒休克综合征甚至死亡（表11-1）。图11-1展示了相关细菌感染的处理流程图。本章以下部分将详细介绍这三种致病菌。

表11-1　妇产科常见严重感染相关致病菌

革兰阳性菌
● 金黄色葡萄球菌［包括耐甲氧西林金黄色葡萄球菌（MRSA）］
● 化脓性链球菌（A族链球菌）
坏死性软组织感染
● 需氧菌及厌氧菌
● 金黄色葡萄球菌（包括耐甲氧西林金黄色葡萄球菌）
● 化脓性链球菌（A族链球菌）
● 产气荚膜梭菌
● 索氏梭菌
● 败毒梭菌
中毒休克综合征
● 金黄色葡萄球菌（耐甲氧西林金黄色葡萄球菌）
● 化脓性链球菌（A族链球菌）
● 产气荚膜梭菌
● 索氏梭菌
● 败毒梭菌

二、第一部分：梭状芽孢杆菌

梭状芽孢杆菌属有较高的致命性，可引起子宫内膜炎、手术部位感染和中毒休克综合征。梭状芽孢杆菌家族成员众多，临床上常见的致病菌有索氏梭菌、败毒梭菌和产气荚膜梭菌等，主要通过产生多种细胞毒素而致病[5]。这些毒素通过抑制控制细胞生长和维持细胞骨架完整性的GTP酶亚家族发挥作用。梭菌所导致的软组织感染多由于创伤诱发，但自发性梭菌性肌坏死在妇科梭菌感染中也同样可见[6]。

（一）索氏梭菌（*C.sordellii*）

1. 微生物学性状
索氏梭菌为革兰阳性专性厌氧芽孢杆菌，是导致中毒休克综合征最常见的细菌。索氏梭菌能产

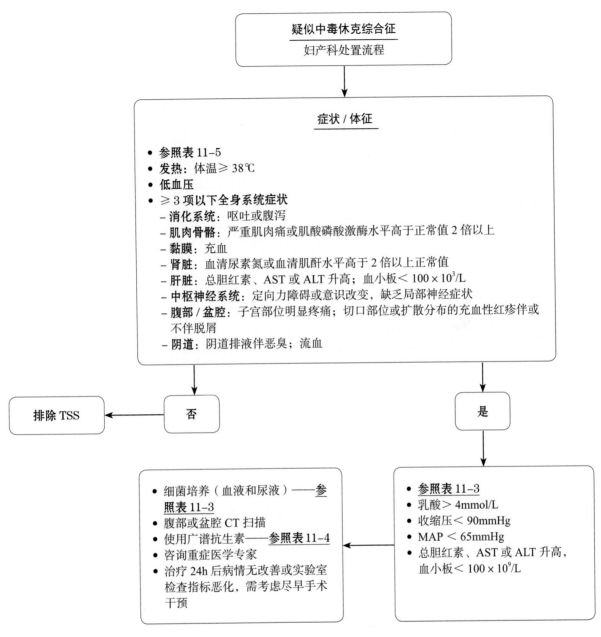

▲ 图 11-1　妇产科疑似中毒休克综合征的诊治流程

ALT. 丙氨酸转氨酶；AST. 天冬氨酸转氨酶；BP. 血压；CT. 计算机断层扫描；MAP. 平均动脉压

生致死毒素（TesL）和出血毒素（TesH）两种毒素，其结构及作用机制与艰难梭菌的毒素 A 和毒素 B 类似[7]。这两种细胞毒素通过在苏氨酸残基上添加二磷酸尿苷葡糖（UDP- 葡糖）来灭活它们的蛋白质底物，TesL 糖化 Ras、Cdc42 和 Rac 亚家族鸟苷三磷酸（GTP）结合蛋白，而 TesH 通过糖化 Rho、Cdc42 和 Rac GTP 结合蛋白上的不同底物使之失活。这些重要信号分子的失活从根本上改变了哺乳动物宿主细胞的活性和结构。例如，Ras 亚家族负责细胞生长调控，它们的失活改变了细胞凋亡和基因转录，而 Rho 亚家族蛋白在维持细胞骨架的完整性具有重要作用，如受到抑制会使得微丝细胞骨架遭破坏[5, 8]。

索氏梭菌产生的 TesL 和 TesH 破坏了宿主细胞骨架完整性，导致细胞生长改变以及内皮完整性受损，从而引起很多的临床症状，如作用于毛细血管使内皮细胞受到损害，造成血管内大量的液体外渗蓄积于第三间隙内。表 11-2 显示了所有目前文献报道索氏梭菌感染的妇产科病例 [9-24]。

表 11-2　妇产科索氏梭菌感染相关报道汇总

年龄（岁）	操　　作	操作至出现症状时间	出现症状至死亡时间	发表文献
32	宫颈锥切	12 天	6 小时	Ho 等 [18]
40	宫颈激光	3 天	2 天	Ho 等 [18]
16	口服或阴道用米非司酮	5 天	18 小时	Reis 等 [22]
21	分娩及阴道裂伤	4 天	不确定	Aldape 等 [9]
29	剖宫产	2 天	不确定	Bitti 等 [16]
24	阴道分娩及会阴切开	4 天	不确定	Soper [20]
24	阴道分娩及会阴切开	24 小时	5 天	Sosolik 等 [11]
40	分娩	4 天	4 天	Rorbye 等 [17]
18	口服或阴道用米非司酮	4 天	< 24 小时	Fischer 等 [12]
21	口服或阴道用米非司酮	5 天	23 小时	Fischer 等 [12]
22	口服或阴道用米非司酮	5 天	12 小时	Fischer 等 [12]
34	口服或阴道用米非司酮	4 天	< 3 天	Fischer 等 [12]
26	药物流产	7 天	18 小时	Sinave 等 [10]
39	自发性子宫内膜炎	/	不确定	Hogan 等 [21]
29	口服或阴道用米非司酮	4 天	2 天	Harvey 等 [23]
21	口服或阴道用米非司酮	6 天	6 天	Meites 等 [15]
21	剖宫产	2 个月	37 小时	Meites 等 [15]
28	阴道用米非司酮	11 小时	2 天	Cohen 等 [14]
24	口服或阴道用米非司酮	1 天	7 天	Cohen 等 [14]
25	自然流产	/	存活	Cohen 等 [14]
18	口服或阴道用米非司酮	5 天	3 天	Cohen 等 [14]
23	阴道分娩及会阴切开	56 小时	2 天	Wiebe 等 [19] *
27	口服或阴道用米非司酮	3 天	4 天	McGregor 等 [13] *
28	阴道分娩及会阴切开合并阴道填塞	5 天	< 24 小时	Wiebe 等 [19]
23	剖宫产及宫颈肌瘤变性	6 天	存活	McGregor 等 [13]
23	分娩	2 天	3 天	McGregor 等 [13]

*. 译者注：此处原文有误，已改正。

2. 感染的病理学特征

索氏梭菌感染初期可能出现恶心、疲劳和嗜睡等非特异性症状，而后很快发展为暴发性脓毒症，表现为难以纠正的低血压、心动过速、毛细血管渗漏伴明显胸膜水肿、血液浓缩、白细胞增多等，白细胞计数可超过 $50 \times 10^9/L$，常无伴发热症状[9-12]。索氏梭菌感染患者大多数缺乏腹痛等腹部症状，感染灶往往难以确定[13]。这些缺乏特异性的临床表现，目前笼统地称为索氏梭菌样中毒休克综合征，具有高度的致命性，且与产气荚膜芽孢杆菌感染很难鉴别。

文献报道了 27 例（译者注：表 11-2 中仅有 26 例）由索氏梭菌引起的子宫内膜炎和中毒休克综合征，其中 1 例为自发性感染，其余的发生在阴道分娩、医学流产或自然流产、剖宫产或宫颈手术后[9-21]。索氏梭菌感染预后不佳，尽管采取了积极救治措施，在产后或流产后发生的感染病例中仅 1 例存活，其死亡率远高于静脉吸毒者和创伤后、术后人群感染的病死率，静脉吸毒者感染索氏梭菌的病死率为 50%，创伤后或术后索氏梭菌感染患者的病死率约为 53%[9]。产生这种差异可能是相较于静脉吸毒和术后患者而言，普通的妇产科患者感染索氏梭菌后临床表现不明显，无法直接观察到感染部位而导致诊断延迟，影响治疗效果。妇科患者感染索氏梭菌的来源尚不清楚，有报道显示 2.8% 的受试女性中发现有直肠定植，推测可能是引起阴道以及子宫感染的来源[25]。

有学者提出阴道使用米索前列醇的患者可能通过引入外界细菌、扩张宫颈或松动宫颈黏液栓等机制促使索氏梭菌进入子宫，而在口服米索前列醇的患者中也有索氏梭菌感染的报道[14,26]。也有个案报道了医源性引起的感染，例如阴道内纱布遗留[13]。索氏梭菌一旦进入子宫，芽孢快速发芽，体外研究表明孢子在有黄体酮存在的环境中更容易萌发，此外需要 pH 处于 5.7～6.6，而羊水正好提供了合适的条件[27,28]。另外的研究表明，由于米非司酮对糖皮质激素受体的抑制作用，抑制了其细胞因子白介素 -10（interleukin-10，Ⅱ-10）的抗炎作用，可能在一定程度上加速流产患者脓毒症休克的发展[26]。值得一提的是，并未发现米非司酮在治疗慢性疾病中会导致索氏梭菌样中毒休克综合征[29]。

3. 诊断及治疗

由于患者感染索氏梭菌后缺乏特异性临床表现，厌氧菌血培养需要较长时间且阳性率低，加之临床相对罕见，常常延误诊断和治疗。有研究对 14—44 岁女性的死亡原因进行分析，发现有 0.54% 是由索氏梭菌感染导致中毒休克综合征造成的，而且这个数字还可能被低估了[18]。最近研究表明，诊断索氏梭菌感染最有效的方法是对子宫组织样本进行抗索氏梭菌抗体免疫组化染色或采用聚合酶链反应（polymerase chain reaction，PCR）对 16SrRNA 和磷脂酶 C 基因进行基因分析[18]。近来开发出一种双微球检测技术，只需更少量的 DNA 就可以快速检测出甲醛固定石蜡包埋组织中的索氏梭菌和产气荚膜芽孢杆菌[30]。由于索氏梭菌感染的诊断相对困难，其实际感染率可能比预期的更高，2009 年一项对加利福尼亚患者可疑索氏梭菌样毒性休克死亡病例的回顾性研究佐证了这一观点[18]。表 11-3 列举了诊断侵袭性梭菌感染的相关实验室检查。感染索氏梭菌后病情进展迅速，从出现症状可快速发展到死亡，这也给临床医生把握治疗"时间窗"增加了难度。耐药性研究表明，大多数索氏梭菌菌株对多种抗生素敏感，包括 β- 内酰胺类、万古霉素、四环素、亚胺培南、利奈唑胺、氯霉素、甲硝唑、克林霉素和克林霉素佐剂[31]。

表 11-3　诊断侵袭性梭菌感染的相关实验室检查

血细胞计数
• 白细胞计数 $> 25 \times 10^9/L$ 或 $< 4 \times 10^9/L$
• 杆状核粒细胞增多症（$> 10\%$）
• 溶血：血红蛋白 $< 110g/L$
• 组织坏死，体液外渗，第三腔隙积液、水肿，继发血液浓缩（血细胞比容 $> 45\%$）
• 弥漫性血管内凝血导致血小板减少
代谢全谱
• 血清钠 $< 135mmol/L$
• 血清肌酐 $> 1.6mg/dl$
• 血糖 $> 180mg/dl$
• 代谢性酸中毒
• 碳酸氢盐 $< 15mg/dl$
• 乳酸 $> 2.2mmol/L$
血培养
• 少数有阳性结果
• 革兰阳性球菌链状排列提示化脓性链球菌
• 革兰阳性菌厌氧菌呈杆状提示梭状芽孢杆菌
• 革兰阳性菌球菌群集提示金黄色葡萄球菌
组织学诊断
• 在感染组织中发现细菌或相关毒素因子
• 组织样本应送往微生物实验室或三级检测机构，如疾病控制和预防中心，进行分子检测

表 11-4 列出了梭菌引起侵袭性感染的抗生素治疗方案。最近对小鼠模型的研究表明，克林霉素在治疗气性坏疽方面可能有独特的疗效，作用机制主要是通过减少毒素的合成及释放一些细胞因子，如肿瘤坏死因子 -α（tumor necrosis factor-α，TNF-α），而后者可导致低血压以及中毒休克等症状[32, 33]。目前，索氏梭菌抗毒素仍不能用于临床治疗，但相关研究的发展是索氏梭菌感染治疗领域的一大进步[9]。除了使用合适的抗生素治疗外，对感染部位及时实施清创或扩创手术清除坏死组织，从源头控制感染避免扩散是最有效的治疗手段[34]。调查发现，在产后或流产后感染索氏梭菌的尸检报告中，所有的子宫标本经免疫组化染色均发现细菌感染，这提示及时清除传染源头是治疗的关键。

表 11-4　抗生素在妇产科侵袭性感染的使用

一线方案
• 青霉素 G 2000 万单位静脉注射，每天 1 次 　或者
• 美罗培南 1~2g 静脉注射，每 8 小时 1 次
• 耐甲氧西林金黄色葡萄球菌：万古霉素 15mg/kg 静脉注射，每 12 小时 1 次 　联合
• 克林霉素 600mg 静脉注射，每 8 小时 1 次

（续表）

其他方案（青霉素过敏，无过敏性休克） • 头孢唑啉 1～2g 静脉注射，每 6 小时 1 次 • 耐甲氧西林金黄色葡萄球菌：万古霉素 15mg/kg 静脉注射，每 12 小时 1 次 　联合 • 克林霉素 600mg 静脉注射，每 8 小时 1 次
其他方案（青霉素过敏，伴过敏性休克） • 万古霉素 15mg/kg 静脉注射，每 12 小时 1 次 　联合 • 克林霉素 600mg 静脉注射，每 8 小时 1 次

（二）败毒梭菌（*C.septicum*）

1. 微生物学性状

败毒梭菌是一种革兰阳性细菌，因其具有相对耐氧性而区别于其他厌氧菌，这种特性使它在即使没有伤口时也能够感染组织。败毒梭菌能产生 α、β、δ 和 γ 四种毒素[35]，其中 α 毒素是最主要的细胞毒素。α 毒素以一种无活性的原毒素形式释放，继而活化成为溶细胞素，使细胞空泡化并溶解细胞。毒素在细胞膜脂质双分子层形成离子渗透通道，诱导钾离子快速流出，三磷腺苷（adenosine triphosphate，ATP）耗竭最终导致细胞坏死[36]。α 毒素还可以通过透明质酸酶、纤溶酶、脱氧核糖核酸酶和溶血酶等具有分解破坏作用酶入侵组织。

2. 感染的病理学特征

关于败毒梭菌的来源尚未明确。早期的研究表明，它可能是一种正常的肠道菌群，但后来的一些研究不支持这一观点。例如，一项研究在 3 例成年男性超过 5 个月的粪便样本中分离出 1442 种细菌，但均未能发现败毒梭菌[37]。而另一项研究在 33 例同时食用西方饮食和日本饮食的患者粪便中发现了败毒梭菌，另一项实验也在 125 例患者粪便中分离出了败毒梭菌[38, 39]。与索氏梭菌一样，子宫的败毒梭菌感染大多来源于阴道，即使在剖宫产后的患者亦是如此[40, 41]。子宫内环境对败毒梭菌的影响目前尚不明确，有研究发现组织坏死的环境可能促进败毒梭菌芽孢萌发，例如在坏死的结肠癌或坏死性肠炎都观察到此现象[42]。还有研究显示，相较于其他厌氧菌，败毒梭菌对需氧组织的耐受性明显更高，这也提示它同样可以感染新鲜组织[43]。

败毒梭菌感染在妇科患者中相对少见，72% 的败毒梭菌感染与结肠疾病、血液疾病、恶性肿瘤相关，糖尿病患者尤其易感[44, 45]。少数文献报道了在剖宫产术后和流产后感染的病例，卵巢癌和绒毛膜癌中也有个别败毒梭菌感染的病例[40, 46-48]。败毒梭菌感染发病突然、进展迅猛，文献报道其死亡率为 67%～100%[45]。感染后通常表现为急性剧烈疼痛和水肿，继而出现皮肤变色、肺大疱出血和捻发音[45]，进一步发展出现弥漫性血管内凝血（disseminated intravascular coagulation，DIC）和多器官衰竭。实验室检查包括白细胞增多（$> 25 \times 10^9$/L）、贫血（血红蛋白 < 110g/L）、碳酸氢根水平降低（$HCO_3^- < 22$mmol/L）[40, 45, 48]。

3. 诊断及治疗

积极有效的抗生素治疗以及对感染部位进行清创以清除坏死组织、引流伤口脓肿，是治疗败毒梭菌感染所致的坏死性筋膜炎最有效的手段。清除感染的坏死组织可以消除感染源，防止感染扩展，提高存活率。在败毒梭菌感染的坏死性筋膜炎病例中，包括肠道感染的患者，接受手术治疗者有 57% 存活，而单纯接受抗生素治疗的存活率仅为 26%[44]。因此，积极和及时的外科手术干预对患者的生存至关重要。如果不进行任何治疗，败毒梭菌菌血症患者在 48h 内死亡率高达 100%[49]。除了手术，抗生素也是有效的治疗手段，包括大剂量青霉素和克林霉素，以及羧苄西林、头孢唑啉、头孢噻肟、氯霉素或甲硝唑。部分菌株也对万古霉素、头孢孟多和利福平敏感[50]。表 11-4 列出了梭菌引起侵入性感染的抗生素治疗方案。然而，有些抗生素（包括克林霉素和羧苄西林）已被证实存在耐药性，因此治疗前需进行药物敏感试验[51, 52]。与其他梭状芽孢杆菌一样，在血液中分离发现败毒梭菌是很困难的，准确的诊断往往依靠分子微生物学分析。表 11-3 显示了诊断侵袭性梭菌感染的相关实验室检查。

鉴于败毒梭菌对体外有氧环境具有一定的抵抗力，高压氧治疗在其感染病例中的应用值得进一步研究证实。有个别报道使用高压氧治疗败毒梭菌感染可减少感染扩散，从而改善临床结局[43]。

（三）产气荚膜梭菌（C.perfringens）

1. 微生物学性状

产气荚膜梭菌原被称为韦氏梭菌，是革兰阳性专性厌氧芽孢杆菌。根据主要毒素的不同抗原性分为 A、B、C、D、E 五型，其中 A 型产气荚膜梭菌是人类气性坏疽、食物中毒和坏死性肠炎的主要病原菌。除食物中毒外，产气荚膜梭菌的致病性均源于外毒素。气性坏疽由磷脂酶 C 和硫基激活的溶血素引起，是妇科患者产气荚膜杆菌感染最常见的临床表现。研究者在产气荚膜杆菌感染患者中观察到，磷脂酶 C 或称为 α 毒素具有鞘磷脂酶的活性以及促进血小板聚集的作用，从而产生细胞毒性并导致局部组织坏死[53, 54]。其他动物实验研究表明，α 毒素还可能通过抑制心肌细胞肌质网中的钙镁 ATP 酶从而损伤心肌功能[55]。这些发现提示导致产气荚膜梭菌脓毒症患者出现休克症状的另一种机制。溶血素或称为 θ 毒素，作用于细胞膜上的胆固醇受体使之形成孔道，随后红细胞溶解而发生溶血[53]，这种毒素还通过下调多形核白细胞对内皮细胞的黏附作用来促进组织坏死[56]。

2. 感染的病理学特征

子宫内膜产气荚膜梭菌感染发生率低，尤其是在治疗性流产合法化后临床较为少见。文献中产气荚膜梭菌感染的相关报道包括发生在剖宫产术、羊膜穿刺术、骨髓穿刺术、子宫内膜消融、流产、滋养细胞疾病或阴道分娩后[57-68]，主要为医院获得性感染[68]。此外，与败毒梭菌感染相似，也有绒毛膜癌、子宫内膜癌或卵巢癌中发生产气荚膜梭菌感染病例的报道[69-71]。调查研究发现，将阴道和宫颈分泌物培养可分离出产气荚膜梭菌，正常阴道菌群中阳性率为 0.8%～8%，产后人群为 1%～9%，流产后人群中高达 29%[61, 68, 72, 73]。由于细菌培养的难度较大、阳性率较低，依靠此方法可能会低估了实际感染率，现有一些不需要细菌培养的方法，例如通过高通量测序技术来检测 16S rRNA 基因，发现阴道微生物组成比最初认为的更加多样化[74]。不管准确的发生率是多少，只在少数患者中发现产生外毒素的产气荚膜梭菌定植。

3. 诊断及治疗

产气荚膜梭菌感染通常起病急骤，伴有溶血、血小板减少、白细胞增多、黄疸、肾衰竭、组织坏死，并出现特征性的气性坏疽捻发感等临床表现[58, 59, 61, 66, 67, 71, 72, 74-80]。梭状芽孢杆菌性子宫内膜炎最初症状包括头晕、腹痛或盆腔疼痛、阴道出血，以及由于宫壁和宫腔内产生气体而导致子宫体积迅速扩大[61, 64, 72, 81, 82]，同时伴或不伴发热[59-61, 68, 72, 78]。表 11-3 显示了诊断侵袭性梭菌感染的相关实验室检查。尽管有个别病例报道了外科清创术联合抗生素成功治疗梭状芽孢杆菌性子宫内膜炎，其中抗生素方案包括大剂量静脉注射青霉素加或不加用大环内酯类、庆大霉素、头孢曲松钠、甲硝唑，但是绝大多数文献报道，即使采取清创术、抗生素治疗，甚至子宫切除术等方法，梭状芽孢杆菌性子宫内膜炎仍然可能迅速地发展为致命的脓毒症[59, 72, 81, 82]。

多数产气荚膜梭菌菌株对克林霉素耐药，不同菌株耐药率在 3.2%～14%[69, 83]。尽管各医疗机构对梭状芽孢杆菌性子宫内膜炎保守治疗使用的抗生素方案有所不同，但药物敏感试验显示甲硝唑、氨苄西林 / 舒巴坦、哌拉西林、青霉素、庆大霉素或头孢西丁均有较好的疗效[83, 84]。表 11-4 列出了梭菌引起侵入性感染的抗生素治疗方案。采用高压氧治疗产气荚膜梭菌的研究有很多，但临床发现其作用有限，有个案报告需要化疗的绒毛膜癌患者合并产气荚膜梭菌感染，在使用高压氧治疗后可以缓解疼痛和控制感染[85]，这篇报道也提出高压氧治疗有助于术前确定肌组织坏死的区域。

梭菌感染后扩散迅速，单纯抗生素或清创治疗往往不足以控制疾病进展，一旦引起梭状芽孢杆菌脓毒症则死亡风险非常高。最近研究显示，梭状芽孢杆菌性子宫内膜炎进展为脓毒症后 30 天死亡率为 27%～44%[83]。20 世纪 60 年代，有研究人员采用手术切除子宫的方法成功治疗了 11 例产气荚膜梭菌子宫内膜炎和脓毒症患者中的 10 例，由此用外科手术控制感染的治疗理念首次获得认可[86]。另一项回顾性研究比较了手术和药物两种方法治疗产气荚膜梭菌感染，结果显示，与药物治疗相比，手术干预的死亡相对风险为 0.27（95% CI 0.08～0.89）[87]。然而，也报道提倡更多元化和个体化的治疗方式[73, 84]，另一研究报道通过及时使用广谱抗生素，治愈了临床情况稳定的 5 例产气荚膜梭菌感染孕妇，这 5 例患者包括宫内感染和菌血症，研究表明在实施流产前予以预防性使用多西环素，并在出现发热症状 1～2h 内立即使用抗生素可以控制感染症状[84]。

三、第二部分：金黄色葡萄球菌

女性金黄色葡萄球菌感染主要与月经期间使用阴道内置卫生棉条有关，所导致的中毒休克综合征是一种涉及多学科的严重疾病。中毒休克综合征最初是在儿科患者中被描述，以脱皮、皮疹、低血压和多系统功能障碍等休克表现为临床特征[88]。20 世纪 80 年代初，流行病学调查显示中毒休克综合征与月经期存在相关性。一项研究发现，在 38 例中毒休克综合征病例中，女性占 37 例，而且几乎都是发生在月经期，同时这项研究也发现了中毒休克综合征和使用阴道内置卫生棉条存在密切联系，35 例处于月经期的中毒休克综合征患者中有 34 例使用内置卫生棉条[89]。根据这些调查结果，相关卫生部门采取了应对措施，包括从市场上撤下含羧甲基纤维素的高吸水性卫生棉条，这一举措使得经期中毒休克综合征发病率下降。一项研究分析了 2000—2006 年 61 例中毒休克综合征病例，发现女性患者占 48 例，其中只有 33 人正处于月经期，经期中毒休克综合征的发生率为 0.69/10 万，其中年龄处于 13—24 岁的患者中发病率最高，为 1.41/10 万[90]。

在妇产科，月经期、分娩后和手术后葡萄球菌感染相关的中毒休克综合征最受关注[91]。美国 CDC 对于月经相关性中毒休克综合征的定义目前被普遍认可，它是指中毒休克综合征必须发生在月经期开始前或结束后 3 天内，才能被归类为月经相关性中毒休克综合征[92]。产后中毒休克综合征大多数发生在分娩后不久，少数可发生在产后 2 个月[93]。金黄色葡萄球菌感染可以无症状，也可能导致感染性流产，一项研究在 53 个流产前患者的宫颈和海藻扩张棒中取样，分别发现 2 个和 3 个样本中存在金黄色葡萄球菌感染[94, 95]。临床上还有其他罕见的中毒休克综合征，包括出现在宫内节育器放置术后[96, 97]。

1. 微生物学性状

葡萄球菌属在自然界广泛分布，现已分离出大量金黄色葡萄球菌菌株，与其他细菌不同的是大多数金黄色葡萄球菌中毒休克综合征是由于中毒休克综合征毒素 –1（toxic shock syndrome toxin-1，TSST-1）所致，它是一种由 *tst* 基因编码的外毒素。事实上，95% 的月经相关性中毒休克综合征患者都定植了携带 *tst* 的金黄色葡萄球菌菌株[98]。TSST-1 通过与阴道上皮细胞的 CD40 结合，穿过阴道的鳞状上皮，同时这一作用促进阴道上皮细胞分泌 IL-6、IL-8 和 MIP-3α 等细胞因子，并产生去甲肾上腺素。相反，这些因子将 T 细胞和巨噬细胞募集到阴道黏膜下层，在去甲肾上腺素的协同作用下，降低了阴道上皮细胞分泌细胞因子的屏障能力，最终导致中毒休克综合征[99]。TSST-1 一旦与 T 细胞和巨噬细胞接触，就会诱导巨噬细胞释放大量炎性细胞因子如 IL-1 和 TNF 等，引起强烈免疫应答，最终导致全身炎症反应。此外，TSST-1 具有超抗原活性，不经抗原提呈细胞处理而直接与 T 细胞受体和主要组织相容性复合体（major histocompatibility complex，MHC）- Ⅱ结合导致 T 细胞大量活化增殖，并释放多种细胞因子或产生细胞毒作用，包括核因子 –κB（nuclear factor kappa-B，NF-κB）介导的中性粒细胞集聚，促进组织因子、前列腺素和一氧化氮分泌，形成"细胞因子风暴"进而引起全身炎症反应及多器官衰竭[100]。

2. 感染的病理学特征

研究显示约 9% 的女性阴道中发现有金黄色葡萄球菌定植，但只有 1% 携带有毒菌株[101]。细菌在阴道内定植可能是暂时的，通常取决于月经时期、环境含氧量、铁饱和度和 pH 的变化，这主要是因为阴道黏膜缺乏金黄色葡萄球菌的结合位点，与鼻腔等其他常见细胞定植环境不同，阴道黏膜缺乏能被金黄色葡萄球菌凝集因子 B 结合的细胞角蛋白 10[101]。中毒休克综合征最初多见于月经期使用阴道内置卫生棉条，通常发生在月经期内或月经结束后[89]。尽管疾病进展的机制尚不清楚，但有研究表明，月经期使用阴道内置卫生棉条后，在阴道内形成了更有利有氧环境，而且棉条内的血液也提供了很好的培养基，为细菌定居提供了合适的环境，加速细菌大量繁殖[102]。

月经期间低水平的雌孕激素对 IL-1 的抑制，进一步加剧了炎症反应[103]。产后也是金黄色葡萄球菌感染的高发时期。已有许多产后中毒休克综合征病例被报道，患者感染症状最晚可出现在阴道分娩后的 2 个月[93, 104, 105]。按照起病时间，将发生于分娩后 3 天内称为早发型，而发生于分娩后 2 周或 2 周以上为迟发型[106]。除此之外，产后伴发新生儿中毒休克综合征的病例也有报道[107]。研究者推测，分娩时的创伤可能会促进 TSST-1 通过阴道上皮细胞扩散并进入血液[93]。而另一些研究表明可能存在医源性污染，特别是耐甲氧西林金黄色葡萄球菌（methicillin-resistant *S. aureus*，MRSA）感染的病例[105]。目前对阴道分娩后子宫内膜环境的研究有限，其中一项研究证实在 14 名分娩后女性的子宫内膜样本中存在金黄色葡萄球菌[108]。

阴道环境能促进金黄色葡萄球菌产生 TSST-1，而 TSST-1 是中毒休克综合征最主要的致病因子，当达到一定水平时就会引发相关症状，95% 的中毒休克综合征都与之有关[98]。绝大多数产毒金黄色葡萄球菌阴道带菌者的 TSST-1 抗体滴度都很高，但约 3% 的患者 TSST-1 抗体滴度不足 1∶4[109]。在那些缺乏抗体的人群中，感染会迅速发展为暴发性休克症状。通常，抗体滴度的变化与细菌定植状态并不相关，已清除产毒金黄色葡萄球菌的女性也经常会出现抗体滴度持续升高[109]。研究发现约 37% 感染过的女性没有产生抗 TSST-1 抗体，这些人群是 TSS 复发高危人群[110]。

3. 诊断及治疗

月经期和非月经期中毒休克综合征的症状相似，诊断主要基于临床表现，目前较多采用的是美国 CDC 提出的标准，确诊中毒休克综合征需同时满足以下 5 项：体温＞ 38.9℃、脱屑、皮疹、低血压和多系统功能障碍。如仅满足其中 4 项，则为疑似病例。中毒休克综合征常见的其他临床症状包括消化系统症状、头痛和乏力虚弱等[111]。为了提高诊断的准确性，需要补充实验室检查，如细菌培养及药物敏感试验，通过药物敏感试验了解细菌对甲氧西林的敏感性，从而选择有效的抗生素，优化治疗方案。表 11-3 显示了诊断侵袭性梭菌感染的相关实验室检查。

采用有效方法维持患者临床稳定是治疗中毒休克综合征的关键。目前金黄色葡萄球菌性中毒休克综合征的死亡率接近 10%，死亡率与急性呼吸窘迫综合征（acute respiratory distress syndrome，ARDS）持续时间和严重程度最直接相关 [93]。而合适有效的治疗，尤其针对是经期中毒休克综合征，可以将死亡率降低到 0% [98]。表 11-4 为金黄色葡萄球菌致侵入性感染的抗生素治疗。

除了初始对症治疗外，及时使用抗生素是治疗的关键，特别是抗 β- 内酰胺酶抗生素，可以大幅降低中毒休克综合征复发率 [89]。来源不同的金黄色葡萄球菌菌株对抗生素的敏感性有所不同，由于很难区分金黄色葡萄球菌和化脓性链球菌性中毒休克综合征，因此所有治疗方案都应该选择覆盖化脓性链球菌的抗生素。根据文献报道，大部分金黄色葡萄球菌对万古霉素、庆大霉素、磺胺甲噁唑—甲氧苄啶、喹诺酮类药物、苯唑西林敏感，部分对克林霉素敏感 [90]，经过对克林霉素的体外研究发现，它可能抑制 TSST-1 毒素的产生 [112]。与梭菌感染或链球菌感染不同，金黄色葡萄球菌性致病性是由于外毒素引起，而非细菌本身，因此，葡萄球菌性中毒休克综合征通常单纯依靠使用抗生素就可以治愈。

在临床上，许多患者就诊时金黄色葡萄球菌产生的外毒素已经扩散到全身，外毒素具有超抗原活性，可驱动产生全身炎症反应引起中毒休克综合征，表现出一系列较典型的临床症状。当出现 DIC 时可能需要输注新鲜冰冻血浆、冷沉淀或血小板，尤其是在合并出血的情况下。当出现此类严重临床表现时，需要监测患者的生命体征和血流动力学，并应将患者转入重症监护室进行治疗。同时应该积极处理和治疗肺部并发症，包括吸氧甚至气管插管维持呼吸循环正常。当出现长期低血压、心动过速或终末器官损害时，积极采用生理盐水或乳酸林格液进行液体复苏，必要时使用升压药物如多巴胺或去甲肾上腺素抗休克和支持治疗。治疗期间必须密切监测患者血清电解质变化，维持体内酸碱平衡，维持各重要器官的功能。在人类和动物模型的基础研究中均发现，静脉注射免疫球蛋白和白介素可对阻断 TSST-1 超抗原激活 T 细胞，对治疗有益 [113]。

目前对发热或炎症反应的治疗尚有争议，主要的抗炎解热药物包括环氧合酶抑制剂、非甾体类抗炎药物以及糖皮质激素，但对于各自疗效的研究结果不一致 [93]。其他研究也开始尝试添加抗氧化剂（N- 乙酰半胱氨酸）来抑制 NF-κB 激活 [114]。治疗的早期十分关键，最初的几个小时内，若患者在使用抗生素后仍出现临床症状恶化，此时不能排除梭菌感染，应考虑给予手术干预。对于金黄色葡萄球菌子宫内膜炎，尤其是 MRSA 引起的复发性子宫内膜炎，当子宫切除术后感染往往能消退 [105]。在剖宫产、会阴切开术或其他手术后，任何手术部位的感染灶都应及时清除。中毒休克综合征的复发率在 25%～50%，复发一般发生在初次感染后的 2 个月内，但在一年内仍具有易感性，其中使用抗 β- 内酰胺酶抗生素治疗的患者复发率较低 [93, 115]。

四、第三部分：化脓性链球菌

化脓性链球菌，也被称为 A 群链球菌或 A 族链球菌（group A *Streptococcus*，GAS），是一种潜在的致命性细菌，在妇产科中较少遇到。1847 年奥地利维也纳的一名产科医生 Ignaz Semmelweis 首次报道了 GAS [116]。他描述了由于产科医生在手术前没有洗手而导致 GAS 感染引起孕产妇死亡数目激增，通过鼓励手卫生，致命性产后发热的发生率从 12% 下降到 2% [116]。GAS 感染起病急骤，且迅速发展为脓毒症、坏死性软组织感染、中毒休克综合征甚至死亡，总的病死率约为 20%，发生脓毒性休克死亡率超过 50% [117]。据美国 CDC 估计，美国每年大约有 11500 例侵袭性 GAS 感染病例（3.5/10 万人）。无源菌血症（29%）、肺炎（15%）、坏死性筋膜炎（7%）和链球菌性中毒休克综合征（6%）是侵袭性 GAS 感染最常见的并发症 [117]。

如今，侵袭性 GAS 感染在发达国家虽不常见，但在产后子宫内膜炎、坏死性筋膜炎和中毒休克综合征感染患者中仍有 40% 发生脓毒症而导致死亡 [118]。GAS 很少出现在正常的阴道菌群中，通常是继发于患者自己的咽喉等呼吸道部位感染或其他密切接触的外源性感染。阴道内 GAS 的定植率约为 0.03%，而且常常是暂时的 [119]。与在孕期常规进行的 B 族链球菌（group B *Streptococcus*，GBS）检查一样，如果同时在直肠阴道拭子细菌培养中发现 GAS，则提示它具有很强的传染性，应立即予以治疗。如果不及时处理，可能导致产后侵袭性 GAS 感染 [120]。

1. 微生物学性状

GAS 是一种革兰阳性球菌，在有氧和无氧环境中都可生存，属于兼性厌氧菌。感染人体后可引发一系列疾病，包括咽炎、扁桃体炎、猩红热、丹毒、蜂窝织炎、淋巴管炎、坏死性筋膜炎、坏死性肌炎以及链球菌性中毒休克综合征。此外还可能出现一些并发症，例如风湿热和链球菌感染后肾小球肾炎等。GAS 感染在妇产科相对罕见，一旦感染可能造成严重的产后子宫内膜炎以及随后发生侵袭性全身炎性疾病 [121-123]。与其他细菌感染途径类似，分娩后 GAS 从阴道逆行性进入子宫引起感染。由于其兼性厌氧性，子宫内大量血液和坏死的蜕膜组织为 GAS 增殖生长提供了良好的环境 [120]。表 11-5 列举了未经治疗的侵袭性 GAS 最终引起的不同类型感染及并发症。GAS 可导致机体出现多种不同的感染表现，这很大程度上是由于人类宿主防御机制和链球菌的特定毒力因子之间复杂的相互对抗所致。目前已知人类是其唯一宿主，它在人体中主要定植于皮肤和黏膜，具有很强的传染性，容易通过呼吸道飞沫或直接接触传播。当 GAS 侵入体内，会在血液中繁殖导致菌血症和脓毒症。遗憾的是，GAS 引起广泛感染的致病机制仍未完全明确。

表 11-5　未经治疗的化脓性链球菌感染及并发症

脓毒症
- 临床表现：突发高热，体温＞ 38.9℃；寒战、潮热；腹部或子宫部位轻压痛
- 血培养细菌阳性

产后子宫内膜炎
- 临床表现：流感样症状，寒战、肌痛、恶心、呕吐、腹泻
- 体温＞ 38.9℃
- 盆腔器官压痛或其他体征轻微，但不能以此判断感染严重程度

（续表）

切口感染
• 临床表现：急性蜂窝织炎（皮下软组织炎症伴有明显局部疼痛、压痛、肿胀、红斑）
• 迅速累及附近引流淋巴结及浅表淋巴结
• 通常发生于妇科腹部手术后、剖宫产术后、伴有软产道裂伤的产后数小时内
坏死性软组织感染
• 临床表现：皮肤明显水肿，大疱形成，局部皮肤坏死，周围累及的血管内血栓形成，组织缺血失活，切开无出血
• 局部剧烈疼痛，与组织红斑、水肿的严重程度不成正比
• 坏死性筋膜炎未进行手术清创的患者死亡率接近 100%
中毒休克综合征
• 临床表现：A 族链球菌引起的子宫内膜炎、蜂窝织炎或外阴部感染；与体征不相符且定位不明确的腹痛；伴发热、白细胞增多、杆状核粒细胞增多症以及代谢性酸中毒
• 进展为暴发性多器官衰竭，休克，如不及时治疗最终在 48～96h 内死亡
• A 族链球菌释放超抗原导致炎症风暴

2. 感染的病理学特征

侵袭性 GAS 的致病机制是几种与之相关的毒力因子共同所致，主要有 3 大类：细菌的细胞壁成分、外毒素类、胞外侵袭酶类。这些毒力因子使 GAS 黏附在宿主组织细胞上，逃避机体免疫反应，破坏邻近组织使病菌在组织中扩散。这几种毒力因子都有各自的病理特征和不同的毒性机制，相互作用最终导致侵袭性疾病[124]。M 蛋白位于 GAS 细胞壁表面，是主要的毒力因子和致病因素。M 蛋白质使 GAS 黏附在血管内皮上，提高血管通透性和血液高凝。即使经过治疗，M 蛋白质也可能导致 DIC、多器官衰竭和死亡。此外，M 蛋白还能通过抵抗巨噬细胞的吞噬来逃避人体免疫应答。目前尚不清楚同样是感染 GAS，为何部分患者进展为广泛炎症或扩散的侵袭性疾病，而另一些则不然。在手术后或有阴道裂伤的分娩后等某些环境和特定的触发条件下，定植的 GAS 可以释放其毒性因子并迅速发展成为高度致命严重感染。

3. 诊断及治疗

如前所述，GAS 在阴道内定植率约为 0.03%[119]。表 11-5 显示了 GAS 具有很强的侵袭性，因此当发现 GAS 感染时应及时处理。虽然 GAS 可以在血液中迅速传播，但血液培养的阳性率很低。从感染组织中分离出细菌或毒力因子是唯一可靠的实验室检测方法。表 11-3 显示了诊断侵袭性梭菌感染的相关实验室检查。虽然有些实验室检查不能作为诊断 GAS 感染的直接依据，但在高度怀疑严重软组织感染时，它们可以帮助判断有无坏死性筋膜炎[121]。当出现以下实验室检验结果时应警惕坏死性筋膜炎：白细胞计数 > 25×10^9/L，血红蛋白 < 110g/L，血清钠离子 < 135mmol/L，血清肌酐 > 1.6mg/dl，血糖水平 > 180mg/dl[121]。当液体外渗出进入坏死组织时，则出现明显的血液浓缩，提示也提示疾病进展为 DIC 和感染性休克。其他异常检验结果还包括低钙血症，这是由于坏死脂肪组织分解成脂肪酸与钙离子结合发生皂化反应所致[121]。

一旦疑似侵袭性 GAS 感染应立即住院开始静脉注射抗生素治疗，同时留取血液、尿液和子宫内膜样本细菌培养。治疗 GAS 感染首选青霉素类抗生素，碳青霉烯类如美罗培南也可以选用。此外，GAS 毒素的释放高度依赖于蛋白质的合成，因此，应加用抑制蛋白质合成的抗生素，如克林霉素。尤其是当细菌处于生长周期的稳定期时，克林霉素效果甚至优于青霉素[125, 126]。表 11-4 提供了 GAS 所致侵入性感染的抗生素治疗方案。

五、临床决策和处理：关于子宫切除术的思考

在大多数情况下，当严重感染的妇科患者去急诊就诊时医生需很快识别和判断病情，如病情严重甚至危及生命时应送进重症监护室进行救治。救治这些危重症患者，首先需要组建一个包括妇产科医生、重症医学科医生和感染科医生的多学科诊疗团队。因为积极的手术干预通常对挽救患者生命至关重要，在救治严重感染患者时还应尽早咨询妇科肿瘤医生或普通外科医生的相关专业意见。当采集完成各种培养物（包括血液、宫颈和阴道拭子和尿液）后，应立即使用广谱抗生素。产后或流产后的感染患者应取子宫腔内分泌物进行需氧和厌氧的培养。根据患者的临床表现完善相关影像学检查，但这些患者病情往往迅速恶化，如感染严重需要手术干预时应及时处理，不能因为等影像检查结果或细菌培养结果而延误手术时机。

当常规细菌培养阴性时，应收集组织样本进行 PCR 检测，以明确病原菌。对于药物治疗失败、实验室检查指标恶化或尽管给予了抗生素治疗但仍有脓毒症恶化的临床迹象患者都应进行外科干预。遇到这些危重的感染患者时应首先考虑梭状芽孢杆菌、GAS 或金黄色葡萄球菌感染[1]。严重感染病例的治疗包括抗菌药物、支持治疗、血流动力学监测等，但最重要的是控制感染源头。在获得药物敏感结果之前抗菌治疗应经验性选择涵盖革兰阳性、革兰阴性和厌氧微生物的广谱抗生素。大多数临床医生认为最合适的初始方案是联合使用覆盖 MRSA 的万古霉素、覆盖革兰阴性菌的美罗培南，以及对抗厌氧菌并有一定抗病毒作用的克林霉素。一旦有药物敏感结果，就应该调整用药方案，更换更敏感有效的抗生素。表 11-4 列出了侵袭性感染的抗生素治疗方案。

控制感染原发部位是决定治疗成败的关键，尤其是对于出现软组织坏死的严重感染患者而言，单纯的抗生素治疗常常难以控制疾病进展[121]，早期外科手术切除坏死感染组织很重要。例如，产后或流产后的链球菌性中毒休克综合征患者，在治疗早期就要考虑子宫切除术[122]。对于外阴或切口坏死性软组织感染患者，早期广泛的局部清创在治疗上至关重要，所有坏死组织包括覆盖着的皮肤都应切除，彻底清创。在感染严重、病灶广泛的情况下，可能需要多次手术来切除所有坏死组织[121]。表 11-6 列出了妇产科严重感染的外科干预指征。

表 11-6　A 族链球菌、梭状芽孢杆菌及金黄色葡萄球菌引起侵袭性感染切除子宫的指征

主要适应证
• 初始单独使用抗生素治疗 24h 病情无改善
• 经药物保守治疗临床症状迅速恶化
• 有坏死性软组织感染的证据
• 有盆腹腔积脓或脓肿的证据
• 子宫肌层组织内有气体，高度怀疑为梭菌引起的坏死性软组织感染
感染原发灶在子宫
• 产后（剖宫产或顺产）
• 流产后或感染性流产
经过药物治疗，实验室指标提示中毒休克综合征和（或）组织坏死
• 参见表 11-3
脓毒症全身症状
• 脓毒症休克
• 成人呼吸窘迫综合征
• 弥漫性血管内凝血
• 溶血

六、总结

　　梭状芽孢杆菌、金黄色葡萄球菌和化脓性链球菌（GAS）都可引起严重的侵袭性感染，无论对于孕妇和非孕妇都可能是致命的。对于可疑的病例尽快完善相关检查，有助于早期诊断并尽早给予有效医疗干预。抗生素对患者的治疗有着重要作用，推荐含青霉素的联合用药方案，如果怀疑金黄色葡萄球菌感染在获得药敏结果之前应从依据经验使用万古霉素。推荐联合使用克林霉素，它不仅可以治疗潜在的感染，还可以限制毒素的产生和减少炎症反应。此外，碳青霉烯类，如美罗培南，也有很广的抗菌谱，可用以替代青霉素。采用外科手术方法清除感染源及其产生的毒素是治疗坏死性软组织感染和中毒休克综合征的有效手段。严重感染的患者经过积极药物治疗 24h 后，病情没有改善甚至加重者应尽早考虑手术干预，以免错过最佳治疗时机。对于妊娠相关或妇科疾病相关的坏死性软组织感染和中毒休克综合征，子宫切除术往往是必要的甚至是挽救患者生命的唯一手段。综上所述，梭状芽孢杆菌、金黄色葡萄球菌和化脓性链球菌（GAS）都有很强致病性，侵入机体后可能迅速进展，出现一系列临床症状，危害身体健康，病情严重的患者建议在重症监护病房监护，并组织多学科共同救治。

参考文献

[1] Soper DE. Early recognition of serious infections in obstetrics and gynecology. *Clin Obstet Gynecol*. 2012;55(4):858–863.

[2] Andrews WW, Hauth JC, Goldenberg RL. Infection and preterm birth. *Am J Perinatol*. 2000;17(7):357–365.

[3] Goldenberg RL, Culhane JF, Iams JD, Romero R. Epidemiology and causes of preterm birth. *Lancet*. 2008;371(9606):75–84.

[4] Bone RC. The sepsis syndrome. Definition and general approach to management. *Clin Chest Med*. 1996;17(2):175–181.

[5] Busch C, Aktories K. Microbial toxins and the glycosylation of rho family GTPases. *Curr Opin Struct Biol*. 2000;10(5):528–535.

[6] Stevens DL, Bisno AL, Chambers HF, Everett ED, Dellinger P, Goldstein EJ, Gorbach SL, et al. Practice guidelines for the diagnosis and management of skin and soft–tissue infections. *Clin Infect Dis*. 2005;41(10):1373–1406.

[7] Martinez RD, Wilkins TD. Comparison of *Clostridium sordellii* toxins HT and LT with toxins A and B of *C. difficile*. *J Med Microbiol*. 1992;36(1):30–36.

[8] Popoff MR, Chaves–Olarte E, Lemichez E, von Eichel– Streiber C, Thelestam M, Chardin P, Cussac D, et al. Ras, Rap, and Rac small GTP–binding proteins are targets for *Clostridium sordellii* lethal toxin glucosylation. *J Biol Chem*. 1996;271(17):10217– 10224.

[9] Aldape MJ, Bryant AE, Stevens DL. *Clostridium sordellii* infection: Epidemiology, clinical findings, and current perspectives on diagnosis and treatment. *Clin Infect Dis*. 2006;43(11):1436–1446.

[10] Sinave C, Le Templier G, Blouin D, Leveille F, Deland E. Toxic shock syndrome due to *Clostridium sordellii*: A dramatic postpartum and postabortion disease. *Clin Infect Dis*. 2002;35(11):1441–1443.

[11] Sosolik RC, Savage BA, Vaccarello L. *Clostridium sordellii* toxic shock syndrome: A case report and review of the literature. *Infect Dis Obstet Gynecol*. 1996;4(1):31–35.

[12] Fischer M, Bhatnagar J, Guarner J, Reagan S, Hacker JK, Van Meter SH, Poukens V, et al. Fatal toxic shock syndrome associated with *Clostridium sordellii* after medical abortion. *N Engl J Med*. 2005;353(22):2352– 2360.

[13] McGregor JA, Soper DE, Lovell G, Todd JK. Maternal deaths associated with *Clostridium sordellii* infection. *Am J Obstet Gynecol*. 1989;161(4):987–995.

[14] Cohen AL, Bhatnagar J, Reagan S, Zane SB, D'Angeli MA, Fischer M, Killgore G, et al. Toxic shock associated with *Clostridium sordellii* and *Clostridium perfringens* after medical and spontaneous abortion. *Obstet Gynecol*. 2007;110(5):1027–1033.

[15] Meites E, Zane S, Gould C. Fatal *Clostridium sordellii* infections after medical abortions. *N Engl J Med*. 2010;363(14):1382–1383.

[16] Bitti A, Mastrantonio P, Spigaglia P, Urru G, Spano AI, Moretti G, Cherchi GB. A fatal postpartum *Clostridium sordellii* associated toxic shock syndrome. *J Clin Pathol*. 1997;50(3):259–260.

[17] Rorbye C, Petersen IS, Nilas L. Postpartum *Clostridium sordellii* infection associated with fatal toxic shock syndrome. *Acta Obstet Gynecol Scand*. 2000;79(12):1134–1135.

[18] Ho CS, Bhatnagar J, Cohen AL, Hacker JK, Zane SB, Reagan S, Fischer M, et al. Undiagnosed cases of fatal *Clostridium*–associated toxic shock in Californian women of childbearing age. *Am J Obstet Gynecol*. 2009;201(5):459 e451–457.

[19] Wiebe E, Guilbert E, Jacot F, Shannon C, Winikoff B. A fatal case of *Clostridium sordellii* septic shock syndrome associated with medical abortion. *Obstet Gynecol*. 2004;104(5 Pt 2):1142–1144.

[20] Soper DE. Clostridial myonecrosis arising from an episiotomy. *Obstet Gynecol*. 1986;68(3 suppl): 26S–28S.

[21] Hogan SF, Ireland K. Fatal acute spontaneous endometritis resulting from *Clostridium sordellii*. *Am J Clin Pathol*. 1989;91(1):104–106.

[22] Reis T, Chaves C, Soares A, Moreira M, Boaventura L, Ribeiro G. A *Clostridium sordellii* fatal toxic shock syndrome post–medical–abortion in Portugal. In: *21st*

European Congress of Clinical Microbiology and Infectious Diseases, May 7–10, 2011, Milan, Italy.

[23] Harvey H, Meleney FL. A case of infection with *Clostridium sordellii* and gas gangrene treated by penicillin. *Surgery*. 1944;15(4):622–627.

[24] Golde S, Ledger WJ. Necrotizing fasciitis in postpartum patients. A report of four cases. *Obstet Gynecol*. 1977;50(6):670–673.

[25] Shannon C, VM, Chong E, Agnew K, Nucatola D, Newhall E, Sheehan K, Winkoff B. Vaginal and rectal clostridial colonization among women of reproductive age in the United States. *Contraception*. 2010;82:1.

[26] Miech RP. Pathophysiology of mifepristone–induced septic shock due to *Clostridium sordellii*. *Ann Pharmacother*. 2005;39(9):1483–1488.

[27] Ramirez N, Abel–Santos E. Requirements for germination of *Clostridium sordellii* spores in vitro. *J Bacteriol*. 2010;192(2):418–425.

[28] Liggins M, Ramirez N, Magnuson N, Abel–Santos E. Progesterone analogs influence germination of *Clostridium sordellii* and *Clostridium difficile* spores in vitro. *J Bacteriol*. 2011;193(11):2776–2783.

[29] Shannon C, Winikoff B. Comment on "Misoprostol impairs female reproductive tract innate immunity against *Clostridium sordellii*." *J Immunol*. 2008;181(4): 2263–2264.

[30] Bhatnagar J, Deleon–Carnes M, Kellar KL, Bandyopadhyay K, Antoniadou ZA, Shieh WJ, Paddock CD, et al. Rapid, simultaneous detection of *Clostridium sordellii* and *Clostridium perfringens* in archived tissues by a novel PCR–based microsphere assay: Diagnostic implications for pregnancy–associated toxic shock syndrome cases. *Infect Dis Obstet Gynecol*. 2012;2012:972845.

[31] Nakamura S, Yamakawa K, Nishida S. Antibacterial susceptibility of *Clostridium sordellii* strains. *Zentralbl Bakteriol Mikrobiol Hyg A*. 1986;261(3):345–349.

[32] Stevens DL, Bryant AE, Hackett SP. Antibiotic effects on bacterial viability, toxin production, and host response. *Clin Infect Dis*. 1995;20(Suppl 2):S154–157.

[33] Stevens DL, Maier KA, Mitten JE. Effect of antibiotics on toxin production and viability of *Clostridium perfringens*. *Antimicrob Agents Chemother*. 1987;31(2):213–218.

[34] Bryant AE, Stevens DL. Clostridial myonecrosis: New insights in pathogenesis and management. *Curr Infect Dis Rep*. 2010;12(5):383–391.

[35] Stevens DL, Aldape MJ, Bryant AE. Life–threatening clostridial infections. *Anaerobe*. 2012;18(2):254–259.

[36] Knapp O, Maier E, Mkaddem SB, Benz R, Bens M, Chenal A, Geny B, et al. *Clostridium septicum* alpha–toxin forms pores and induces rapid cell necrosis. *Toxicon*. 2010;55(1):61–72.

[37] Holdeman LV, Good IJ, Moore WE. Human fecal flora: Variation in bacterial composition within individuals and a possible effect of emotional stress. *Appl Environ Microbiol*. 1976;31(3):359–375.

[38] Finegold SM, Attebery HR, Sutter VL. Effect of diet on human fecal flora: Comparison of Japanese and American diets. *Am J Clin Nutr*. 1974;27(12): 1456–1469.

[39] Finegold SM, Sutter VL, Sugihara PT, Elder HA, Lehmann SM, Phillips RL. Fecal microbial flora in Seventh Day Adventist populations and control subjects. *Am J Clin Nutr*. 1977;30(11):1781–1792.

[40] Rimawi BH, Graybill W, Pierce JY, Kohler M, Eriksson EA, Shary MT, Crookes B, et al. Necrotizing fasciitis and toxic shock syndrome from *Clostridium septicum* following a term cesarean delivery. *Case Rep Obstet Gynecol*. 2014;2014:724302.

[41] Khoo CL, Meskhi A, Harris CP. Fatal *Clostridium septicum* following medical termination of pregnancy. *J Obstet Gynaecol*. 2013;33(5):530–531.

[42] Thiele EH, Arison RN, Boxer GE. Oncolysis by clostridia. IV. Effect of nonpathogenic clostridial spores in normal and pathological tissues. *Cancer Res*. 1964;24:234–238.

[43] Hill GB, Osterhout S. Experimental effects of hyperbaric oxygen on selected clostridial species. I. In–vitro studies. *J Infect Dis*. 1972;125(1):17–25.

[44] Hermsen JL, Schurr MJ, Kudsk KA, Faucher LD. Phenotyping *Clostridium septicum* infection: A surgeon's infectious disease. *J Surg Res*. 2008;148(1):67–76.

[45] Kornbluth AA, Danzig JB, Bernstein LH. *Clostridium septicum* infection and associated malignancy. Report of 2 cases and review of the literature. *Medicine (Baltimore)*. 1989;68(1):30–37.

[46] Prinssen HM, Hoekman K, Burger CW. *Clostridium septicum* myonecrosis and ovarian cancer: A case report and review of literature. *Gynecol Oncol.* 1999;72(1):116–119.

[47] Lee CH, Hsieh SY. Case report: *Clostridium septicum* infection presenting as liver abscess in a case of choriocarcinoma with liver metastasis. *J Gastroenterol Hepatol.* 1999;14(12):1227–1229.

[48] Haas LE, Tjan DH, van Zanten AR. Fatal *Clostridium septicum* infection in a young pregnant woman. *Neth J Med.* 2006;64(7):254–255.

[49] Cline KA, Turnbull TL. Clostridial myonecrosis. *Ann Emerg Med.* 1985;14(5):459–466.

[50] Gabay EL, Rolfe RD, Finegold SM. Susceptibility of *Clostridium septicum* to 23 antimicrobial agents. *Antimicrob Agents Chemother.* 1981;20(6):852–853.

[51] Wilkins TD, Thiel T. Resistance of some species of *Clostridium* to clindamycin. *Antimicrob Agents Chemother.* 1973;3(1):136–137.

[52] Tally FP, Jacobus NV, Bartlett JG, Gorbach SL. In vitro activity of penicillins against anaerobes. *Antimicrob Agents Chemother.* 1975;7(4):413–414.

[53] Rood JI, Cole ST. Molecular genetics and pathogenesis of *Clostridium perfringens. Microbiol Rev.* 1991;55(4):621–648.

[54] Sugahara T, Takahashi T, Yamaya S, Ohsaka A. In vitro aggregation of platelets induced by alpha–toxin (phospholipase C) of *Clostridium perfringens. Jpn J Med Sci Biol.* 1976;29(5):255–263.

[55] Stevens DL, Troyer BE, Merrick DT, Mitten JE, Olson RD. Lethal effects and cardiovascular effects of purified alpha– and theta–toxins from *Clostridium perfringens. J Infect Dis.* 1988;157(2):272–279.

[56] Bryant AE, Bergstrom R, Zimmerman GA, Salyer JL, Hill HR, Tweten RK, Sato H, et al. *Clostridium perfringens* invasiveness is enhanced by effects of theta toxin upon PMNL structure and function: The roles of leukocytotoxicity and expression of CD11/CD18 adherence glycoprotein. *FEMS Immunol Med Microbiol.* 1993;7(4):321–336.

[57] Gold J, Cates W Jr, Nelson M, Kimball AM, Rochat RW, Chester DA, Tyler CW Jr. A cluster of septic complications associated with illegal induced abortions. *Obstet Gynecol.* 1980;56(3):311–315.

[58] Baltzer J, Geissler K, Gloning KP, Schramm T, Haider M. [*Clostridium* infection in the puerperium following cesarean section]. *Geburtshilfe Frauenheilkd.* 1989;49(11):1010–1013.

[59] Barrett JP, Whiteside JL, Boardman LA. Fatal clostridial sepsis after spontaneous abortion. *Obstet Gynecol.* 2002;99(5 Pt 2):899–901.

[60] Jasnosz KM, Shakir AM, Perper JA. Fatal *Clostridium perfringens* and *Escherichia coli* sepsis following urea–instillation abortion. *Am J Forensic Med Pathol.* 1993;14(2):151–154.

[61] Kirkpatrick CJ, Werdehausen K, Jaeger J, Breining H. Fatal *Clostridium perfringens* infection after normal term pregnancy. *Arch Gynecol.* 1982;231(2):167–170.

[62] Hendrix NW, Mackeen AD, Weiner S. *Clostridium perfringens* sepsis and fetal demise after genetic amniocentesis. *AJP Rep.* 2011;1(1):25–28.

[63] Fray RE, Davis TP, Brown EA. *Clostridium welchii* infection after amniocentesis. *Br Med J (Clin Res Ed).* 1984;288(6421):901–902.

[64] Hovav Y, Hornstein E, Pollack RN, Yaffe C. Sepsis due to *Clostridium perfringens* after second–trimester amniocentesis. *Clin Infect Dis.* 1995;21(1):235–236.

[65] Hamoda H, Chamberlain PF. *Clostridium welchii* infection following amniocentesis: A case report and review of the literature. *Prenat Diagn.* 2002;22(9):783–785.

[66] Adams BN, Lekovic JP, Robinson S. *Clostridium perfringens* sepsis following a molar pregnancy. *Am J Obstet Gynecol.* 2014;210(1):e13–14.

[67] Plachouras N, Sotiriadis A, Dalkalitsis N, Kontostolis E, Xiropotamos N, Paraskevaidis E. Fulminant sepsis after invasive prenatal diagnosis. *Obstet Gynecol.* 2004;104(6):1244–1247.

[68] Ledger WJ, Hackett KA. Significance of clostridia in the female reproductive tract. *Obstet Gynecol.* 1973;41(4):525–530.

[69] Leal J, Gregson DB, Ross T, Church DL, Laupland KB. Epidemiology of *Clostridium* species bacteremia in Calgary, Canada, 2000–2006. *J Infect.* 2008;57(3):198–203.

[70] Braverman J, Adachi A, Lev-Gur M, Fallen S, Rosenzweig M, Greston WM, Kleiner GJ. Spontaneous clostridia gas gangrene of uterus associated with

endometrial malignancy. *Am J Obstet Gynecol*. 1987;156(5):1205–1207.

[71] Kurashina R, Shimada H, Matsushima T, Doi D, Asakura H, Takeshita T. Spontaneous uterine perforation due to clostridial gas gangrene associated with endometrial carcinoma. *J Nippon Med Sch*. 2010;77(3):166–169.

[72] Dylewski J, Wiesenfeld H, Latour A. Postpartum uterine infection with *Clostridium perfringens*. *Rev Infect Dis*. 1989;11(3):470–473.

[73] O'Neill RT, Schwarz RH. Clostridial organisms in septic abortions. Report of 7 cases. *Obstet Gynecol*. 1970;35(3):458–461.

[74] Lamont RF, Sobel JD, Akins RA, Hassan SS, Chaiworapongsa T, Kusanovic JP, Romero R. The vaginal microbiome: New information about genital tract flora using molecular based techniques. *BJOG*. 2011;118(5):533–549.

[75] Jemni L, Chatti N, Chakroun M, Allegue M, Chaieb L, Djaidane A. [*Clostridium perfringens* septicemia]. *Rev Fr Gynecol Obstet*. 1988;83(6):407–409.

[76] Montavon C, Krause E, Holzgreve W, Hosli I. [Uterine gas gangrene through *Clostridium perfringens* sepsis after uterus rupture postpartum]. *Z Geburtshilfe Neonatol*. 2005;209(5):167–172.

[77] Singh S, Angra K, Davis B, Shokrani B. Complication of invasive molar pregnancy with *Clostridium perfringens* sepsis. *Case Rep Obstet Gynecol*. 2014; 2014:282141.

[78] Halpin TF, Molinari JA. Diagnosis and management of *Clostridium perfringens* sepsis and uterine gas gangrene. *Obstet Gynecol Surv*. 2002;57(1):53–57.

[79] Soper DE, Lee SI, Kim JY, McDonald AG. Case records of the Massachusetts General Hospital. Case 35–2011: A 33–year–old woman with postpartum leukocytosis and gram positive bacteremia. *N Engl J Med*. 2011;365(20):1916–1924.

[80] Nadisauskiene RJ, Kliucinskas M, Vitkauskiene A, Minkauskiene M, Vaitkiene D. Puerperal *Clostridium perfringens* sepsis in a patient with granulocytopenia. *Gynecol Obstet Invest*. 2008;65(1):32–34.

[81] Alsammani MA, Ahmed SR, Alsheeha MA, Saadia Z, Khairi SA. Co–infection with *Toxoplasma gondii* and *Clostridium perfringens* in a postpartum woman with uterine gas gangrene: A case report. *J Obstet Gynaecol Res*. 2012;38(7):1024–1027.

[82] Stroumsa D, Ben–David E, Hiller N, Hochner–Celnikier D. Severe clostridial pyomyoma following an abortion does not always require surgical intervention. *Case Rep Obstet Gynecol*. 2011;2011: 364641.

[83] Yang CC, Hsu PC, Chang HJ, Cheng CW, Lee MH. Clinical significance and outcomes of *Clostridium perfringens* bacteremia: A 10–year experience at a tertiary care hospital. *Int J Infect Dis*. 2013;17(11):e955–960.

[84] Lichtenberg ES, Henning C. Conservative management of clostridial endometritis. *Am J Obstet Gynecol*. 2004;191(1):266–270.

[85] Lacey CG, Futoran R, Morrow CP. *Clostridium perfringens* infection complicating chemotherapy for choriocarcinoma. *Obstet Gynecol*. 1976;47(3): 337–341.

[86] Decker WH, Hall W. Treatment of abortions infected with *Clostridium welchii*. *Am J Obstet Gynecol*. 1966;95(3):394–399.

[87] van Bunderen CC, Bomers MK, Wesdorp E, Peerbooms P, Veenstra J. *Clostridium perfringens* septicaemia with massive intravascular haemolysis: A case report and review of the literature. *Neth J Med*. 2010;68(9):343–346.

[88] Todd J, Fishaut M, Kapral F, Welch T. Toxic–shock syndrome associated with phage–group–I staphylococci. *Lancet*. 1978;2(8100):1116–1118.

[89] Davis JP, Chesney PJ, Wand PJ, LaVenture M. Toxic–shock syndrome: Epidemiologic features, recurrence, risk factors, and prevention. *N Engl J Med*. 1980;303(25):1429–1435.

[90] DeVries AS, Lesher L, Schlievert PM, Rogers T, Villaume LG, Danila R, Lynfield R. Staphylococcal toxic shock syndrome 2000–2006: Epidemiology, clinical features, and molecular characteristics. *PLoS One*. 2011;6(8):e22997.

[91] Bartlett P, Reingold AL, Graham DR, Dan BB, Selinger DS, Tank GW, Wichterman KA. Toxic shock syndrome associated with surgical wound infections. *JAMA*. 1982;247(10):1448–1450.

[92] Hajjeh RA, Reingold A, Weil A, Shutt K, Schuchat

A, Perkins BA. Toxic shock syndrome in the United States: Surveillance update, 1979–1996. *Emerg Infect Dis*. 1999;5(6):807–810.

[93] Davis D, Gash-Kim TL, Heffernan EJ. Toxic shock syndrome: Case report of a postpartum female and a literature review. *J Emerg Med*. 1998;16(4):607–614.

[94] Aslam AF, Aslam AK, Thakur AC, Vasavada BC, Khan IA. *Staphylococcus aureus* infective endocarditis and septic pulmonary embolism after septic abortion. *Int J Cardiol*. 2005;105(2):233–235.

[95] Evaldson GR, Fianu S, Jonasson A, Larsson B, Nord CE, Olund AR. Does the hygroscopic property of the laminaria tent imply a risk for ascending infection in legal abortions? A microbiological study. *Acta Obstet Gynecol Scand*. 1986;65(3):257–261.

[96] Klug CD, Keay CR, Ginde AA. Fatal toxic shock syndrome from an intrauterine device. *Ann Emerg Med*. 2009;54(5):701–703.

[97] Herzer CM. Toxic shock syndrome: Broadening the differential diagnosis. *J Am Board Fam Pract*. 2001;14(2):131–136.

[98] Descloux E, Perpoint T, Ferry T, Lina G, Bes M, Vandenesch F, Mohammedi I, et al. One in five mortality in nonmenstrual toxic shock syndrome versus no mortality in menstrual cases in a balanced French series of 55 cases. *Eur J Clin Microbiol Infect Dis*. 2008;27(1):37–43.

[99] Brosnahan AJ, Vulchanova L, Witta SR, Dai Y, Jones BJ, Brown DR. Norepinephrine potentiates proinflammatory responses of human vaginal epithelial cells. *J Neuroimmunol*. 2013;259(1–2):8–16.

[100] Brosnahan AJ, Schlievert PM. Gram positive bacterial superantigen outside-in signaling causes toxic shock syndrome. *FEBS J*. 2011;278(23): 4649–4667.

[101] Parsonnet J, Hansmann MA, Seymour JL, Delaney ML, Dubois AM, Modern PA, Jones MB, et al. Persistence survey of toxic shock syndrome toxin-1 producing *Staphylococcus aureus* and serum antibodies to this superantigen in five groups of menstruating women. *BMC Infect Dis*. 2010;10:249.

[102] Tang YW, Himmelfarb E, Wills M, Stratton CW. Characterization of three *Staphylococcus aureus* isolates from a 17-year-old female who died of tampon-related toxic shock syndrome. *J Clin Microbiol*. 2010;48(5):1974–1977.

[103] Polan ML, Loukides J, Nelson P, Carding S, Diamond M, Walsh A, Bottomly K. Progesterone and estradiol modulate interleukin-1 beta messenger ribonucleic acid levels in cultured human peripheral monocytes. *J Clin Endocrinol Metab*. 1989;69(6):1200–1206.

[104] Gibney RT, Moore A, Muldowney FP. Toxic-shock syndrome associated with post-partum staphylococcal endometritis. *Ir Med J*. 1983;76(2):90–91.

[105] Collet C, Petsaris O, Lafforgue N, Poulain P, Gautier P, Michelet C, Donnio PY. Postpartum toxic shock syndrome due to methicillin-resistant *Staphylococcus aureus* epidemic in community. *Eur J Obstet Gynecol Reprod Biol*. 2009;144(2):184–185.

[106] Katoh H, Ogihara T, Iyori S. Postpartum toxic shock syndrome: A report of a case. *Jpn J Med*. 1988;27(1):71–73.

[107] Green SL, LaPeter KS. Evidence for postpartum toxic shock syndrome in a mother-infant pair. *Am J Med*. 1982;72(1):169–172.

[108] Eschenbach DA, Rosene K, Tompkins LS, Watkins H, Gravett MG. Endometrial cultures obtained by a triple-lumen method from afebrile and febrile postpartum women. *J Infect Dis*. 1986;153(6): 1038–1045.

[109] Parsonnet J, Hansmann MA, Delaney ML, Modern PA, Dubois AM, Wieland-Alter W, Wissemann KW, et al. Prevalence of toxic shock syndrome toxin 1-producing *Staphylococcus aureus* and the presence of antibodies to this superantigen in menstruating women. *J Clin Microbiol*. 2005;43(9):4628–4634.

[110] Stolz SJ, Davis JP, Vergeront JM, Crass BA, Chesney PJ, Wand PJ, Bergdoll MS. Development of serum antibody to toxic shock toxin among individuals with toxic shock syndrome in Wisconsin. *J Infect Dis*. 1985;151(5):883–889.

[111] LeRiche T, Black AY, Fleming NA. Toxic shock syndrome of a probable gynecologic source in an adolescent: A case report and review of the literature. *J Pediatr Adolesc Gynecol*. 2012;25(6):e133–137.

[112] Stevens DL, Gibbons AE, Bergstrom R, Winn V.

The eagle effect revisited: Efficacy of clindamycin, erythromycin, and penicillin in the treatment of streptococcal myositis. *J Infect Dis.* 1988;158(1):23–28.

[113] Barry W, Hudgins L, Donta ST, Pesanti EL. Intravenous immunoglobulin therapy for toxic shock syndrome. *JAMA.* 1992;267(24):3315–3316.

[114] Krakauer T, Buckley M. The potency of anti-oxidants in attenuating superantigen–induced proinflammatory cytokines correlates with inactivation of NF–kappaB. *Immunopharmacol Immunotoxicol.* 2008;30(1):163–179.

[115] Dixit S, Fischer G, Wittekind C. Recurrent menstrual toxic shock syndrome despite discontinuation of tampon use: Is menstrual toxic shock syndrome really caused by tampons? *Australas J Dermatol.* 2013;54(4):283–286.

[116] Wyklicky H, Skopec M. Ignaz Philipp Semmelweis, the prophet of bacteriology. *Infect Control.* 1983;4(5):367–370.

[117] O'Loughlin RE, Roberson A, Cieslak PR, Lynfield R, Gershman K, Craig A, Albanese BA, et al. The epidemiology of invasive group A streptococcal infection and potential vaccine implications: United States, 2000–2004. *Clin Infect Dis.* 2007;45(7):853–862.

[118] Kramer HM, Schutte JM, Zwart JJ, Schuitemaker NW, Steegers EA, van Roosmalen J. Maternal mortality and severe morbidity from sepsis in the Netherlands. *Acta Obstet Gynecol Scand.* 2009;88(6):647–653.

[119] Mead PB, Winn WC. Vaginal–rectal colonization with group A streptococci in late pregnancy. *Infect Dis Obstet Gynecol.* 2000;8(5–6):217–219.

[120] Stefonek KR, Maerz LL, Nielsen MP, Besser RE, Cieslak PR. Group A streptococcal puerperal sepsis preceded by positive surveillance cultures. *Obstet Gynecol.* 2001;98(5 Pt 1):846–848.

[121] Anaya DA, Dellinger EP. Necrotizing soft–tissue infection: Diagnosis and management. *Clin Infect Dis.* 2007;44(5):705–710.

[122] Rimawi BH, Soper DE, Eschenbach DA. Group A streptococcal infections in obstetrics and gynecology. *Clin Obstet Gynecol.* 2012;55(4):864–874.

[123] Deutscher M, Lewis M, Zell ER, Taylor TH Jr, Van Beneden C, Schrag S. Incidence and severity of invasive *Streptococcus pneumoniae*, group A *Streptococcus*, and group B *Streptococcus* infections among pregnant and postpartum women. *Clin Infect Dis.* 2011;53(2):114–123.

[124] Brown EJ. The molecular basis of streptococcal toxic shock syndrome. *N Engl J Med.* 2004;350(20):2093–2094.

[125] Zimbelman J, Palmer A, Todd J. Improved outcome of clindamycin compared with beta–lactam antibiotic treatment for invasive *Streptococcus pyogenes* infection. *Pediatr Infect Dis J.* 1999;18(12):1096–1100.

[126] Schlievert PM, Kelly JA. Clindamycin–induced suppression of toxic–shock syndrome–associated exotoxin production. *J Infect Dis.* 1984;149(3):471.

第12章 子宫内膜异位症
Endometriosis

Ceana Nezhat　Pavan Ananth　Dahlia Admon　**著**

刘 艳　吴美瑶 **译**　　生秀杰 **校**

一、概述

子宫内膜组织（腺体和间质）出现在子宫体以外的部位时，称为子宫内膜异位症，简称内异症。这些受激素影响的组织会引起局部的炎症反应，伴随血管生成、粘连形成、组织纤维化和解剖结构的改变。子宫内膜异位症影响了6%～10%的育龄女性，其临床特点通常包括痛经、性交痛、慢性盆腔痛和（或）生育能力低下。初潮前和绝经后患者也有被报道，有时在无症状患者中也偶有发现。痛经、不孕或两者皆有的患者中，其发病率高达50%，这种疾病状态会使人虚弱并导致生活质量下降。此外，在美国它还是妇科患者入院的一个主要原因，仅在2004年住院费用就超过30亿美元[1]。

目前关于其发病机制有几种学说，但没有一个学说可以准确解释其临床表现的多样性。最被广泛接受的学说是经血逆流学说，其认为在位子宫内膜细胞脱落并经输卵管进入腹腔。其他学说包括体腔上皮化生学说、苗勒氏管生发学说、淋巴及静脉播散学说[2]。

子宫内膜异位症通常被认为是一种慢性炎症，根据病灶定植的部位不同，临床表现多种多样。在一些非典型病例中，它甚至表现为外科急症。子宫内膜异位症合并盆腔痛、盆腔炎、异位妊娠、卵巢囊肿和附件扭转，这些在本书其他章节都有深入的论述。本章重点介绍与子宫内膜异位症相关的急症，并将以病例报道的形式凸显其临床特点。

二、妇科内异症

子宫内膜异位症最常见于盆腔，常累及一侧或双侧卵巢。有研究统计约54.9%累及卵巢，其他常见的累及部位分别是子宫阔韧带后叶（35.2%）、膀胱子宫陷凹（34.6%）、子宫直肠陷凹（34.0%）

和子宫骶韧带（28.0%）[3]。

虽然罕见，但子宫内膜异位症还可以累及宫颈和阴道（1.6%～2.4%）。在某些病例中，它在临床症状和细胞学检查上甚至表现为类似恶性肿瘤的特点（图12-1）。

Yokota等报道了1例宫颈子宫内膜囊性病变破裂大出血的病例[4]（图12-2），患者是一位既往有重度痛经史的37岁未产妇，无明显诱因出现阴道流血，体格检查联合超声检查提示宫颈后方囊性包块破裂出血可能，MRI提示宫颈表面可见一个直径2cm的囊肿、子宫后壁腺肌症。

尝试予缝扎及阴道填塞止血均失败，遂急诊行子宫动脉栓塞术，累计总出血约1500ml。随后择期行宫颈锥切术和子宫内膜活检术，组织学诊断确定为子宫内膜异位症。

文献中还报道了另外6例类似的病例，其中5例均表现急性阴道大出血，且既往均无出血病史。为了止血，其中2例患者采用子宫颈切除术，其余患者均行全子宫切除术[4]。

导致阴道大出血的原因有很多，但作为急救人员还应考虑到宫颈的子宫内膜异位症这种可能的、罕见的情况。

子宫内膜异位症囊肿破裂导致自发性腹腔积血是子宫内膜异位症急诊的另一种表现方式。Fiadjoe等报道了1例子宫内膜异位症侵犯子宫动脉而导致盆腔大量出血的病例[5]。

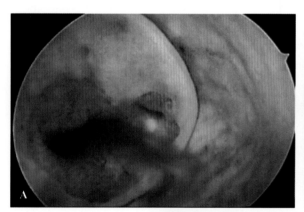
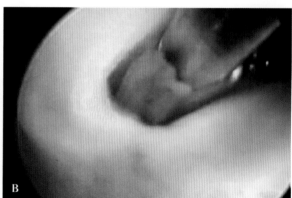
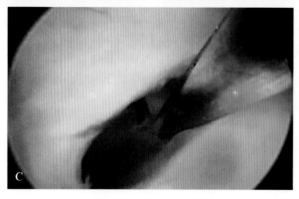

▲ 图 12-1　子宫内膜异位症

A. 阴道镜显示阴道左侧壁蓝色内异症病变；B. 宫腔镜剪刀剪开后，可见巧克力色液体流出；C. 排空内异症液体后的囊腔（图片由 Osama Shawki 提供）

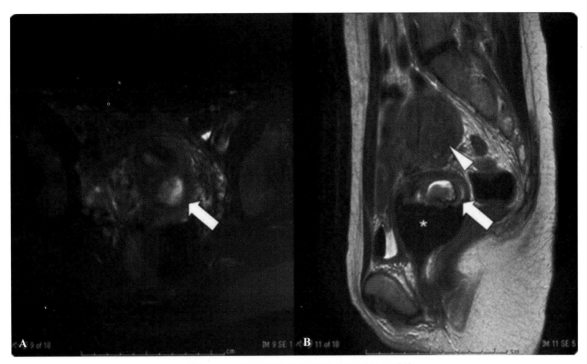

▲ 图 12-2　宫颈子宫内膜异位病灶磁共振成像

经许可引自 Yokota N, Yoshida H, Sakakibara H, et al. A severe vaginal hemorrhage caused by cervical endometriosis. *Am J Obstet Gynecol*. 2008；199（1）：e12–3.[4]

　　患者是一位 39 岁无痛经史、无性交痛、无排卵的未产妇，子宫输卵管造影显示单侧输卵管阻塞，因原发性不孕症计划行腹腔镜检查。拟行手术前患者因严重的腹痛及背部疼痛，并伴有恶心和呕吐就诊于急诊室，此时患者正处于月经期，体格检查提示腹肌紧张、压痛。超声检查提示盆腹腔可见游离液体，考虑血性可能。实验室检查提示贫血，血红蛋白为 7.6g/dl。经过普外科、妇科会诊后，考虑囊肿破裂出血可能，但因患者生命体征平稳，血流动力学稳定，于是采取了保守治疗并输注了 2U 红细胞。然而，在随后的 24h 内患者出现病情恶化，遂行腹腔镜手术探查。

　　腹腔镜探查见腹腔积血约 4.0L，于是中转开腹。术中探查发现右侧卵巢子宫内膜异位症，病灶同时侵犯右侧阔韧带、盆壁、右侧子宫动脉，盆腔严重粘连、子宫直肠陷窝封闭，右侧子宫动脉因内异症病灶侵犯破裂可见活动性出血。手术达到了止血效果，同时行右侧输卵管卵巢切除术。由于该病例的复杂性，包括妇科、胃肠外科、泌尿外科等多学科团队参与其中。术后该患者转入重症监护室，并给予输注红细胞 6IU 及新鲜冰冻血浆 4IU，于术后第 7 天恢复出院。

　　文献也报道了其他类型子宫内膜异位症引起的腹腔出血病例，包括 1 例子宫内膜异位症侵犯子宫动脉导致子宫动脉破裂出血的病例。侵犯其他部位如输卵管、宫角、阔韧带和子宫浆膜面出血的病例也有被报道。

　　既往有子宫手术史的患者，子宫破裂最常见于妊娠期，可以是在分娩前也可以在分娩时。尤其是那些有穿透子宫肌层全层的手术史的患者更容易发生子宫破裂（如子宫底部肌瘤剔除、古典式剖宫产）。子宫腺肌症是指子宫内膜组织异位到子宫肌层，是子宫内膜异位症的一种特殊亚型，由于这些子宫内膜腺体和间质促进血管生成，并持续对全身和局部激素产生反应，从而引起子宫肌层的炎症及出血，常常表现为严重的痛经和月经量过多。据估计，子宫腺肌症的发病率为25%～65%，通常与子宫内膜异位症或子宫平滑肌瘤并存。Peng 等报道了 1 例由子宫腺肌症导致的非妊娠无瘢痕的自发性子宫破裂病例 [6]。

患者是一位 39 岁的未孕妇，因急性弥漫性腹痛和晕厥急诊科就诊。患者既往体健、无手术史，查体提示血压低、心率快，伴有急腹症症状，实验室检查提示有重度贫血和凝血酶原时间延长，尿妊娠试验阴性，盆腔超声及 CT 检查提示子宫增大，子宫后壁腺肌症改变，多发子宫肌瘤，大量盆腹腔积液。因考虑患者低血容量休克、腹腔内出血可能，立即行剖腹探查。术中见腹腔积血 4.5L，子宫膨大破裂，子宫体宫颈交界的后方自发性裂伤，遂行腹式全子宫切除术。术中输注全血及红细胞总计 12IU，标本组织病理学检查证实子宫破裂部位子宫腺肌症。这个病例很少见，因为该患者无子宫破裂的高危因素，这说明子宫腺肌症也可导致危及生命的腹腔内出血，这是急救人员处理血流动力学不稳定并发急腹症的女性时需要考虑的重要问题。在这种情况下，应该尽快考虑手术干预 [6]。

三、肠道内异症

子宫内膜异位症生殖器外最常见累及的部位是肠道，可以表现为肌层或黏膜层的深层浸润病变，或表现为肠浆膜或浆膜下的浅表病变，占子宫内膜异位症的 3.8%～37%。最常见累及的是乙状结肠，其次是直肠、回肠、阑尾和盲肠，很少累及胃和横结肠。虽然有些患者表现为经期腹泻、便血、便秘、腹胀等症状，但其主要症状为排便困难、深部性交痛和慢性盆腔痛 [7]。

子宫内膜异位症也可引起肠梗阻和肠穿孔，Baden 等报道了 1 例急性肠梗阻的病例。患者 31 岁，自 17 岁开始有长期慢性腹痛和便秘病史，患者曾于胃肠外科就诊并行影像学检查、血液检查和结肠镜检查，结果均未见明显异常。1 个月前，患者曾因恶心、食欲减退、便秘 10 天、排便困难入住普外科，当时血液检查均在正常范围内，腹部 X 线片提示便秘可能，于是给予灌肠、口服泻药对症保守治疗后出院。

随后，患者再次就诊，诉腹痛、腹胀和恶心不适，查体生命体征平稳，腹胀、压痛，叩诊呈鼓音、肠鸣音活跃。腹部 X 线片、腹部 CT 提示盲肠扩张，大小约 7cm，并伴有乙状结肠梗阻及近端扩张。尝试急诊结肠镜检查以排除梗阻，但结肠镜不能越过梗阻物进入肠管。考虑盲肠穿孔可能性大，遂立即行急诊剖腹探查术。术中，外科医生探查考虑乙状结肠病变，不除外恶性肿瘤可能。于是行乙状结肠切除术，并行一期吻合和回肠造口术。有趣的是术中并没有发现其他腹部或盆腔的病变。

组织病理学提示肠壁广泛纤维化和硬化，乙状结肠表面可见一大小约 4.4cm 的肿物，未累及黏膜层，镜下提示符合子宫内膜异位症。患者术后恢复良好，1 周后出院，嘱患者 3 个月后返院还纳回肠。

该病例的关键点在于患者是一名育龄期女性，但其症状在青春期就开始出现了，这是子宫内膜异位症的典型表现。如果能早诊断、早治疗，可能就可以避免患者多次反复急诊就诊，也可能避免急诊剖腹探查术和广泛肠切除和回肠造口术。肠壁上发现的大量纤维化病灶与子宫内膜异位症的慢性炎症表现一致，揭示了子宫内膜异位症进展及其缩窄性病变的本质[8]。

另一个病例是一位 26 岁既往有子宫内膜异位症病史的未孕患者，因便秘 5 天，伴有严重的弥漫性腹痛、恶心呕吐不适，前来急诊就诊，CT 提示乙状结肠壁增厚，并伴有近端结肠的扩张。尝试灌肠和手动解除，但均未成功。经普外科、胃肠外科、妇科会诊后，考虑子宫内膜异位症病灶压迫导致的大肠狭窄。于是给患者进行了可弯曲的乙状结肠镜检查，并放置结肠支架。随后患者出院，并嘱定期门诊随访。

在患者随访过程中发现支架嵌入结肠肌层，不能直接取出，最后在妇科和外科团队的合作下，患者接受了节段性肠切除术（图 12-3）。这就强调了医生对严重子宫内膜异位症的各种临床表现进行及时干预的重要性。

也有报道由肠道子宫内膜异位症导致的小肠梗阻和肠穿孔的病例。Torralba-Morón 等报道了 1 例 77 岁绝经后女性出现发热、便秘、呕吐和腹痛症状，腹部 CT 提示回肠穿孔合并宫腔感染，最终导致宫腔脓肿和败血症。Torralba-Morón 还报道了 1 例既往无子宫内膜异位症病史的 39 岁患者，也同样出现了发热、便秘、呕吐和腹痛的症状，CT 提示多处不明来源的盆、腹腔积液，可见气液平面，考虑感染可能。后来行回肠切除术治疗，术后病理标本发现小肠、大肠、阑尾的黏膜层及肌层均可见子宫内膜异位症病灶，子宫内膜异位症侵犯黏膜层约占 10%。因此，小肠镜或结肠镜并不能排除此类肠道子宫内膜异位症[9-11]。

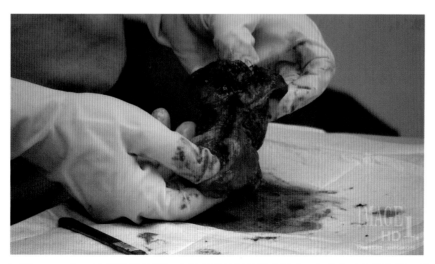

▲ 图 12-3　（KT 直肠乙状结肠）直肠乙状结肠切除术标本，见直肠支架嵌入结肠壁

大部分肠道内异症患者术前常表现为急性腹痛，术中内异症种植病灶常被认为恶性肿瘤，最后病理证实为子宫内膜异位症，从而导致了非必要性的肠切除。因此，了解肠道子宫内膜异位症可表现为急腹症或呈现类似肿瘤样改变，更有助于患者得到更好的诊治[12]。

子宫内膜异位症也会引起阑尾病变，阑尾型子宫内膜异位症的发病率约 0.8%，它可以呈现不同的临床表现，从典型的急性阑尾炎表现到不典型的症状甚至无症状。急性炎症可由阑尾管腔受压导致的完全性或部分管腔阻塞引起（如来源于卵巢的子宫内膜异位症病灶）或由阑尾浆肌层内异症病灶导致的周期性出血所致的水肿、纤维化、梗阻引起。阑尾肠套叠非常罕见，发病率为 0.01%，可能与异物、炎症、息肉、肿瘤、子宫内膜异位症有关。阑尾部分肥大是由慢性炎症和增生引起的，该段阑尾蠕动过强从而导致阑尾肠套叠，尤其是当阑尾近端管腔较宽且系膜脂肪较少或无脂肪的时候。这类患者可能无症状，也可能表现为数周或数月内间歇性下腹痛、恶心、呕吐、黑便、便秘或发热。及时、准确地诊断并行腹腔镜阑尾切除术，可避免反复就医、频繁的射线暴露、阑尾破裂导致的脓毒症或脓毒症休克[13]。

虽然子宫内膜异位症累及胃肠道黏膜并不常见，但一旦发生则可引起明显症状。在一项由 80 名不明原因导致的严重持续性便血患者组成的队列研究中，28 名患者为女性，急诊结肠镜检查术后病理均证实为子宫内膜异位症。该研究中患者均已持续出血 6h，并因失血过多收治重症监护室，他们均被输注了红细胞 6.5IU，且为了明确出血原因，患者均进行了肛门镜检查、硬式结肠镜检查、鼻胃管吸引。这表明子宫内膜异位症可能是严重、难治性直肠出血的原因，应进行鉴别诊断，特别是那些病史及体征相同的患者[14]。

四、泌尿系内异症

子宫内膜异位症累及生殖道外第二常见的部位是泌尿道，占 0.3%～12%。其中累及膀胱最常见，占 80%～90%，输尿管约占深部浸润子宫内膜异位症的 50%，肾脏和尿道子宫内膜异位症罕见，发病率分别为 4% 和 14%，囊泡性子宫内膜异位症通常表现为非特异性症状，如腰痛、耻骨痛或尿路刺激征。因其诊断较困难，常常导致治疗延迟 4.5 年左右。不到 20% 的患者合并周期性或月经期血尿。输尿管子宫内膜异位症通常无症状的，但可导致无症状性梗阻性尿路病变，并最终导致无症状性肾衰竭[15, 16]。

在极少数情况下，患者表现为急性发作的疼痛。Deprest 等报道了 1 例 46 岁既往因子宫内膜异位症行左侧卵巢切除的患者，在停用孕激素维持治疗后出现了急腹症。MRI 提示梗阻部位有出血性病变，置入输尿管 D-J 管支架后，继续孕激素治疗后，患者症状消失[17]。

图 12-4A 至 C 显示了累及输卵管外膜的子宫内膜异位症，压迫输尿管导致梗阻性尿路病变。

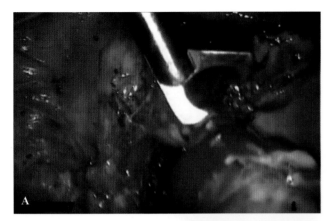
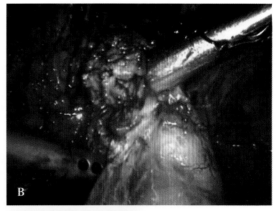
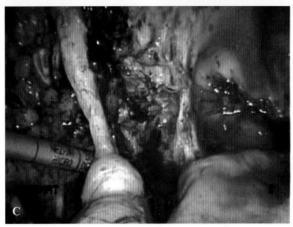

▲ 图 12-4　累及输卵管外膜的子宫内膜异位症

A. 子宫内膜异位症导致的输尿管积血。切开导致输尿管梗阻的肿块后可见巧克力色液体流出。B.（L hydro before ET）左侧输尿管远端被子宫内膜异位症及纤维化组织包裹，输尿管近端积水。C.（L hydro after ET）小心分离输尿管并使其蠕动，狭窄处清晰可见，可见输尿管近端持续扩张

　　其他的病例中，患者在得到适当的治疗前常多次于急诊就诊，这些延迟诊断增加了肾脏不可逆损伤的可能性。一位 44 岁患者，无内、外科疾病史，出现经期反复的右侧腰痛，急诊 CT 提示右侧输尿管、右肾积水，考虑原发性输尿管狭窄，行右侧输尿管远端球囊扩张术后出院。但下一次月经来潮时患者因再次出现类似症状就诊，虽然在门诊经过多名医生的评估，但仍然没有得到明确的诊断。后再次就诊急诊科，检查仍然提示右侧输尿管、右肾积水，但 1 周后症状自行消失。最后在多次就诊中，阴道超声检查提示右侧子宫骶韧带结节性病变，诊断性腹腔镜检查发现右侧输尿管可见深部浸润子宫内膜异位症，且右侧输尿管远端周围可见致密纤维化粘连。虽然输尿管没有完全梗阻或黏膜受累，但子宫内膜异位症累及输尿管引起的周期性外源性压迫，导致输尿管积水从而诱发剧烈疼痛[18, 19]。

　　医护人员必须考虑到子宫内膜异位症是不明原因的单侧或双侧输尿管远端梗阻的一个原因，从而有利于早诊断和保护肾脏功能[20]。

五、胸腔内异症

子宫内膜异位症在盆腹腔外最常见累及的部位是胸腔，种植的部位可在肺实质内、胸膜表面或横膈膜上。胸部子宫内膜异位症（thoracic endometriosis syndrome，TES）可以有多种临床和影像学表现，包括月经性气胸、月经性血胸、月经期咯血、月经性肺结节。因此，TES 患者经常以急性胸痛、咳嗽、气促等症状就诊于急诊科。胸部疾病可以单独发生，但 TES 中有 50%～84% 通常伴有广泛的盆腔子宫内膜异位症 [21-23]。

由于 TES 的临床表现可能是多种多样的，且其与月经的关系不容易被辨别发现，因此对临床保持高度质疑是确保及时诊断的必要条件。虽然对 TES 的鉴别诊断很广泛，但将 TES 与其他类似症状的疾病区分的特征包括与月经的关系、症状是否以右侧为主、年轻、有无复发、是否有不孕病史 [24, 25]。

在紧急情况下，治疗通常不受病因的影响，治疗的目的是维持患者的呼吸状态稳定，而且由咯血而导致危及生命的情况一般很少见。虽然少见，但 TES 也可以表现为急腹症，如下例所示。

一位 28 岁的女性患者因经期右侧胸肩痛，突发上腹痛和呕吐就诊于急诊，18 个月前患者开始反复出现明显的气胸、咯血、胸痛和发热，且每次都伴随月经期出现，最后患者接受了双侧胸尖切除术。查体发现患者血压低、心率快，伴有腹肌紧张、全腹压痛及反跳痛。胸部 X 线检查提示右膈下可见游离气体，考虑腹腔脏器穿孔可能，立即行剖腹探查术。术中发现右侧结肠旁沟可见浑浊游离液体，但是并没有发现明显盆腔、腹腔的病变，术中没有探查膈面。患者术后恢复良好，直到下一个月经周期，患者再次出现发热、咯血、右侧血胸。于是患者再行开胸右肺活检，病理结果提示右肺基底部可见出血及嗜酸性浸润，符合子宫内膜异位症。腹膜炎可能是由于横膈开窗或子宫内膜异位症侵犯膈肌导致膈肌缺损，从而使胸腔液体流入腹腔所致。患者随后开始使用促性腺激素释放激素激动药（gonadotropin releasing hormone agonist，GnRH-a）抑制月经来潮以缓解患者的症状。

虽然本病例极为罕见，但它生动地说明了如何理解子宫内膜异位症的病理生理过程，并如何鉴别受子宫内膜异位症影响的患者，这将有助于患者的早诊断和早治疗 [26]。

六、产科相关内异症

所有前面提到的子宫内膜异位症相关及急诊情况也可以发生在妊娠期。事实上，其中有一些情况在妊娠期更为常见，包括自发性子宫破裂、自发性肠穿孔、急性阑尾炎和自发性腹膜炎［常被称为妊娠期自发性腹腔内出血（spontaneous hemoperitoneum in pregnancy，SHiP）］[20, 27-31]。

对于这些并发症发生的原因，目前有几种机制解释。慢性炎症反应使组织和血管变得更加脆弱，随着子宫扩张，粘连对周围组织的牵拉，蜕膜化子宫内膜异位症组织侵犯血管壁以及受周围脏器压迫，导致组织破裂。

这些并发症的发生率可能被低估了，所以真正的患病率很难确定。因此，由于子宫内膜异位症的不可预测性和罕见性，目前还没有针对性的干预措施来监测有子宫内膜异位症病史患者的妊娠情况。然而，急诊医务人员应高度重视并意识到产科患者的风险在增加，并应了解如何适当地管理这些风险[32]。

诊断是基于详细的病史和全身的体格检查，超声检查是一种安全、首选的检查方法，因为它还能同时用作胎儿的评估。尽管钆对比剂能穿透胎盘，并聚集在羊水中，应尽量避免使用，但当超声检查不确定时，MRI 检查是一种很有用的辅助检查方法。CT 检查通常也被认为在妊娠期是安全的，尤其在妊娠晚期，因为胎儿受到的辐射量低于致畸阈值，但它仍然不是首选方法。

如果需要手术干预，最好在妊娠中期由了解妊娠生理变化的外科医生主刀，考虑到微创手术诸多好处，腹腔镜手术在可行的情况优于开腹手术[33]。

七、其他

子宫内膜异位症很少伴有腹水，这就给诊断带来了挑战。腹水通常与恶性肿瘤相关，当腹水伴有附件包块、CA125 升高时，这种情况高度怀疑恶性肿瘤，而 CA125 升高也常见于子宫内膜异位症患者。图 12-5A 和 B 为 1 例此类患者的 CT 检查。腹水常见的原因如心脏、肝脏或肾脏疾病、严重营养不良或感染（如播散性结核、自发性细菌性腹膜炎），这些可以通过实验室或影像学检查排除，但要确诊是否为恶性肿瘤，则需要组织病理学。

Magalhães 等对文献中 38 例确诊为子宫内膜异位症育龄期女性进行了系统性回顾分析，她们均表现为不明原因的腹水，其中 8 例腹水急性发作，24 例腹水逐渐发作，6 例腹水具体不详。这些腹水性状最常见的描述为"血性"，但也有一些报道将其描述为黄色、透明黄色、棕绿色或斑点状，液体总量为 4.2～7L。11 例患者同时合并胸腔积液。在报道的大多数病例中，CA125 水平是升高的，数值范围为 49～5000U/ml，这些患者最常见的临床表现是腹胀，其他的体征和症状为腹痛或压痛、可触及的腹部包块、呼吸短促、低血容量、体重减轻、恶心或呕吐、虚弱等不适或者恶病质（食欲减退）[34]。

Nezhat 等报道了 1 例苔藓型子宫内膜异位症，是一种独特的子宫内膜异位症亚型[33]。患者是一位 26 岁的尼日利亚籍未产妇，表现为腹痛和腹胀加重，术前超声提示子宫及卵巢正常，左侧卵巢附近异常回声团，盆腹腔大量游离液体。实验室检查提示肝功能、CA125 均在正常范围内。3 年

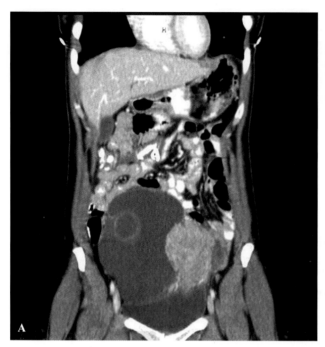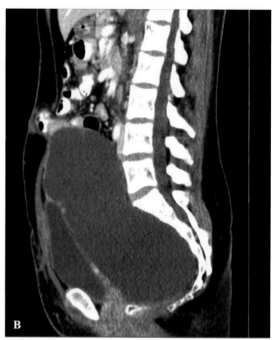

▲ 图 12-5　子宫内膜异位症 CT 图

冠状位（A）和矢状位（B）图示一名育龄期女性盆腹腔积液，组织学证实子宫内膜异位症，无恶性肿瘤证据

前患者曾出现过类似的症状，并行剖腹探查术，术中引流出 7L 血性腹水，且盆腔可见子宫内膜异位症，术后给予患者戈舍瑞林和甲羟孕酮治疗，后因备孕而停用。

当出现反复腹水时如果考虑子宫内膜异位症可能，可以先采用小孔腹腔镜探查，而不是直接行二次剖腹探查术。本例术中吸引出深棕色液体约 7.8L，盆腔腹膜可见广泛橄榄绿色囊性病灶（图 12-6 至图 12-8）。

由于纤维化和粘连，盆腔解剖结构严重扭曲。

这些囊性病灶可予腹膜剥离、二氧化碳激光切除、中性氩等离子消融处理（PlasmaJet；Plasma Surgical，Roswell，GA）。腹水检查提示镜下红细胞周边可见散在含铁血黄素巨噬细胞分布，橄榄绿色苔藓样病灶的组织学提示密集的含铁血黄素巨噬细胞分布和罕见的子宫内膜异位症[35]。

子宫内膜异位症相关腹水的病理生理学变化，目前被认为是由于子宫内膜异位囊肿破裂刺激腹膜反应，从而导致广泛的纤维化和炎症。而腹水可能是由于渗出液的快速产生，膈下淋巴回流阻塞导致重吸收减少所致。

本病例说明了当患者因出现症状就诊急救医疗单位时，往往并不会第一时间被考虑为妇科恶性肿瘤，对急诊科医生和妇科医生来说，考虑子宫内膜异位症也可引起腹水是非常重要的。因为这样不仅有利于早诊断，还可以让患者得到及时的治疗，并抓住最佳的手术时机。由于患者绝大部分是育龄期女性，特别是对于那些未生育的患者来说，治疗方案更倾向于保守手术治疗。对于手术技术熟练的外科医生来说，也可以采用微创手术，不仅可以避免开腹手术，还可能降低相关并发症的风险[36, 37]。

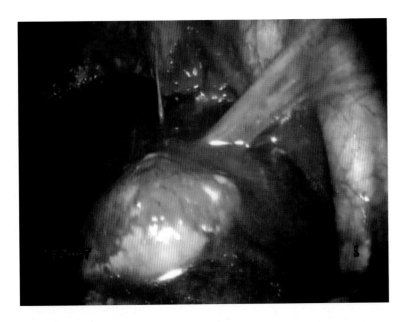

◀ 图 12-6　苔藓样子宫内膜异位症
右侧圆韧带、盆腔侧壁和子宫浆膜上可见厚而深棕色的腹水和橄榄绿的子宫内膜异位症病变

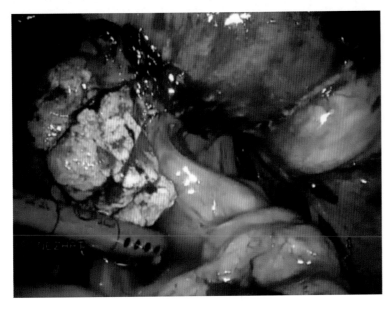

◀ 图 12-7　左侧输卵管与子宫、乙状结肠致密粘连，伞端可见明显炎症改变

　　当患者合并多种疾病时，子宫内膜异位症的诊断就更具挑战了。例如，一位 29 岁的未孕患者，既往有重度子宫内膜异位症病史，1 年前曾手术治疗，后拟行体外受精辅助生殖。患者促排卵和取卵后，出现腹痛并逐渐加重，收住院密切观察及对症止痛治疗。当时查体患者并没有腹膜刺激征，超声检查提示附件区可见混合回声团，周边可见血流信号，盆腔可见少量积液。查体及辅助检查暂不支持卵巢过度刺激综合征诊断，但患者的腹痛加剧，于是行腹腔镜探查术。术中见左侧卵巢多发囊肿，左侧输卵管积血，左侧附件部分扭转（图 12-9），遂行左侧卵巢囊肿剥除术、左侧输卵管切除术、盆腔粘连松解术以恢复正常解剖。最后组织病理学提示左侧输卵管多发子宫内膜异位囊肿、功能性囊肿、子宫内膜异位症。本例中促排卵促使了既往有子宫内膜异位症病史合并功能性囊肿的患者子宫内膜异位症复发。

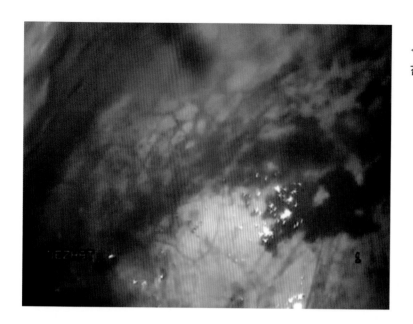

◀ 图 12-8　左侧前腹壁可见橄榄绿色
苔藓样子宫内膜异位症病灶

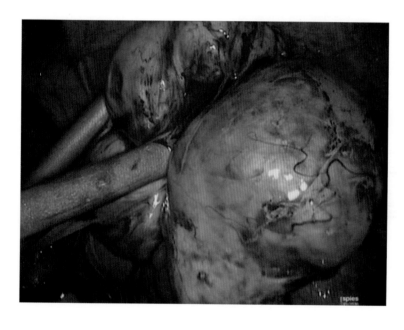

◀ 图 12-9　左侧卵巢多发囊肿、输卵
管积血、扭转

　　另一例是一位 37 岁的女性患者，既往有重度子宫内膜异位症病史，表现为反复的盆腔脓肿。患者初始治疗采用的是腹腔镜手术，切除子宫内膜异位症病灶、盆腔粘连松解。虽然手术困难但并不复杂，患者术后恢复良好，术后第 2 天就出院了。术后第 18 天，患者因突发急性下腹痛伴恶心不适就诊于急诊科，实验室检查提示白细胞升高，CT 提示可疑盆腔包块，无穿刺引流指征，口服抗生素保守治疗失败后患者被收住院治疗。入院后行腹腔镜探查，术中见输卵管与卵巢粘连，并形成包裹性积液。双侧输卵管扩张肿胀，右侧输卵管积脓并可见大量脓液流出。因患者委托人拒绝输卵管切除，遂行广泛盆腔冲洗，并留置 Jackson-Pratt 引流管，术后继续使用抗生素，患者术后恢复良好并出院。

4 个月后患者因脓毒症再次就诊于急诊科，CT 表现与输卵管—卵巢脓肿相符，静脉注射抗生素治疗无效后患者再次行手术治疗，术中见双侧输卵管—卵巢脓肿（图 12-10），于是行腹腔镜下双侧输卵管切除术以及广泛盆腔粘连松解术以恢复正常解剖。术后继续使用抗生素，恢复良好后出院，且门诊随访未见明显异常。

由于子宫内膜异位症慢性炎症的特点，患者常常伴有明显的盆腹腔纤维化和粘连，这可能是影响患者术后恢复的一个原因，同时也突出了子宫内膜异位症在妇科急诊中的重要作用。

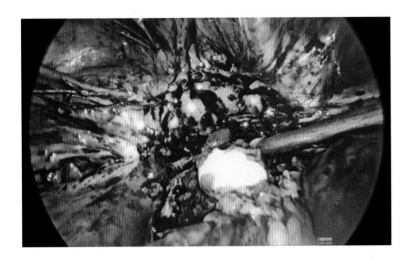

◀ 图 12-10　输卵管—卵巢脓肿
（输卵管积脓）可见严重的盆、腹腔粘连和纤维化，同时左侧输卵管可见脓性液体流出

参考文献

[1] Burney R, Guidice C. Endometriosis. In: Nezhat CR, Nezhat FH, Nezhat CH, eds, *Nezhat's Video-Assisted and Robotic-Assisted Laparoscopy and Hysteroscopy*, 4th ed. New York: Cambridge University Press, 2013, 252–312.

[2] Nezhat CR, Berger GS, Nezhat F, Buttram, VC Jr, Nezhat CH, eds, *Endometriosis: Advanced Management and Surgical Techniques*. New York: Springer–Verlag, 1995, 3–61.

[3] Jenkins S, Olive DL, Haney AF. Endometriosis: Pathogenetic implications of the anatomic distribution. *Obstet Gynecol*, 1986;67(3):335–8.

[4] Yokota N, Yoshida H, Sakakibara H, et al. A severe vaginal hemorrhage caused by cervical endometriosis. *Am J Obstet Gynecol*, 2008;199(1):e12–3.

[5] Fiadjoe P, Thomas–Phillips A, Reddy K. Massive haemoperitoneum due to uterine artery erosion by endometriosis and a review of the literature. *Gynecol Surg*, 2008;5(2):133–5.

[6] Peng C, Chen C, Wang K, et al. Spontaneous rupture and massive hemoperitoneum from uterine leiomyomas and adenomyosis in a nongravid and unscarred uterus. *Taiwan J Obstet Gynecol*, 2015;54:198–200.

[7] Nezhat C, Li A, Falik R, et al. Bowel endometriosis: Diagnosis and management. *Am J Obstet Gynecol*, 2018;218(6):549–62.

[8] Baden DN, van de Ven A, Verbeek PC. Endometriosis with an acute colon obstruction: A case report. *J Med Case Rep*, 2015;9:150.

[9] Torralba–Morón A, Urbanowicz M, Ibarrola–De Andres C, et al. Acute small bowel obstruction and small bowel perforation as a clinical debut of intestinal endometriosis: A report of four cases and review of the literature. *Intern Med*, 2016;55:2595–9.

[10] Decker D, König J, Wardelmann E, et al. Terminal ileitis with sealed perforation: A rare complication of

intestinal endometriosis: case report and short review of the literature. *Arch Gynecol Obstet*, 2004;269: 294–8.

[11] Garg NK, Bagul NB, Doughan S, et al. Intestinal endometriosis: A rare cause of colonic perforation. *World J Gastroenterol*, 2009;15:612–4.

[12] Slesser AA, Sultan S, Kubba F, et al. Acute small bowel obstruction secondary to intestinal endometriosis, an elusive condition: A case report. *World J Emerg Surg*, 2010;5:27.

[13] Laskou S, Papavramidis TS, Cheva A, et al. Acute appendicitis caused by endometriosis: A case report. *J Med Case Rep*, 2011;5:144.

[14] Jensen DM, Machicado GA. Diagnosis and treatment of severe hematochezia. The role of urgent colonoscopy after purge. *Gastroenterology*, 1988; 95:1569–74.

[15] Charatsi D, Koukoura O, Ntavela IG, et al. Gastrointestinal and urinary tract endometriosis: A review on the commonest locations of extrapelvic endometriosis. *Adv Med*, 2018;2018:3461209.

[16] Gyang AN, Gomez NA, Lamvu GM. Endometriosis of the bladder as a cause of obstructive uropathy. *JSLS*, 2014;18:357–60.

[17] Deprest J, Marchal G, Brosens I. Obstructive uropathy secondary to endometriosis. *N Engl J Med*, 1997;337:1174–5.

[18] Lee HJ, Lee YS. Deep infiltrating ureteral endometriosis with catamenial hydroureteronephrosis: A case report. *J Med Case Rep*, 2017;11:346.

[19] Lakhi N, Dun EC, Nezhat CH. Hematoureter due to endometriosis. *Fertil Steril*, 2014;101:e37.

[20] Vrettos A, Prasinou M, Frymann R. Ureteral endometriosis: An uncommon cause of ureteral stricture. *Quant Imaging Med Surg*, 2016;6:231–2.

[21] Nezhat C, Main J, Paka C, et al. Multidisciplinary treatment for thoracic and abdominopelvic endometriosis. *JSLS*, 2014;18:e2014.00312.

[22] Joseph J, Sahn SA. Thoracic endometriosis syndrome: New observations from an analysis of 110 cases. *Am J Med*, 1996;100(2):164–70.

[23] Korom S, Canyurt H, Missbach A, et al. Catamenial pneumothorax revisited: Clinical approach and systematic review of the literature. *J Thorac*

Cardiovasc Surg, 2004;128(4):502–8.

[24] Cassina PC, Hauser M, Kacl G, et al. Catamenial hemoptysis: Diagnosis with MRI. *Chest*, 1997; 111(5):1447–50.

[25] Larraín D, Suárez F, Braun H, et al. Thoracic and diaphragmatic endometriosis: Single–institution experience using novel, broadened diagnostic criteria. *J Turk Ger Gynecol Assoc*, 2018;19:116–21.

[26] Grunewald RA, Wiggins J. Pulmonary endometriosis mimicking an acute abdomen. *Postgrad Med J*, 1988;64:865–6.

[27] Lier MCI, Malik RF, Ket JCF, et al. Spontaneous hemoperitoneum in pregnancy (SHiP) and endometriosis: A systematic review of the recent literature. *Eur J Obstet Gynecol Reprod Biol*, 2017;219:57–65.

[28] Nanda K, Singh S, Dhama V, et al. A rare case of spontaneous posterior wall rupture in an unscareduterus during labour. *Int J Reprod Contracept Obstet Gynecol*, 2017;6:4127–30.

[29] Nikolaou M, Kourea HP, Antonopoulos K, et al. Spontaneous uterine rupture in a primigravid woman in the early third trimester attributed to adenomyosis: A case report and review of the literature. *J Obstet Gynaecol Res*, 2013;39:727–32.

[30] Petresin J, Wolf J, Emir S, et al. Endometriosis–associated maternal pregnancy complications: Case report and literature review. *Geburtshilfe Frauenheilkd*, 2016;76:902–5.

[31] Glavind MT, Møllgaard MV, Iversen ML, et al. Obstetrical outcome in women with endometriosis including spontaneous hemoperitoneum and bowel perforation: A systematic review. *Best Pract Res Clin Obstet Gynaecol*, 2018;51:41–52.

[32] Leone Roberti Maggiore U, Ferrero S, Mangili G, et al. A systematic review on endometriosis during pregnancy: Diagnosis, misdiagnosis, complications and outcomes. *Hum Reprod Update*, 2016;22:70–103.

[33] Nezhat CH, Kavic MS, Lanzafame RJ, Lindsay MK, Polk TM, eds, *Non-Obstetric Surgery during Pregnancy: A Comprehensive Guide*. New York: Springer–Verlag, 2018.

[34] Magalhães TF, Augusto KL, Mota LP, et al. Ascites and encapsulating peritonitis in endometriosis: A systematic review with a case report. *Rev Bras*

Ginecol Obstet, 2018;40:147–55.

[35] Dun EC, Wong S, Lakhi NA, et al. Recurrent massive ascites due to mossy endometriosis. *Fertil Steril*, 2016;106:e14.

[36] Sait KH. Massive ascites as a presentation in a young woman with endometriosis: A case report. *Fertil Steril*, 2008;90:e17–9.

[37] Cordeiro Fernandes LF, Podgaec S, Castro Cotti GC, et al. Severe endometriosis may be considered in the differential diagnosis in young women presenting massive hemorrhagic ascites. *Gynecol Surg*, 2011; 8:459.

第13章 附件/卵巢扭转
Adnexal/Ovarian Torsion

Hajra Takala　Mona Omar　Ayman Al-Hendy　著

邹海姣　黎　璞　译　吴美瑶　校

一、概述

（一）卵巢和输卵管的解剖

卵巢是一对非固定的扁椭圆形性腺，位于子宫两侧的阔韧带处。它由位于外上方的骨盆漏斗韧带（也被称为卵巢悬韧带）悬吊于盆腔侧壁。卵巢悬韧带是是从卵巢系膜延伸至盆腔壁的腹膜皱襞，内含卵巢动静脉、神经丛和淋巴管。卵巢内侧由子宫—卵巢（utero-ovarian，UO）韧带连接至子宫，它也被称作卵巢韧带或卵巢固有韧带 [1-3]。

卵巢的大小、形态和血供随月经周期变化而变化。卵巢的大小取决于激素水平、卵泡内容物的含量及年龄。绝经前女性的卵巢平均体积 < 6cm³，绝经期平均体积 < 2.5cm³。成年女性卵巢的平均大小为长 3～5cm，宽 1.5～3cm，厚 0.5～1.5cm [2, 4, 5]。

输卵管是一对连接卵巢和子宫的肌性管状结构，位于阔韧带上缘。根据输卵管与子宫的关系分为壁内部（间质部）及壁外部（包括峡部、壶腹部、漏斗部和伞部）。输卵管长 8～15cm，其中间质部长 1.5～2cm；大部分管径 < 1cm。包裹输卵管的系膜称为输卵管系膜 [1, 2, 6]。

（二）卵巢和输卵管的血供

卵巢的动脉血供来自卵巢动脉和子宫动脉。卵巢动脉经骨盆漏斗韧带向内横行，穿过卵巢系膜进入卵巢，与穿过卵巢固有韧带的子宫动脉分支相吻合。卵巢的静脉丛汇集形成卵巢静脉，右侧卵巢静脉汇入下腔静脉，而左侧卵巢静脉流入左肾静脉 [1, 2]。

输卵管由子宫动脉和卵巢动脉双重供血，并主要来源于子宫动脉。子宫动脉主要供应输卵管近端 2/3。在月经周期不同时间和妊娠的不同阶段，供应输卵管的子宫动脉和卵巢动脉分支的数量存在很大的变化。动脉血液通过浆膜下、肌层及黏膜层的毛细血管网汇入静脉 [1, 2, 6, 7]。

（三）背景

附件是指子宫旁的器官和组织，包括输卵管、卵巢、阔韧带、其他宫旁韧带、卵巢冠或输卵管系膜囊肿等组织，以及相关的血管结构。卵巢冠 / 输卵管系膜囊肿起源于阔韧带组织，主要来自覆盖腹膜的间皮组织，也来源于副中肾管及中肾管残基。附件扭转（adnexal torsion，AT）也称为卵巢扭转（ovarian torsion，OT），是一种具有挑战性的妇科疾病，处理不及时可能会导致无法挽回的卵巢和输卵管损伤，影响未来的生育能力。腹膜炎也是卵巢扭转的一种并发症。卵巢扭转的临床表现缺乏特异性，这在一定程度上增加了诊断的难度[3, 8-14]。

二、流行病学

卵巢扭转是一种少见的妇科急症，发生率占所有妇科急症的 2.7%～7.4%[12, 15, 16]，居妇科急腹症的第 5 位[11, 17, 18]。80% 的患者发生单侧扭转，多见于右侧，可能原因是右侧卵巢固有韧带较长，且左侧盆腔因为乙状结肠相对固定，限制了左侧附件的活动[3, 19, 20]。卵巢扭转可发生在任何年龄段，包括生育期和绝经后，其中 70%～80% 发生于 20—40 岁的育龄女性[17, 21, 22]。

三、发病机制

附件扭转是指卵巢和（或）输卵管沿骨盆漏斗韧带及卵巢固有韧带轴线发生解剖学变位，导致其血供受阻。扭转初始表现为卵巢静脉和淋巴管受到压迫，而使静脉和淋巴回流受阻，由于动脉壁肌层较厚且富有弹性，在静脉和淋巴回流（流出）减少或消失时能持续动脉灌注，因此动脉血流受影响发生较晚。当动静脉血供都受累及时导致卵巢体积增大、间质水肿、缺血、出血性梗死甚至组织坏死。卵巢靠韧带悬于盆腔，活动度较大，当合并附件肿物时容易发生扭转（急性扭转）。扭转部位常发生在卵巢和输卵管，也可累及阔韧带的血管束。当发生卵巢扭转时卵巢通常以卵巢悬韧带和固有韧带为轴发生扭转[3, 4, 16, 23-25]。

（一）卵巢囊肿扭转

卵巢囊肿是常见的卵巢病变，可能出现出血、破裂、感染等并发症，同时也是导致卵巢扭转的主要危险因素[26]。研究统计表明，单纯囊肿、皮样囊肿、黄体囊肿、卵巢子宫内膜异位囊肿和良性上皮性肿瘤是育龄女性卵巢扭转的最常见原因，约占 45.8%[3, 27]。正常附件的扭转在育龄期女性中较罕见，发生原因可能是增殖末期卵泡增大，导致卵巢增大[28]。在初潮前女孩中，正常附件扭转是最常见的扭转原因（25%）。卵巢冠囊肿和卵巢恶性肿瘤引起扭转的发生率较低[27]。

卵巢囊肿发生扭转的概率与其体积相关，任何大小的卵巢囊肿都可能发生扭转，其中80%发生在直径 ≥ 5cm 的囊肿，据文献报道，直径达 30cm 的囊肿仍可发生扭转[3, 20, 21]。Tyraskis等[29]研究表显示，与育龄期患者不同，胎儿期卵巢扭转与囊肿大小无明显关系；据他们观察，直径 < 20mm 的卵巢囊肿发生并发症概率很低，而对于直径 > 40mm 的囊肿自然消退的可能性则很小。

卵巢囊肿可发生在从胎儿期到绝经后的任何年龄段女性，其中育龄期女性最为常见。育龄期女性生理性黄体囊肿也可发生扭转，由于此年龄段女性生理性和病理性卵巢囊肿发生率高于其他年龄段，因此发生卵巢扭转的风险也更高[9, 30, 31]。

（二）输卵管 - 卵巢扭转与单独扭转的比较

大多数卵巢扭转同时累及卵巢和输卵管，卵巢或输卵管的单独扭转发生率为 1/150 万～1/50万[3, 32-34]。单独的卵巢扭转可表现为卵巢绕着输卵管系膜发生扭转。单纯性输卵管扭转是一种罕见的急腹症，常见于育龄期女性，极少见于青春期前和围绝经期女性。输卵管扭转的确切病因尚不清楚，仅依靠影像学很难诊断，往往要通过手术明确诊断[34-36]。既往有输卵管积水和输卵管积血（合并炎症）病史、妊娠史、输卵管手术史（如修整术或结扎术）的患者应考虑到单纯性输卵管扭转。值得注意的是，尽管临床上十分罕见，完全正常的输卵管、卵巢亦有可能发生单纯性输卵管扭转，输卵管畸形是单纯性输卵管扭转的独立危险因素[32, 36]。

（三）卵巢冠囊肿和输卵管系膜囊肿

输卵管系膜囊肿或卵巢冠囊肿是常见的附件良性病变，占所有附件包块的 9%～10%。临床上很难区分卵巢冠囊肿和卵巢囊肿[37, 38]。有一些研究报道了巨大卵巢冠囊肿或输卵管系膜囊肿发生扭转的病例。这类囊肿通常无临床症状，但当囊肿内压力增加致其体积增大时会出现症状[13, 38-41]。月经初潮后女性发生卵巢冠囊肿或输卵管系膜囊肿扭转的风险明显增加[27]。应将卵巢冠囊肿或输卵管系膜囊肿扭转作为青春期前女性腹痛的鉴别诊断之一[13]。一项回顾性研究比较了 18 岁以下女性月经初潮前和月经初潮后发生附件扭转（经手术诊断）的特征和复发率，结果发现术前超声检查卵巢冠囊肿的患病率在月经初潮后组高于月经初潮前组（20.8% vs. 0%）[27]。

（四）正常附件与异常附件的扭转

相较于正常附件，附件有异常的女性更易发生卵巢扭转。Pansky 等报道了一项关于月经初潮后女性卵巢扭转的研究，发现产次较低的年轻女性发生正常附件扭转的概率更高[42]。

研究数据显示正常附件扭转十分罕见，约占月经初潮后（生育期）女性卵巢扭转的 8%～18%[27, 28, 42]。相比之下，正常附件发生扭转更多见于月经初潮前的幼年女性。Anders 等和 Bar-On 等的研究表明，与成年女性相比，15 岁以下少女发生卵巢扭转有一半以上的患者卵巢结构正常[43, 44]，这可能是由于月经初潮前和青春期的女性具有以下几个特点[3, 45, 46]。

- 青春期前骨盆漏斗韧带较长，随着青春期的发育韧带逐渐缩短，发生卵巢扭转的概率逐渐降低。

- 子宫相对较小。

- 卵巢固有韧带相对较长。

- 输卵管活动度较大，剧烈运动或咳嗽、呕吐等腹压剧增时可使输卵管或输卵管系膜活动幅度增大也可能是导致扭转的原因之一。

- 月经初潮前激素水平波动更易导致附件充血。

（五）肿瘤与卵巢扭转

卵巢肿瘤由于自身重力的作用容易引起扭转，是卵巢扭转的高危因素。肿瘤引起的卵巢扭转与非肿瘤引起的卵巢扭转相似，常见于右侧卵巢[47, 48]。良性肿瘤相比恶性肿瘤更容易发生扭转，其中最常见的是成熟型畸胎瘤。研究显示，卵巢恶性肿瘤发生卵巢扭转的概率 < 2%[49-52]。然而肿瘤生长的速度可能会影响卵巢扭转的发生率，快速生长的肿瘤更有可能发生扭转。无性细胞瘤是一种卵巢恶性肿瘤，最常见于青春期女性，与其他大多数生殖细胞肿瘤不同，无性细胞瘤往往生长迅速，因此发生扭转的风险更高[53-55]。Lee 等[48]研究报道，卵巢肿瘤扭转主要见于育龄期女性，且多发生于妊娠期（妊娠者与非妊娠者相比为 22.7% vs. 6.1%）。

总而言之，一些容易引起卵巢粘连导致卵巢位置不能移动或相对固定的疾病，如恶性肿瘤、子宫内膜异位症或盆腔炎性疾病，发生卵巢扭转的可能性较小[4, 56, 57]。

（六）附件手术后的卵巢扭转

既往附件手术史是导致卵巢扭转的重要危险因素。两项不同的回顾性纵向研究发现，曾接受附件肿物手术治疗的患者中，发生卵巢扭转的比例为 2.7%～15%[8, 58]。输卵管绝育手术后发生扭转的风险较未手术者增加了 8 倍以上。但是保留卵巢的子宫切除术不是发生扭转的危险因素[3, 23]。

（七）不孕症的治疗与卵巢扭转

促排卵是治疗不孕症的常用手段，它可能导致卵巢同时有多个大卵泡囊肿，而大囊肿会增加扭转的风险[47, 59]。一项研究报道了使用促性腺激素进行体外受精 – 胚胎移植术（IVF）或卵胞质内单精子注射（ICSI）促排卵治疗的患者发生卵巢扭转的情况，结果表明卵巢扭转是辅助生殖治疗的一个主要并发症，特别是对于发生卵巢过度刺激综合征（ovarian hyperstimulation syndrome，OHSS）和（或）获得妊娠的患者；该研究中所有患者均行腹腔镜手术保守治疗（复位或松解的扭转附件）[31]。

（八）妊娠期卵巢扭转

卵巢扭转是妊娠期间少见的急腹症[15, 60]，但妊娠期间附件扭转的风险较非妊娠期增加了5倍，每10 000例自然妊娠的女性中就有1～5例发生附件扭转[61, 62]，原因可能是卵巢移位到了真骨盆外[63]。几项关于卵巢扭转的回顾性研究报道，10%～25%的患者发生扭转是在妊娠期[49, 50, 64, 65]。妊娠早期发生卵巢扭转的主要危险因素是黄体囊肿或卵巢过度刺激，而妊娠中晚期的主要危险因素是持续存在的卵巢囊肿。一项研究分析了妊娠期间附件肿物发生扭转和恶变的风险，结果显示卵巢扭转可发生于任何孕周，而妊娠第10～17周发生扭转的概率最高，并且有较高恶变的风险，推荐临床治疗时积极处理[66]。功能性卵巢囊肿是孕期发生卵巢扭转的主要原因[47]。研究发现卵巢扭转通常发生在卵巢肿物直径＞4cm时[66-68]，但是，Bromley、Benacerraf及Schmeler等学者的研究报道显示，大小相似的附件肿物在孕妇和非孕妇中卵巢扭转发生率并不相同[69, 70]。附件肿物≥4cm的孕妇发生卵巢囊肿扭转的概率比非孕妇低1%～6%[3, 70]。但孕期的卵巢扭转复发率较高。由于妊娠子宫使附件定位较困难，可能导致延误诊断。有辅助生殖史或卵巢过度刺激导致卵巢多囊泡的孕妇，发生卵巢扭转的风险很高[47, 59, 60, 68]。有研究报道产后正常卵巢发生扭转，可能原因是产后随着子宫复旧，盆腔器官的解剖位置快速改变，但是输卵管韧带仍过度伸长，为发生卵巢扭转提供了更多空间[18]。简而言之，即使在没有任何诱因的情况下，妊娠也是发生卵巢扭转的高危因素。卵巢过度刺激和卵巢肿瘤是妊娠期卵巢扭转最常见的危险因素。

（九）新生儿卵巢扭转

在新生儿检查中发现盆腔混合肿物往往提示子宫或附件扭转，此年龄段恶性肿瘤的风险极小。大多数新生儿常见的是单纯性囊肿或卵泡囊肿，主要与母体高雌激素环境相关[71]。正常卵巢扭转在新生儿中很少见。新生儿卵巢扭转常发生在单侧，也有累及双侧卵巢的报道[72]。新生儿出生前发生的卵巢扭转通常可在妊娠中期和晚期通过常规超声检查发现[73]。

（十）儿童/青少年卵巢扭转

卵巢扭转可发生在儿童/青少年期的各个年龄段，最常见于有排卵后的青少年（青春期前），通常为正常卵巢扭转或附件良性病变扭转。与成年女性一样，由于右侧卵巢的韧带较长，儿童/青少年的卵巢扭转也更常累及右侧卵巢。总的来说，儿童/青少年发生卵巢扭转是罕见的妇科急症[19, 20, 50, 74, 75]。

在儿童时期，由于卵泡发育和闭锁引起的小囊肿是常见的生理现象[71]，但是当肿物较大、持续存在、含有实性成分的情况，应考虑到卵巢肿瘤。最常见的是成熟型囊性畸胎瘤，其次是间质瘤，如囊腺瘤。卵巢恶性肿瘤引起的扭转在儿童 / 青少年患者中很少见，且大部分为 I 期肿瘤，约占所有经手术治疗肿物的 10%。青春期卵巢囊肿常见于持续性无排卵或排卵功能障碍的患者。1 岁以前的女婴发生卵巢扭转时常出现明显的附件肿物，但是在这个年龄诊断更为困难[51, 71, 76]。

一家儿科医院在 2009 年 1 月至 2014 年 1 月进行的一项关于卵巢扭转的研究发现，卵巢扭转是一种罕见的儿童妇科急症 (5 年内发生了 4 例)，对所有患者均进行手术治疗，术中均发现卵巢坏死，诊断延误导致所有患者均行卵巢切除术[77]。

（十一）绝经后卵巢扭转

围绝经期女性卵巢扭转的患病率较低，临床上容易延误或漏诊。但绝经后的女性恶性肿瘤风险增加，卵巢扭转的发病率也随之增加。该对年龄段患者进行药物或手术治疗的并发症可能会增加其死亡率，绝经后疑似发生卵巢扭转的女性需进行全面评估以排除恶性疾病的可能[52]。

（十二）卵巢扭转的复发

与月经初潮后的女性相比，尚未月经初潮的女孩发生卵巢扭转复发的风险更高。曾经发生过正常附件扭转是月经初潮前女孩再次发生附件扭转的高危因素[27]。一项研究调查了月经来潮后女性附件扭转的复发风险，发现正常附件扭转复发率高于异常附件扭转（$P < 0.001$）。在囊肿切除或输卵管卵巢切除术后，病变附件的扭转风险特别低。当使用腹腔镜手术处理扭转附件时，如果通过简单的复位来保留附件，可能会发生反复扭转[42]。Pansky 等研究发现正常附件扭转的复发率明显高于病变附件扭转，这与 Melcer 等的研究结果一致，他们认为正常附件的扭转最容易发生手术后的前 2~3 年内。此外，正常附件的扭转复发更常发生在同侧[27, 42, 47]。在 Melcer 等的研究中发现，附件扭转的复发可以发生在任何年龄，其复发率在不同年龄段（儿童、青少年、育龄期）之间没有显著差异[47]。但是，OHSS 是妊娠期卵巢扭转复发的危险因素[47, 78]。

四、临床表现

卵巢扭转患者没有典型临床症状和体征，急诊医生很难快速诊断。大多数患者最常见的临床症状是腹痛，缺乏特异性临床表现，需要与阑尾炎、肾盂肾炎、肾结石等其他急腹症相鉴别[9]。

卵巢扭转患者最常表现为突发性下腹或盆腔痛，初始为单侧局限性疼痛，疼痛性质可为突发持续性剧烈疼痛、间歇性绞痛或逐渐加重的疼痛，并放射至腰背部和大腿。患者多为被动体位，难以直立行走，患侧卧位后症状可减轻。疼痛可发生于剧烈运动、撞击后，也可见于创伤或医源性操作（如妇科检查）后。除此之外，发生不全扭转时，扭转的附件可自然复位，突发疼痛逐渐消退，或者表现为不典型的慢性腹痛，再次扭转时则表现为慢性腹痛突发加剧。不典型的临床症状使得诊断更加困难。月经初潮前的女孩大多难以准确描述疼痛部位，以弥漫性、间歇性腹痛和腹部压痛为主要表现[79]。无论绝经前或绝经后女性，发生附件扭转最典型的症状都是突发下腹部疼痛。妊娠女性和非妊娠女性附件扭转的临床表现也是相同的[20, 23, 60, 80]。恶心和呕吐是腹痛后常见的另一症状，85%的卵巢扭转患者会出现恶心和呕吐[20, 50]。部分患者仅有恶心，无呕吐症状，也可出现发热和心动过速[3, 14, 49]。

对卵巢扭转患者进行腹部检查时，可表现为全腹压痛、局部腹肌紧张、反跳痛，或者扪及腹部包块。相关临床研究报道，约有79.4%的病例可触及腹部肿物[48]。合并肿物的卵巢扭转与无肿物的正常附件扭转都以疼痛为主要症状。妇科检查可有宫颈举痛、附件压痛和附件包块[48]。

新生儿卵巢扭转时可表现为拒奶、腹胀和烦躁不安。Mordehai等报道了产前即存在卵巢扭转的胎儿在分娩时没有发生急性胎儿窘迫，出生后也可没有任何症状[46]。儿童卵巢扭转表现为髂骨处或下腹部疼痛，1岁以内的婴儿腹部常可触及明显的肿物。值得重视的是，儿童卵巢扭转的一个特征是在几周前到几个月内出现过类似的症状[77, 81]。

五、诊断

卵巢扭转时血管受压导致血供减少甚至中断，延误诊治可能会使受累卵巢发生不可逆损伤，从而影响生育功能，因此诊断的速度和准确度对患者预后至关重要，然而卵巢扭转的临床表现无特异性，尤其是不全扭转，要快速明确诊断很困难，且需要与其他急腹症相鉴别，借助合适的影像学检查可能帮助临床医生在最短时间内明确诊断。

（一）临床表现与诊断、鉴别诊断

由于解剖位置的特点卵巢触诊通常比较困难，卵巢扭转仅通过简单的体格检查难以明确诊断。腹痛是卵巢扭转最常见的症状，但缺乏特异性，需与其他急腹症相鉴别，如阑尾炎、胆囊炎、盆腔炎性疾病、泌尿系统结石、良性附件囊肿破裂、肌瘤扭转和OHSS等。盆腔炎表现为非转移性疼痛、全盆腔压痛，且多数没有恶心或呕吐症状。肾绞痛通常表现为单侧突发严重的绞痛，从腰部放射到腹股沟，呈持续性，与扭转非常相似，但肾绞痛常伴有镜下血尿。阑尾炎的疼痛常局限于右下腹，局部有压痛及反跳痛。如果是突然发作的腹部刺痛、剧痛，疼痛在数天后消失，应怀疑功能性囊肿破裂出血[82]。OHSS女性通常有最近使用促性腺激素或使用氯米芬诱导排卵的病史。带蒂肌瘤的肌瘤变性和扭转并不少见，对于已知患有肌瘤的女性发生腹痛应考虑与其相关。肌瘤表面血管破裂虽然罕见，但亦有文献报道可引起急性腹痛和腹腔内出血[83, 84]。

　　Huchon 等[85] 提出了一种结合临床病史和超声检查结果的评分系统，确定了 5 个与附件扭转相关的指标（表 13-1），可以将患者分为低风险组和高风险组。

表 13-1　女性附件扭转的识别评分系统

标　准	调整优势比（95%CI）
单侧腰痛或腹痛	4.1（1.2～14）
疼痛持续时间 > 8h	8.0（1.7～37.5）
呕吐	7.9（2.3～27）
无白带异常或子宫出血	12.6（2.3～67.6）
超声检查卵巢囊肿 > 5cm	10.6（2.9～38.8）

（二）实验室检查

　　合适的实验室检查有助于排除其他引起急性腹痛或盆腔疼痛的原因，常用检查包括尿液分析、妊娠试验和全血细胞计数等。对于可疑的卵巢肿瘤，应检测血清肿瘤标志物，如 AFP、β-hCG、CA125 和 CA199[86, 87]。

　　目前尚缺乏确诊附件扭转的特异性实验室检查指标。理论上当发生扭转时卵巢供血受阻会导致卵巢缺血性损伤，患者血清中的缺血或缺血再灌注损伤的标志物可能会升高。最常见也是最容易检测的相关标记物是 C 反应蛋白，这是一种急性时相蛋白，在炎症存在时也会增加。也可测量白细胞计数，约一半患者的白细胞计数会增加[88]。可惜的是由于敏感性和特异性较低，这两种标记物都不是确诊扭转的可靠依据。其他一些促炎标志物（如 IL-6 和 TNF-a33）也可用来协助评估病情，但仍缺乏足够的准确性，未能常规应用于临床。动物研究表明，缺血修饰的白蛋白在卵巢扭转的模型中升高，但是尚无相关人类临床研究[89]。

（三）超声成像

　　超声检查在卵巢扭转的诊断中起着至关重要的作用，其准确率为 50%～75%[90]。由于患者血管扭转程度的不同，超声检查结果可能会有很大的不同，但是超声可以提供附件肿物的相关信息，包括部位、大小、性质以及是否伴有出血等。

　　几项相关研究显示，当超声检查发现卵巢充血和水肿导致体积明显增大伴低回声或高回声时可能提示卵巢扭转[90-93]。然而，也有相关研究提示约有 5% 的患者发生扭转后卵巢大小仍正常[30, 91]，因此，超声成像上正常大小的卵巢并不能完全排除扭转，当疑似卵巢扭转时，应注意对比两侧卵巢大小[94]。此外，在扭转的早期，超声下可出现"卵泡环征"。"卵泡环征"是卵巢间质出血水肿，导致卵巢内的窦卵泡边缘声像上出现的高回声环。最近一项研究报道了 15 例确诊为卵巢扭转的患者，其中 80% 超声检查发现有特征性的"卵泡环征"[95]。附件扭转的蒂部在超声上表现为中心高回声的类圆形"靶环征"或漩涡、蜗牛壳样回声[96]。超过 80% 的卵巢扭转患者可见游离盆腔积液，部分可见子宫直肠陷凹血性积液。超声检查还可以发现一些其他卵巢病变（如皮样囊肿）。长期的卵巢梗死可能有更复杂的影像表现，如伴有囊性变或出血性变[91]。过去认为卵巢扭转的异常超声表现，如毛玻璃样变和囊性增大，都是非特异性的，子宫内膜异位症、出血性囊肿和附件包裹性积液也有类似影像学表现。

经阴道超声（TVU）可以同时评估血流情况。卵巢血流减少或消失是卵巢扭转重要的超声特征[91]。静脉低压回流且管壁较薄，在扭转初期首先受压，回流受阻，血流最先消失。而附件有子宫动脉和卵巢动脉双重血供，且动脉壁厚、富含丰富的平滑肌，有较强抗压能力，因此，扭转对动脉的影响较小，随着扭转持续、组织器官肿胀，供血动脉最终也受到压迫，导致血流减少或阻断，引起组织坏死。多普勒超声血流信号异常对诊断卵巢扭转具有较高价值，但值得注意的是不全或间歇性附件扭转时可能血流信号正常。因此，血流中断高度提示扭转，反之正常的多普勒表现不能完全排除扭转[97]。Rosado 等[98]报道了 3 例证实附件扭转的病例中，多普勒超声显示血流信号正常，提示多普勒超声在诊断附件扭转存在一定局限性。腹痛持续时间和血流改变之间没有明确的相关性。由于很难对患者在就诊时的疼痛进行回顾性量化，无法判断疼痛的严重程度与多普勒异常信号之间是否存在关联[99]。

（四）计算机断层扫描与磁共振成像

计算机断层扫描（CT）是诊断卵巢扭转的有效手段，当用以鉴别其他因素如胃肠道和泌尿系统疾病引起的急性腹痛时优于超声检查。CT 检查时患者暴露于一定剂量的 X 线辐射中，不推荐作为儿童、青少年患者的常规影像学检查手段，这些患者应首选超声检查。当病情紧急时，为了最大限度地挽救卵巢，不应为做 CT 或磁共振（MRI）检查而延误患者治疗时间。

附件扭转的 CT 征象包括子宫向患侧附件区偏移、卵巢不对称性增大等，有时在增强 CT 检查中能发现卵泡向外周移位是更有特异性的表现[100]。其他征象包括卵巢蒂部扭转、盆腔脂肪浸润、盆腔游离液体，以及附件出血等。

MRI 用于评估盆腔疼痛很有价值，特别是对于育龄期患者[101]，由于检查耗时较长，其临床应用受到一定限制。当妊娠中晚期子宫增大超声评估困难时，MRI 对于急性腹痛患者附件扭转的诊断更有优势也更安全。急性或亚急性腹痛及超声可疑盆腔肿物的患者，MRI 能够更好地发现扭转的血管蒂或增粗的输卵管，并能更清晰地显示附件包块，因此，MRI 对附件扭转的诊断更为准确[102]，检查必须包括 T_1 加权的脂肪抑制序列，以便判断附件出血和血供情况，提示有无出血性梗死。

2002 年，Rha 描述了附件扭转时 MRI 常见的征象，包括输卵管管壁水肿增厚（84%）、扭转的卵巢囊肿壁增厚（76%）、腹水（64%），以及子宫偏向扭转的一侧（36%），较少见的表现包括增厚的输卵管壁出血（16%）、附件肿物出血（8%）、腹腔积血（8%），以及扭转侧附件血管充血[103]。这项研究还指出，当输卵管直径超过 10mm 时，考虑管壁增厚；输卵管增粗的形态各不相同，可能表现为不规则的实性肿物样结构、靶征，或者与子宫相连并部分覆盖附件肿物的鸟嘴样突起。大多数情况下，盆腔下部空间较小，无法容纳扭转的附件肿物，因此矢状位 MRI 有助于识别输卵管增粗。输卵管扭转表现为连接上举的附件区肿物与子宫间的管状突起，可据此将 T_2 加权像上表现为高信号的卵巢水肿与邻近的输卵管增粗相鉴别[101, 104]。此时，由于不累及卵巢，即使同侧卵巢形态正常也不能排除附件扭转可能。准确的诊断对于最大限度地挽救输卵管很重要。卵巢扭转时，卵泡周围呈现的 T_2 低信号与组织病理上发现的卵泡周围出血相关，也可能是手术复位后监测卵巢是否具有活性的有意义指标[105]。

MRI 多平面重建对于确定蒂扭转十分重要。蒂扭转在矢状面、冠状面或在系列图像上表现为血管蒂、输卵管及阔韧带呈螺旋状，静脉注射对比剂也有助于将卵巢和子宫与增厚的漩涡状阔韧带区分开来。亚急性出血可表现为卵巢内血肿、输卵管积血或腹腔积血[106]。出血的程度取决于扭转的程度和持续时间，出血性梗死的发生晚于卵巢水肿。亚急性血肿与受累卵巢梗死、继发性坏死密切相关[30]。卵巢出血在 CT 上表现为卵巢囊肿内可见液平面，或者卵巢内部增大的高密度实性血肿信号。虽然在没有扭转的卵巢肿瘤中也可以看到亚急性出血（如出血性囊肿、血管增生或上皮性卵巢肿瘤和转移性卵巢肿瘤坏死），但在有急性盆腔痛的女性，MRI 检查发现增大卵巢内血肿边缘呈 T_1 高信号时，应考虑卵巢扭转可能，并完善其他影像学检查以提高诊断的准确性。

六、治疗

卵巢扭转是妇科急症，需要快速诊断、紧急手术和治疗，以避免出现生育力受损等严重并发症。传统的治疗包括患侧卵巢切除，而保守处理方法主要是卵巢扭转复位。附件扭转手术方式的选择除了取决于附件的大体外观，还需考虑年龄、绝经状态、是否既往存在卵巢病变，以及保留生育能力的意愿等因素。由于正常卵巢在女孩及青春期少女较成年女性中更常发生扭转，急诊保守治疗成为主流的治疗方式[8]。另外，在影像学上未成年女性扭转的卵巢常不表现出增大形态，容易延误诊断。2009 年 Oltmann 等报道[51]，儿童中约 46% 的卵巢扭转发生在外观正常的卵巢上。

卵巢扭转需要手术干预。长期以来，开腹手术是治疗卵巢扭转的主要方法。然而目前，腹腔镜手术已成为更可靠的诊断和治疗卵巢扭转的方式，在年轻女性中也可安全使用[107-109]。Cohen 等进行的一项回顾性研究比较了两种手术方式的差异[110]。结果显示腹腔镜手术与开腹手术在术后卵巢功能等手术结局方面无明显差异。但腹腔镜手术具有住院时间更短、术后发热更少见、术后所需止痛药更少等优势[110]。

卵巢扭转的传统主流手术方式是卵巢切除术[111, 112]。该术式被广泛选择的原因包括：紫蓝色的卵巢曾被认为活性丧失，卵巢扭转的复位会诱发血栓栓塞事件的发生，以及担心恶性病灶残留。目前，只在有明确的附件受损证据，如韧带断裂或卵巢组织腐烂的情况，才考虑切除患侧附件。绝经后女性可以选择双侧卵巢切除术。

Karayalçin 等推荐在育龄期女性中，若从附件扭转出现症状到手术的时间不超过 44h，无论卵巢颜色或扭转圈数如何，都应考虑腹腔镜下附件扭转复位并保留卵巢的保守治疗方法[113]。

无论术中卵巢的颜色如何，腹腔镜下附件扭转复位都是首选的治疗方法。复位后几分钟内，可见卵巢充血缓解、发绀减轻、体积减小。目前认为这是一种安全有效的保护生育能力的方法[86, 114, 115]。卵巢的紫蓝色外观是由于淋巴回流及静脉回流淤滞而不是显著的动脉性缺血。因此即使卵巢呈持续性紫蓝色改变，也不能诊断为坏死，卵巢功能仍可恢复。Cohen 及其同事回顾分析了 54 例扭转复位后无论外观如何都保留卵巢的病例。结果显示，有近 95% 的患者恢复了卵巢正常功能并成功妊娠。由于复位后仍有可能发生坏死，保守治疗后需警惕发热、白细胞增多和腹膜刺激征。术后的超声评估很有价值，88% 以上的患者在卵巢复位后可监测到卵泡发育[110, 114-116]。

目前报道的卵巢扭转后发生肺栓塞的概率仅有 0.2%，而附件扭转复位并不增加血栓栓塞性疾病的发生[110, 116, 117]。因此，强烈推荐卵巢扭转复位，因为恢复过程中并未增加血栓栓塞性疾病或腹膜炎的风险。

扭转复位后，同侧和对侧附件再次发生扭转的风险增加[42, 118]。卵巢固定术是预防扭转复发最常用的方法[119]。已报道的几种卵巢固定术[120, 121]包括将卵巢缝合至盆腔侧壁（通常在骨盆边缘水平[122]或子宫后方[123]）或子宫骶韧带[124]、卵巢固有韧带折叠术。卵巢固定术会影响输卵管血供或输卵管功能，或者干扰卵巢与输卵管间的运输，从而影响未来生育能力[120, 125]。

有些卵巢病灶需要切除。然而缺血、水肿的卵巢组织质地变脆，在其上行囊肿剥除术非常具有挑战性，可等待 2～3 周至卵巢水肿及瘀血缓解后，择期行卵巢囊肿剥除术。一些医生推荐在扭转复位后 6～8 周后，再延期行卵巢囊肿剥除术[126]。

妊娠期附件扭转的管理同非孕期，如果在孕 10 周前切除黄体囊肿，建议 17- 羟基黄体酮己酸酯 150mg 肌内注射以维持妊娠。如果在妊娠第 8～10 周内切除黄体囊肿，手术后仅需立即注射一次。如果在妊娠第 6～8 周手术，应在第一次注射后 1 周和 2 周再分别给药一次。

需要注意的是，附件扭转复位后因卵巢的再灌注可能导致局部和全身损害[127, 128]。在复位过程中，过量的氧分子到达组织，产生大量活性氧（reactive oxygen species, ROS），导致组织缺血再灌注损伤（ischemia-reperfusion, I/R）。虽然氧气对有机体的生存必不可少，但是它也在合成某些化合物的过程中起着关键作用，可能对卵巢组织产生毒性作用。许多研究表明，氧气产生的自由基在缺血后细胞和组织的损伤中起着重要作用[129]，这也包括卵巢扭转和复位的过程。损伤的严重程度取决于缺血和随后再灌注的持续时间。再灌注对缺血卵巢组织的存活至关重要，但也会造成额外的损伤。再灌注会产生大量的活性氧，导致氧化损伤和功能障碍[130, 131]。不同的实验模型表明，抗氧化治疗可以保护组织，对抗缺血再灌注损伤[132]。Borekci 等提出脱氢表雄酮（dehydroepiandrosterone，DHEA）可通过增加灌注速率预防扭转 / 复位的有害影响[133]。他们会在附件扭转患者进行复位手术前，给予 DHEA 作为灌注剂[133]。

参考文献

[1] Sokol E. Clinical anatomy of the uterus, fallopian tubes, and ovaries. *Global library of women's medicine*. 2011. DOI: 10.3843/GLOWM.10001.

[2] Muckle C. Clinical anatomy of the uterus, fallopian tubes, and ovaries. *Gynecology and obstetrics*. 1977;27:1167–73.

[3] Huang C, Hong MK, Ding DC. A review of ovary torsion. *Tzu-chi medical journal*. 2017;29(3):143–7.

[4] Chang HC, Bhatt S, Dogra VS. Pearls and pitfalls in diagnosis of ovarian torsion. *Radiographics*. 2008; 28(5):1355–68.

[5] Forstner R. Ovaries and fallopian tubes: Normal findings and anomalies. In: Hamm B, Forstner R, eds, *MRI and CT of the Female Pelvis. Medical Radiology (Diagnostic Imaging)*. Berlin: Springer, 2007, 181–95.

[6] Briceag I, Costache A, Purcarea VL, et al. Fallopian tubes–literature review of anatomy and etiology in female infertility. *Journal of medicine and life*. 2015;8(2):129–31.

[7] Isaksson R, Tiitinen A, Reinikainen LM, Cacciatore B. Comparison of uterine and spiral artery blood flow in women with unexplained and tubal infertility. *Ultrasound in obstetrics and gynecology*. 2003;21(2):174–80.

[8] Hibbard LT. Adnexal torsion. *American journal of obstetrics and gynecology*. 1985;152(4):456–61.

[9] Robertson JJ, Long B, Koyfman A. Myths in the evaluation and management of ovarian torsion. *Journal of emergency medicine*. 2017;52(4):449–56.

[10] McWilliams GD, Hill MJ, Dietrich CS 3rd. Gynecologic emergencies. *The surgical clinics of North America*.

2008;88(2):265–83, vi.

[11] Li C, Wang S, Tao X, Hu Y, Li X, Xiao X. Torsion of normal–sized ovary during late pregnancy: A case report and review of the literature. *Journal of obstetrics and gynaecology research*. 2018;44(11):2110–4.

[12] Damigos E, Johns J, Ross J. An update on the diagnosis and management of ovarian torsion. *Obstetrician and gynaecologist*. 2012;14(4):229–36.

[13] Muolokwu E, Sanchez J, Bercaw JL, et al. The incidence and surgical management of paratubal cysts in a pediatric and adolescent population. *Journal of pediatric surgery*. 2011;46(11):2161–3.

[14] Huchon C, Fauconnier A. Adnexal torsion: A literature review. *European journal of obstetrics and gynecology and reproductive biology*. 2010;150(1):8–12.

[15] Bassi A, Czuzoj–Shulman N, Abenhaim HA. Effect of pregnancy on the management and outcomes of ovarian torsion: A population–based matched cohort study. *Journal of minimally invasive gynecology*. 2018;25(7):1260–5.

[16] Adeyemi–Fowode O, McCracken KA, Todd NJ. Adnexal torsion. *Journal of pediatric and adolescent gynecology*. 2018;31(4):333–8.

[17] Hibbard LT. Adnexal torsion. *American journal of obstetrics and gynecology*. 1985;152(4):456–61.

[18] Tanaka Y, Koyama S, Shiki Y. Torsion of a normal ovary during the early postpartum period. 2015. http://crsls.sls.org/wp-content/uploads/2015/03/jls101153275001.pdf

[19] Nair S, Joy S, Nayar J. Five year retrospective case

series of adnexal torsion. *Journal of clinical and diagnostic research*. 2014;8(12):OC09.

[20] Houry D, Abbott JT. Ovarian torsion: A fifteen-year review. *Annals of emergency medicine*. 2001;38(2):156–9.

[21] Varras M, Tsikini A, Polyzos D, Samara C, Hadjopoulos G, Akrivis C. Uterine adnexal torsion: Pathologic and gray-scale ultrasonographic findings. *Clinical and experimental obstetrics & gynecology*. 2004;31(1):34–8.

[22] Oelsner G, Shashar D. Adnexal torsion. *Clinical obstetrics and gynecology*. 2006;49(3):459–63.

[23] Asfour V, Varma R, Menon P. Clinical risk factors for ovarian torsion. *Journal of obstetrics and gynaecology*. 2015;35(7):721–5.

[24] Dugan J, Chiang W, Sobel L. Ovarian torsion. *Journal of the American Academy of Physician Assistants*. 2016;29(12):57–8.

[25] Albayram F, Hamper UM. Ovarian and adnexal torsion: Spectrum of sonographic findings with pathologic correlation. *Journal of ultrasound in medicine*. 2001;20(10):1083–9.

[26] Fawole A, Awonuga D. Gynaecological emergencies in the tropics: Recent advances in management. *Annals of Ibadan Postgraduate Medicine*. 2007;5(1):12–20.

[27] Smorgick N, Melcer Y, Sarig-Meth T, Maymon R, Vaknin Z, Pansky M. High risk of recurrent torsion in premenarchal girls with torsion of normal adnexa. *Fertility and sterility*. 2016;105(6):1561–5.e3.

[28] Wakui N, Miyoshi A, Kamei Y, et al. Torsion of normal adnexa in a 31-year-old woman: A case report and literature review. *Gynecology and minimally invasive therapy*. 2018;7(1):33–5.

[29] Tyraskis A, Bakalis S, Scala C, et al. A retrospective multicenter study of the natural history of fetal ovarian cysts. *Journal of pediatric surgery*. 2018;53(10): 2019–22.

[30] Chiou SY, Lev-Toaff AS, Masuda E, Feld RI, Bergin D. Adnexal torsion: New clinical and imaging observations by sonography, computed tomography, and magnetic resonance imaging. *Journal of ultrasound in medicine*. 2007;26(10):1289–301.

[31] Gorkemli H, Camus M, Clasen K. Adnexal torsion after gonadotrophin ovulation induction for IVF

or ICSI and its conservative treatment. *Archives of gynecology and obstetrics*. 2002;267(1):4–6.

[32] Antoniou N, Varras M, Akrivis C, Kitsiou E, Stefanaki S, Salamalekis E. Isolated torsion of the fallopian tube: A case report and review of the literature. *Clinical and experimental obstetrics and gynecology*. 2004;31(3):235–8.

[33] Ding DC, Hsu S, Kao SP. Isolated torsion of the hydrosalpinx in a postmenopausal woman. *Journal of the Society of Laparoendoscopic Surgeons*. 2007;11(2):252–4.

[34] Hansen OH. Isolated torsion of the fallopian tube. *Acta Obstetricia et Gynecologica Scandinavica*. 1970;49(1):3–6.

[35] Ding D-C, Hsu S, Kao S-P. Isolated torsion of the hydrosalpinx in a postmenopausal woman. *Journal of the Society of Laparoendoscopic Surgeons*. 2007;11(2):252.

[36] Shukla R. Isolated torsion of the hydrosalpinx: a rare presentation. *British journal of radiology*. 2004;77(921):784–6.

[37] Athey PA, Cooper NB. Sonographic features of parovarian cysts. *AJR American journal of roentgenology*. 1985;144(1):83–6.

[38] Barloon TJ, Brown BP, Abu-Yousef MM, Warnock NG. Paraovarian and paratubal cysts: preoperative diagnosis using transabdominal and transvaginal sonography. *Journal of clinical ultrasound: JCU*. 1996;24(3):117–22.

[39] Darwish AM, Amin AF, Mohammad SA. Laparoscopic management of paratubal and paraovarian cysts. *Journal of the Society of Laparoendoscopic Surgeons*. 2003;7(2):101.

[40] Said M, Bamigboye V. Twisted paraovarian cyst in a young girl. *Journal of obstetrics and gynaecology*. 2008;28(5):549–50.

[41] Azzena A, Quintieri F, Salmaso R. A voluminous paraovarian cyst. Case report. *Clinical and experimental obstetrics and gynecology*. 1994;21(4): 249–52.

[42] Pansky M, Smorgick N, Herman A, Schneider D, Halperin R. Torsion of normal adnexa in postmenarchal women and risk of recurrence. *Obstetrics and gynecology*. 2007;109(2 Pt 1):355–9.

[43] Anders JF, Powell EC. Urgency of evaluation and outcome of acute ovarian torsion in pediatric patients. *Archives of pediatrics and adolescent medicine.* 2005;159(6):532–5.

[44] Bar-On S, Mashiach R, Stockheim D, et al. Emergency laparoscopy for suspected ovarian torsion: are we too hasty to operate? *Fertility and sterility.* 2010;93(6):2012–5.

[45] Kokoska ER, Keller MS, Weber TR. Acute ovarian torsion in children. *American journal of surgery.* 2000;180(6):462–5.

[46] Mordehai J, Mares AJ, Barki Y, Finaly R, Meizner I. Torsion of uterine adnexa in neonates and children: A report of 20 cases. *Journal of pediatric surgery.* 1991;26(10):1195–9.

[47] Melcer Y, Sarig-Meth T, Maymon R, Pansky M, Vaknin Z, Smorgick N. Similar but different: A comparison of adnexal torsion in pediatric, adolescent, and pregnant and reproductive-age women. *Journal of women's health (2002).* 2016;25(4):391–6.

[48] Lee CH, Raman S, Sivanesaratnam V. Torsion of ovarian tumors: A clinicopathological study. *International journal of gynaecology and obstetrics.* 1989;28(1):21–5.

[49] White M, Stella J. Ovarian torsion: 10-year perspective. *Emergency medicine Australasia: EMA.* 2005;17(3):231–7.

[50] Tsafrir Z, Azem F, Hasson J, et al. Risk factors, symptoms, and treatment of ovarian torsion in children: The twelve-year experience of one center. *Journal of minimally invasive gynecology.* 2012;19(1):29–33.

[51] Oltmann SC, Fischer A, Barber R, Huang R, Hicks B, Garcia N. Cannot exclude torsion—A 15-year review. *Journal of pediatric surgery.* 2009;44(6):1212–7.

[52] Rotoli JM. Abdominal pain in the post-menopausal female: Is ovarian torsion in the differential? *Journal of emergency medicine.* 2017;52(5):749–52.

[53] Ajao M, Vachon T, Snyder P. Ovarian dysgerminoma: A case report and literature review. *Military medicine.* 2013;178(8):e954–5.

[54] Michael KK, Wampler K, Underwood J, Hansen C. Ovarian dysgerminoma: A case study. *Journal of diagnostic medical sonography.* 2015;31(5):327–30.

[55] Khandwala K, Shahid J, Nadeem N, Tariq MUU. Torsion of ovarian dysgerminoma in a child: Role of computed tomography. *Cureus.* 2018;10(4):e2522.

[56] Warner M, Fleischer A, Edell S, et al. Uterine adnexal torsion: Sonographic findings. *Radiology.* 1985;154(3):773–5.

[57] Graif M, Shalev J, Strauss S, Engelberg S, Mashiach S, Itzchak Y. Torsion of the ovary: Sonographic features. *American journal of roentgenology.* 1984;143(6):1331–4.

[58] Bouguizane S, Bibi H, Farhat Y, et al. [Adnexal torsion: a report of 135 cases]. *Journal de gynecologie, obstetrique et biologie de la reproduction.* 2003;32(6): 535–40.

[59] Spitzer D, Wirleitner B, Steiner H, Zech NH. Adnexal torsion in pregnancy after assisted reproduction: Case study and review of the literature. *Geburtshilfe und frauenheilkunde.* 2012;72(8):716–20.

[60] Hasson J, Tsafrir Z, Azem F, et al. Comparison of adnexal torsion between pregnant and nonpregnant women. *American journal of obstetrics and gynecology.* 2010;202(6):536.e1–6.

[61] Kahramanoglu I, Eroglu V, Turan H, Kaval G, Sal V, Tokgozoglu N. Isolated adnexal torsion in a 20-week spontaneous twin pregnancy. *International journal of surgery case reports.* 2016;23:138–40.

[62] Silja A, Gowri V. Torsion of a normal ovary in the third trimester of pregnancy: A case report. *Journal of medical case reports.* 2008;2:378.

[63] Saksouk FA, Johnson SC. Recognition of the ovaries and ovarian origin of pelvic masses with CT. *Radiographics.* 2004;24(suppl 1):S133–S46.

[64] Rackow BW, Patrizio P. Successful pregnancy complicated by early and late adnexal torsion after in vitro fertilization. *Fertility and sterility.* 2007;87(3):697.e9–12.

[65] Houry D, Abbott JT. Ovarian torsion: A fifteen-year review. *Annals of emergency medicine.* 2001;38(2):156–9.

[66] Yen CF, Lin SL, Murk W, et al. Risk analysis of torsion and malignancy for adnexal masses during pregnancy. *Fertility and sterility.* 2009;91(5): 1895–902.

[67] Johnson T Jr, Woodruff J. Surgical emergencies of

the uterine adnexae during pregnancy. *International journal of gynecology and obstetrics*. 1986;24(5): 331–5.

[68] Ali MK, Abdelbadee AY, Shazly SA, Abbas AM. Adnexal torsion in the first trimester of pregnancy: A case report. *Middle East Fertility Society journal*. 2013;18(4):284–6.

[69] Bromley B, Benacerraf B. Adnexal masses during pregnancy: Accuracy of sonographic diagnosis and outcome. *Journal of ultrasound in medicine*. 1997;16(7):447–52.

[70] Schmeler KM, Mayo–Smith WW, Peipert JF, Weitzen S, Manuel MD, Gordinier ME. Adnexal masses in pregnancy: Surgery compared with observation. *Obstetrics and gynecology*. 2005;105(5):1098–103.

[71] Miller RJ, Breech LL. Surgical correction of vaginal anomalies. *Clinical obstetrics and gynecology*. 2008;51(2):223–36.

[72] Guileyardo JM. Neonatal ovarian torsion. *American journal of diseases of children*. 1982;136(10):945–6.

[73] Alrabeeah A, Galliani C, Giacomantonio M, Heifetz S, Lau H. Neonatal ovarian torsion: Report of three cases and review of the literature. *Pediatric pathology*. 1988;8(2):143–9.

[74] Vijayalakshmi K, Reddy GMM, Subbiah VN, Sathiya S, Arjun B. Clinico–pathological profile of adnexal torsion cases: A retrospective analysis from a tertiary care teaching hospital. *Journal of clinical and diagnostic research: JCDR*. 2014;8(6):OC04.

[75] Shukunami K, Nishijima K, Orisaka M, Yoshida Y, Kotsuji F. Acute abdomen in a Jehovah's witness with chronic anemia. *American journal of emergency medicine*. 2004;22(3):242–3.

[76] Guthrie BD, Adler MD, Powell EC. Incidence and trends of pediatric ovarian torsion hospitalizations in the United States, 2000–2006. *Pediatrics*. 2010;125(3):532–8.

[77] Acimi S. Acute ovarian torsion in young girls. *Journal of acute disease*. 2016;5(1):59–61.

[78] Graziano A, Lo Monte G, Engl B, Marci R. Recurrent ovarian torsion in a pregnancy complicated by ovarian hyperstimulation syndrome. *Journal of minimally invasive gynecology*. 2014;21(5):723–4.

[79] Ashwal E, Krissi H, Hiersch L, Less S, Eitan R, Peled Y. Presentation, diagnosis, and treatment of ovarian torsion in premenarchal girls. *Journal of pediatric and adolescent gynecology*. 2015;28(6):526–9.

[80] Young R, Cork K. Intermittent ovarian torsion in pregnancy. *Clinical practice and cases in emergency medicine*. 2017;1(2):108–10.

[81] Rousseau V, Massicot R, Darwish AA, et al. Emergency management and conservative surgery of ovarian torsion in children: A report of 40 cases. *Journal of pediatric and adolescent gynecology*. 2008;21(4):201–6.

[82] Jensen JT, Speroff L. Health benefits of oral contraceptives. *Obstetrics and gynecology clinics of North America*. 2000;27(4):705–21.

[83] Lotterman S. Massive hemoperitoneum resulting from spontaneous rupture of uterine leiomyoma. *American journal of emergency medicine*. 2008;26(8):974.e1–2.

[84] Gupta S, Manyonda IT. Acute complications of fibroids. *Best practice and research clinical obstetrics and gynaecology*. 2009;23(5):609–17.

[85] Huchon C, Staraci S, Fauconnier A. Adnexal torsion: A predictive score for pre–operative diagnosis. *Human reproduction (Oxford, England)*. 2010;25(9):2276–80.

[86] Cass DL. Ovarian torsion. *Seminars in pediatric surgery*. 2005;14(2):86–92.

[87] Liu H, Wang X, Lu D, Liu Z, Shi G. Ovarian masses in children and adolescents in China: Analysis of 203 cases. *Journal of ovarian research*. 2013;6:47.

[88] Shadinger LL, Andreotti RF, Kurian RL. Preoperative sonographic and clinical characteristics as predictors of ovarian torsion. *Journal of ultrasound in medicine*. 2008;27(1):7–13.

[89] Aran T, Guven S, Unsal MA, Alver A, Mentese A, Yulug E. Serum ischemia–modified albumin as a novel marker of ovarian torsion: An experimental study. *European journal of obstetrics, gynecology, and reproductive biology*. 2010;150(1):72–5.

[90] Graif M, Itzchak Y. Sonographic evaluation of ovarian torsion in childhood and adolescence. *AJR American journal of roentgenology*. 1988;150(3):647–9.

[91] Albayram F, Hamper UM. Ovarian and adnexal torsion: Spectrum of sonographic findings with pathologic correlation. *Journal of ultrasound in medicine*. 2001;20(10):1083–9.

[92] Dahmoush H, Anupindi SA, Pawel BR, Chauvin NA. Multimodality imaging findings of massive ovarian edema in children. *Pediatric radiology*. 2017;47(5):576–83.

[93] Wilkinson C, Sanderson A. Adnexal torsion: A multimodality imaging review. *Clinical radiology*. 2012;67(5):476–83.

[94] Servaes S, Zurakowski D, Laufer MR, Feins N, Chow JS. Sonographic findings of ovarian torsion in children. *Pediatric radiology*. 2007;37(5):446–51.

[95] Sibal M. Follicular ring sign: A simple sonographic sign for early diagnosis of ovarian torsion. *Journal of ultrasound in medicine*. 2012;31(11):1803–9.

[96] Vijayaraghavan SB, Senthil S. Isolated torsion of the fallopian tube: The sonographic whirlpool sign. *Journal of ultrasound in medicine*. 2009;28(5): 657–62.

[97] Nizar K, Deutsch M, Filmer S, Weizman B, Beloosesky R, Weiner Z. Doppler studies of the ovarian venous blood flow in the diagnosis of adnexal torsion. *Journal of clinical ultrasound: JCU*. 2009;37(8):436–9.

[98] Rosado WM Jr, Trambert MA, Gosink BB, Pretorius DH. Adnexal torsion: Diagnosis by using Doppler sonography. *AJR American journal of roentgenology*. 1992;159(6):1251–3.

[99] Naffaa L, Deshmukh T, Tumu S, Johnson C, Boyd KP, Meyers AB. Imaging of acute pelvic pain in girls: Ovarian torsion and beyond. *Current problems in diagnostic radiology*. 2017;46(4):317–29.

[100] Hiller N, Appelbaum L, Simanovsky N, Lev-Sagi A, Aharoni D, Sella T. CT features of adnexal torsion. *AJR American journal of roentgenology*. 2007;189(1):124–9.

[101] Ghossain MA, Hachem K, Buy JN, et al. Adnexal torsion: Magnetic resonance findings in the viable adnexa with emphasis on stromal ovarian appearance. *Journal of magnetic resonance imaging: JMRI*. 2004;20(3):451–62.

[102] Beranger-Gibert S, Sakly H, Ballester M, et al. Diagnostic value of MR imaging in the diagnosis of adnexal torsion. *Radiology*. 2016;279(2):461–70.

[103] Rha SE, Byun JY, Jung SE, et al. CT and MR imaging features of adnexal torsion. *Radiographics*. 2002;22(2):283–94.

[104] Jain KA. Magnetic resonance imaging findings in ovarian torsion. *Magnetic resonance imaging*. 1995;13(1):111–3.

[105] Petkovska I, Duke E, Martin DR, et al. MRI of ovarian torsion: Correlation of imaging features with the presence of perifollicular hemorrhage and ovarian viability. *European journal of radiology*. 2016;85(11):2064–71.

[106] Van Kerkhove F, Cannie M, Op de Beeck K, et al. Ovarian torsion in a premenarcheal girl: MRI findings. *Abdominal imaging*. 2007;32(3):424–7.

[107] Wolfman WL, Kreutner K. Laparoscopy in children and adolescents. *Journal of adolescent health care*. 1984;5(4):261–5.

[108] Mayer JP, Bettolli M, Kolberg-Schwerdt A, et al. Laparoscopic approach to ovarian mass in children and adolescents: Already a standard in therapy. *Journal of laparoendoscopic and advanced surgical techniques Part A*. 2009;19(suppl 1):S111–5.

[109] Steyaert H, Meynol F, Valla JS. Torsion of the adnexa in children: The value of laparoscopy. *Pediatric surgery international*. 1998;13:384–7.

[110] Cohen SB, Wattiez A, Seidman DS, et al. Laparoscopy versus laparotomy for detorsion and sparing of twisted ischemic adnexa. *Journal of the Society of Laparoendoscopic Surgeons*. 2003;7(4):295–9.

[111] Spigland N, Ducharme JC, Yazbeck S. Adnexal torsion in children. *Journal of pediatric surgery*. 1989;24(10):974–6.

[112] Emonts M, Doornewaard H, Admiraal JC. Adnexal torsion in very young girls: Diagnostic pitfalls. *European journal of obstetrics, gynecology, and reproductive biology*. 2004;116(2):207–10.

[113] Karayal?ı R, Ozcan S, Ozyer S, et al. Conservative laparoscopic management of adnexal torsion. *Journal of the Turkish German gynecological association*. 2011;12(1):4–8.

[114] Aziz D, Davis V, Allen L, Langer JC. Ovarian torsion in children: Is oophorectomy necessary? *Journal of pediatric surgery*. 2004;39(5):750–3.

[115] Shalev E, Bustan M, Yarom I, Peleg D. Recovery of ovarian function after laparoscopic detorsion. *Human*

reproduction (Oxford, England). 1995;10(11): 2965–6.

[116] Galinier P, Carfagna L, Delsol M, et al. Ovarian torsion. Management and ovarian prognosis: a report of 45 cases. Journal of pediatric surgery. 2009;44(9):1759–65.

[117] Oelsner G, Cohen SB, Soriano D, Admon D, Mashiach S, Carp H. Minimal surgery for the twisted ischaemic adnexa can preserve ovarian function. Human reproduction (Oxford, England). 2003;18(12):2599–602.

[118] Ozcan C, Celik A, Ozok G, Erdener A, Balik E. Adnexal torsion in children may have a catastrophic sequel: Asynchronous bilateral torsion. Journal of pediatric surgery. 2002;37(11):1617–20.

[119] Abes M, Sarihan H. Oophoropexy in children with ovarian torsion. European journal of pediatric surgery. 2004;14(3):168–71.

[120] Celik A, Ergun O, Aldemir H, et al. Long–term results of conservative management of adnexal torsion in children. Journal of pediatric surgery. 2005;40(4):704–8.

[121] Djavadian D, Braendle W, Jaenicke F. Laparoscopic oophoropexy for the treatment of recurrent torsion of the adnexa in pregnancy: Case report and review. Fertility and sterility. 2004;82(4):933–6.

[122] Righi RV, McComb PF, Fluker MR. Laparoscopic oophoropexy for recurrent adnexal torsion. Human reproduction (Oxford, England). 1995;10(12): 3136–8.

[123] Crouch NS, Gyampoh B, Cutner AS, Creighton SM. Ovarian torsion: To pex or not to pex? Case report and review of the literature. Journal of pediatric and adolescent gynecology. 2003;16(6):381–4.

[124] Dumont T, Caccia N, Allen L. Pediatric synchronous bilateral ovarian torsion: A case report and review of the literature. Journal of pediatric surgery.

2011;46(12):e19–23.

[125] Germain M, Rarick T, Robins E. Management of intermittent ovarian torsion by laparoscopic oophoropexy. Obstetrics and gynecology. 1996;88(4 Pt 2):715–7.

[126] Rody A, Jackisch C, Klockenbusch W, Heinig J, Coenen–Worch V, Schneider HP. The conservative management of adnexal torsion–A case–report and review of the literature. European journal of ---obstetrics, gynecology, and reproductive biology. 2002;101(1):83–6.

[127] Meyer JS, Harmon CM, Harty MP, Markowitz RI, Hubbard AM, Bellah RD. Ovarian torsion: Clinical and imaging presentation in children. Journal of pediatric surgery. 1995;30(10):1433–6.

[128] Celik H, Ayar A, Tug N, et al. Effects of melatonin on noncardiogenic pulmonary edema secondary to adnexial ischemia–reperfusion in guinea pig. Neuroendocrinology letters. 2002;23(2):115–8.

[129] Bird JE, Milhoan K, Wilson CB, et al. Ischemic acute renal failure and antioxidant therapy in the rat. The relation between glomerular and tubular dysfunction. Journal of clinical investigation. 1988;81(5):1630–8.

[130] Breen AP, Murphy JA. Reactions of oxyl radicals with DNA. Free radical biology and medicine. 1995;18(6):1033–77.

[131] Ames BN. Endogenous DNA damage as related to cancer and aging. Mutation research. 1989;214(1): 41–6.

[132] Wills E, Gillham B, Papachristodoulou D, Thomas J. Wills' Biochemical Basis of Medicine, 3rd ed. London: Butterworth–Heinemann, 1997, 343–54.

[133] Borekci B, Gundogdu C, Altunkaynak BZ, et al. The protective effect of dehydroepiandrosterone on ovarian tissues after torsion–detorsion injury: A stereological and histopathological study. Eurasianjournal of medicine. 2009;41(1):22.

第 14 章 卵巢囊肿破裂和出血与子宫肌瘤急性并发症

Hemorrhagic and Ruptured Ovarian Cysts and Acute Complications of Uterine Fibroids

Youssef Youssef　Mostafa A. Borahay　著

李白雪　陈玲玲　译　　吴美瑶　校

一、卵巢囊肿破裂和出血

（一）概述

卵巢囊肿的并发症，如破裂、出血、扭转和感染，经常引起急性腹痛，在急诊就诊患者中占有相当大比例。对右下腹疼痛的原因分析中表明，12.8% 是由妇科原因引起，囊肿破裂、出血和扭转分别占 7.2%、4.2% 和 1.4% [1]。这些病例的诊断可能具有一定难度，因为它们的症状可能与其他妇科和非妇科病因重叠，如胃肠道和泌尿系统疾病 [2]。在临床中最常见的卵巢囊肿类型列在框 14-1 中。卵巢囊肿好发于生育年龄，囊肿破裂和出血是卵巢周期中的常见现象。准确地鉴别诊断至关重要，因为囊肿破裂和出血通常可经保守方法治疗，而其他情况可能需要紧急手术治疗。当伴有血流动力学不稳定、大量腹腔积血、严重持续性疼痛或诊断不明确的极少数情况，囊肿破裂或出血需要紧急手术治疗 [3]。

框 14-1　卵巢囊肿的常见类型
• 卵泡囊肿
• 黄体囊肿
• 子宫内膜异位囊肿
• 皮样囊肿（成熟型囊性畸胎瘤）
• 浆液性囊肿
• 黏液性囊肿

（二）病理学特征

卵巢囊肿破裂的确切病因尚不清楚，但黄体期血管增多可能导致黄体囊肿破裂[4]。卵巢外层皮质富含原始卵泡，内层髓质含有血管。卵巢在周期变化的激素影响下，无血管的颗粒细胞层和间质细胞被血管化。排卵时，黄体生成素峰导致成熟卵泡（graafian follicle）破裂，卵泡内液体释放进腹腔可导致月经中期出现腹痛，通常被称为排卵痛。优势卵泡破裂后形成黄体——间质细胞黄素化，颗粒细胞层血管化。黄体壁内的血管很薄，容易出血形成出血性囊肿。卵巢表面被覆纤薄的结缔组织层，即白膜。卵巢白膜薄且延展性好，随着月经周期中卵巢的增大而延展。随着被膜的扩张，血管被拉伸随后撕裂，导致少量出血。若较大血管的破裂出血将会导致更严重的疼痛以及腹腔积血[2, 5]。

（三）临床表现

卵巢囊肿破裂或出血时，轻者可无明显症状，严重者可出现循环衰竭[4]。临床病史采集对建立准确的诊断很重要，包括是否有近期性交、外伤、剧烈活动或促排卵等病史[6]。先天性或获得性易栓症及抗凝治疗是导致腹腔积血的危险因素[7]。月经中期或黄体期的急性腹痛由成熟卵泡或黄体破裂引起。血体引起疼痛伴随继发性闭经和妊娠试验阳性可以模拟异位妊娠的临床表现，但一定要考虑到正常宫内妊娠的可能[2]。腹痛通常是单侧的，根据出血量的不同，也可能出现双侧腹痛，并可从腹部放射至背部或肩部[8]。一些研究发现右侧卵巢囊肿破裂的发生率更高，这可能是由于直肠和乙状结肠对左侧卵巢起到缓冲作用，也可能因卵巢静脉结构的差异使右侧卵巢腔内压力更高[9]。这种单边易感性尚存争议，因为其他研究并未发现双侧卵巢间发病率的差异[3]。根据出血量的不同，非特异性表现也不同，包括恶心呕吐、腹胀、疼痛伴活动后加剧、尿量减少和意识改变[8]。

卵巢囊肿破裂后，需要监测患者的生命体征，但往往具有误导性。在治疗决策中，血压监测至关重要。有明显腹腔积血的患者有时不会出现心动过速，不同的研究均报道过心动过缓与腹腔积血同时出现。目前认为，相对的心动过缓是由于急性失血刺激腹膜引起反射性副交感神经介导的血管舒缩功能紊乱[5]。通常不伴发热。

（四）检查

妊娠试验通常是诊断和鉴别诊断的第一步。全血细胞计数（complete blood count，CBC）也是检查中必不可少的一部分。血红蛋白水平的降低可能与出血量相关。然而在持续液体复苏的创伤患者中，红细胞压积水平的变化是更可靠的预测指标[10]。白细胞计数升高在卵巢黄体囊肿破裂中很少见，但腹膜刺激会引起轻度白细胞增多[6]。

（五）影像学

超声是妇科急症的首选影像学检查方法。超声检查结果的准确性明显依赖于操作者水平，同时在较高体重指数（body mass index，BMI）的人群中也存在一些技术上的限制。黄体破裂在超声上通常表现为＜ 3cm 的囊性病变。囊壁呈锯齿状，略有增厚（＜ 3mm）（图 14-1）[1, 11]。在大约一半的病例中，囊肿周边可见血流信号增加，即所谓的"火环征"（图 14-2）[11, 12]。出血性囊肿的不同表现取决于出血的时长。出血性囊肿因其多样的影像学表现被称为"出色的模仿者（great imitator）"[5]。常见的超声影像表现呈等回声，在急性出血伴中等大出血的情况下，易与增大的卵巢相混淆。之后形成的血凝块呈现出液固平面。当血凝块溶解、纤维蛋白条带形成后，可观察到内部网状回声（也称为渔网、蛛网、蜘蛛网或花边状）（图 14-3）[7, 11]。最后囊肿内可见浓缩的附壁血凝块，可能表现为三角形或曲线形（图 14-4）。附壁血凝块边缘凹陷，内部无血流信号，而实质附壁结节边缘凸起，内部可见血流信号，可以据此鉴别两者[13]。囊肿内部的陈旧性积血不断累积，会出现类似子宫内膜异位囊肿样磨玻璃状的超声表现[7]。然而，非特异性的疼痛和超声的偶然发现，都可能促使患者进一步行 CT 成像，CT 与超声检查比较具有更优的诊断价值。CT 具有可以评估出血部位和出血量的优势。通过将子宫前方（膀胱子宫陷凹）积液深度和子宫后方（子宫直肠陷凹）积液深度相加确定的盆腔积液的总深度，可以量化腹腔积血量（图 14-5）[3]。此外，若行增强 CT 时观察到门静脉期对比剂外渗，即门静脉期活动性出血（active bleeding in the portal venous phase，AB-PVP），可用于明确活动性出血的部位（图 14-6）[12]。MRI 的应用可降低单纯性囊肿的手术干预概率[14]。但 MRI 不作为一线影像学手段，因为它耗时长、资源缺乏、成本效益低、对患者更不方便，但 MRI 在诊断不明确时非常有用[15]。

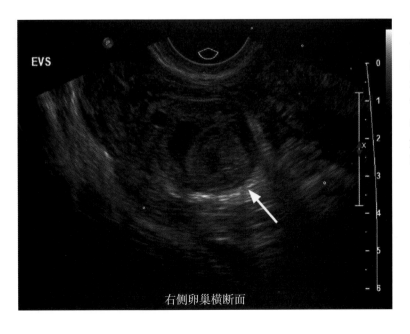

◀ 图 14-1　灰阶超声图显示出黄体样的厚壁结构

在开放访问权限下引自 Dupuis CS，Kim YH. Ultrasonography of adnexal causes of acute pelvic pain in pre-menopausal non-pregnant women. *Ultrasonography*. 2015；34（4）：258-267.

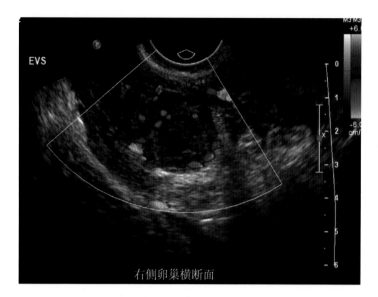

◀ **图 14-2　彩色多普勒超声显示右侧卵巢复杂囊性结构**

可见液固平面和周边血管环（"火环征"）[在开放访问权限下引自 Dupuis CS, Kim YH. Ultrasonography of adnexal causes of acute pelvic pain in pre-menopausal non-pregnant women. *Ultrasonography*. 2015；34（4）：258-267.]

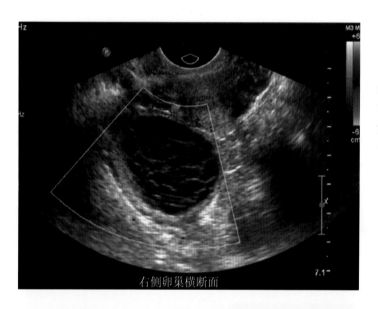

◀ **图 14-3　由血凝块溶解形成的网状回声（也称为渔网、蛛网、蜘蛛网或花边状）**

在开放访问权限下引自 Dupuis CS, Kim YH. Ultrasonography of adnexal causes of acute pelvic pain in pre-menopausal non-pregnant women. *Ultrasonography*. 2015；34（4）：258-267.

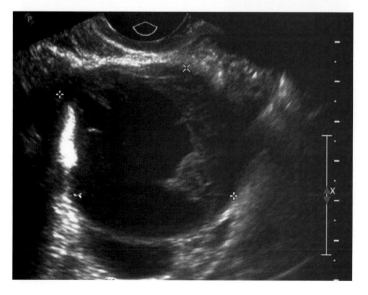

◀ **图 14-4　出血性囊肿内部回缩的附壁血凝块**

在开放访问权限下引自 Dupuis CS, Kim YH. Ultrasonography of adnexal causes of acute pelvic pain in pre-menopausal non-pregnant women. *Ultrasonography*. 2015；34（4）：258-267.

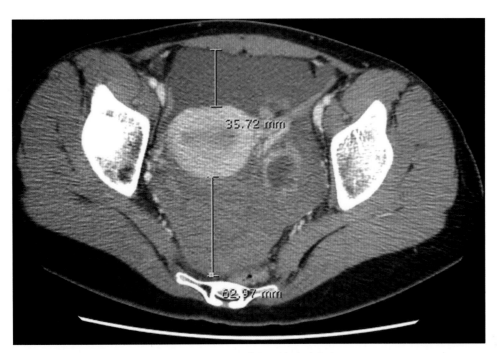

▲ 图 14-5　CT 定量测定腹腔积血

子宫前方（膀胱子宫陷凹）积液深度指前腹膜到子宫前壁的距离，以及子宫后方（子宫直肠陷凹）积液深度指子宫后壁到直肠的距离［在开放访问权限下引自 Kim JH, Lee SM, Lee JH, Jo YR, Moon MH, Shin J, et al. Successful conservative management of ruptured ovarian cysts with hemoperitoneum in healthy women. *PLoS One.* 2014；9（3）：1-5.］

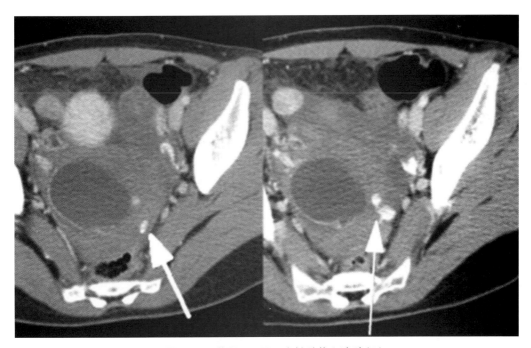

▲ 图 14-6　增强 CT 显示囊性肿物和腹腔积血

门静脉期轴位扫描见囊性肿物附近对比剂外渗提示活动性出血（箭）［在开放访问权限下引自 Lee MS, Moon MH, Woo H, Sung CK, Jeon HW, Lee TS. Ruptured corpus luteal cyst：Prediction of clinical outcomes with CT. *Korean J Radiol.* 2017；18（4）：607-614.］

（六）鉴别诊断

卵巢囊肿破裂和出血很难进行鉴别诊断，因为它们的症状与其他妇科、泌尿系统和消化系统疾病有很多重叠之处。最常见的包括如下。

- 急性阑尾炎：Rovsing 征、体温升高和白细胞增多对诊断有帮助。超声的准确性取决于操作者，而 CT 的准确率为 93%～98% [16]。
- 异位妊娠：妊娠试验阴性可排除异位妊娠。少数病例报道过异位妊娠合并黄体破裂的情况。因此，即使在宫内妊娠、枯萎孕卵（blighted ovum）或异位妊娠等导致 β-hCG 阳性的情况下，仍需要考虑伴卵巢囊肿破裂的可能 [17]。

卵巢扭转：典型表现为急性腹痛，但之前通常伴有间歇性疼痛。可能出现白细胞增多、恶心和呕吐。当卵巢血管扭转至完全闭锁后，彩色多普勒可能显示不出血流信号。卵巢扭转病例中若见到血流持续存在，可能是由于动脉闭塞前，静脉血栓形成引起症状所致，或者由于卵巢动脉和子宫动脉卵巢支的双重血供所致 [7]。卵巢扭转的超声表现无特异性，可类似于出血性囊肿。（译者注：静脉首先受到挤压，静脉血不能回流；动脉血继续流入，造成肿物充血，当进一步扭紧时，阻断了动脉血流，导致缺血坏死）

- 输卵管卵巢脓肿：表现为发热，可能有脓性阴道分泌物。超声显示附件区肿物，并在子宫陷凹处有游离液体 [2]。
- 特定类型的卵巢囊肿破裂包括以下几种类型。
- 子宫内膜异位囊肿破裂：很罕见，但可能导致急性腹腔积血。育龄期非妊娠期女性子宫内膜异位囊肿破裂导致腹腔积血的发生率为 2.2% [18]。
- 皮样囊肿破裂：发生率仅为 1%～4%。其内皮脂样物漏入腹腔会导致化学性腹膜炎，并伴有剧烈疼痛。囊肿的慢性渗漏会导致肉芽肿性腹膜炎 [1]。

（七）治疗

功能性卵巢囊肿（生理性卵巢囊肿）的处理在过去的几十年里发生了变化。过去，许多临床医生认为避孕药可以治疗功能性卵巢囊肿。纳入了来自 4 个国家的 7 项随机试验的一项系统综述显示，大多数功能性囊肿在几个月经周期内可自行消失，而持续存在的卵巢囊肿通常是病理性的（如子宫内膜异位囊肿或卵巢冠囊肿）。仅使用避孕药治疗卵巢囊肿是没有获益的 [19]。生理性卵泡和出血性卵巢囊肿几乎只发生在绝经前女性和接受激素治疗的绝经后女性 [20]。超声放射医师学会和一个专家小组就出血性和单纯性卵巢囊肿的处理达成了共识声明。绝经前女性的单纯性囊肿仅在大于 5～7cm 时才需每年随访。大于 5cm 的出血性囊肿需要随访 6～12 周，最好是在月经周期的第 3～10 天 [21]。

对于如何鉴别和管理功能性卵巢囊肿有明确的指南指引，但卵巢囊肿破裂后的处理却缺乏指南指引，这给医生们留下了不知何时干预的难题。历史上大多数囊肿破裂的病例都是通过手术治疗的。在 20 世纪 90 年代和 21 世纪初，大多数患者采取了手术治疗，而保守治疗的病例 < 20%[4, 9]。此后，药物治疗逐渐增多，且据报道有高达 80% 取得了成功[3, 12, 16]。首选微创的腹腔镜手术，开腹手术仅用于腹腔镜手术失败或血流动力学不稳定的患者[3, 16]。以下的研究表明，80% 保守治疗成功的病例与手术干预病例存在相似的危险因素。Bottomley 和 Bourne 提出了以下标准来帮助决定是否选择手术干预：①血流动力学不稳定；②诊断不明确或有扭转可能；③出现症状后 48h 内没有缓解；④超声检查中腹腔积血增多或血红蛋白浓度下降[7]。Lee 等建议根据特定的 CT 检查所见判断：腹腔积血定义为轴位扫描时液体最深处 > 5.8cm，或者门静脉期活动性出血在增强 CT 上表现为对比剂外渗（图 14-6）[12]。结果显示，门静脉期活动性出血阳性且腹腔出血 > 5.8cm 的患者手术概率为 45.5%；若只存在一个危险因素，这一比率下降到 24.4%；若没有这两种危险因素，这一比例下降至 7.4%[12]。Kim 等将手术干预的危险因素描述为：①初诊时舒张压 ≤ 70mmHg；② CT 显示大量腹腔积血，描述为 CT 显示盆腔积液总量的深度（a depth of the total pelvic fluid collection in CT, DTFC-CT）≥ 5.6cm（图 14-5）[3]。同时有这两种危险因素的患者手术干预率高达 80% 左右，而没有这些危险因素的患者手术干预率 < 10%[3]。

从手术治疗向保守治疗的巨大转变主要归功于影像学研究的进展。根据 Hibbard 以及 Hallatt 等的研究，既往后穹隆穿刺是作为评估出血严重程度的最有价值的辅助诊断，并据此做出最佳的治疗决策[4]。到了 20 世纪 90 年代，经阴道超声（TVU）成为更常用的辅助诊断方法，而后穹隆穿刺仅在 30% 的病例中应用[4]。最近的研究发现，CT 与超声相比具有更好的诊断价值，为更多的患者提供了保守治疗的依据[3, 12]。对临床上血流动力学不稳定的患者更倾向于手术治疗。据既往文献定义，血流动力学不稳定是指舒张压 ≤ 70mmHg 或在 4～6h 内血红蛋白下降约 20g/L[3, 16]。在有明显腹腔积血的病例中，并不一定都出现心动过速。目前一致认为，腹腔镜手术因具有创伤小的优势，是首选的手术方法[2]。

急性腹痛伴有 β-hCG 阳性需高度怀疑异位妊娠，但不能排除黄体囊肿破裂可能。有少数异位妊娠或宫内妊娠与黄体囊肿破裂同时存在的病例，在妊娠极早期这两种情况都无法通过 TVU 见到孕囊但 β-hCG 阳性。在腹腔镜检查中，可以看到破裂的黄体，通过对出血的囊肿电凝或切除来止血。但组织和血块的病理检查未见绒毛。术后 β-hCG 水平将持续升高，最终超声可显示出宫内孕囊，这时推荐阴道补充黄体酮到孕 10 周[17]。

综上所述，现有的证据强烈支持保守治疗作为卵巢囊肿破裂和出血的首选治疗方法。目前还没有明确的证据来区分哪些病例需要手术干预。手术干预的主要的决定因素是诊断不明确、保守治疗无改善、血红蛋白水平快速下降，以及影像学检查提示腹腔积血增加。

二、子宫肌瘤的急性并发症

（一）概述

子宫肌瘤，又称子宫平滑肌瘤，是一种主要起源于子宫肌层的良性平滑肌肿瘤。在女性中的发病率为 20%～25%。然而，在组织病理学或超声检查的研究中发现，子宫肌瘤的发病率高达 70%～80% [22]。几乎一半患者会出现月经过多、痛经和盆腔压迫症状。急性并发症包括肌瘤蒂扭转、静脉血栓形成、红色变性和急性阴道或腹腔内出血 [23]。尽管这些并发症很少见，不过一旦发生时若延误诊断可能会导致严重后果。

（二）病理生理与临床表现

1. 变性

随子宫肌瘤增大，血供相对不足而发生变性。以肌瘤增大的快慢和相对缺血程度划分变性的类型 [23]。不同的变性类型包括玻璃样变、囊性变、黏液样变、钙化和红色变性。60% 的子宫肌瘤会发生局灶性或弥漫性的玻璃样变（图 14-7 和图 14-8）[24]。约 4% 的肌瘤会发生囊性变，通常继发于玻璃样变之后。约 4% 的玻璃样变性组织可见继发性钙化。既往发生过红色变性的肌瘤在形成血栓的静脉处进一步形成环状钙化。黏液样变性指在平滑肌之间形成丰富的胶状物质。尽管肌瘤黏液样变很罕见，但识别出它们很重要，因为黏液样变常出现在平滑肌肉瘤和其他恶性肿瘤中 [24]。在 8% 的妊娠期子宫肌瘤、3% 的所有子宫肌瘤中可发生红色变性。其发生的原因可能是周围静脉阻塞导致的出血性梗死和广泛性坏死，可累及整个病灶。红色变性通常发生于妊娠期及使用口服避孕药

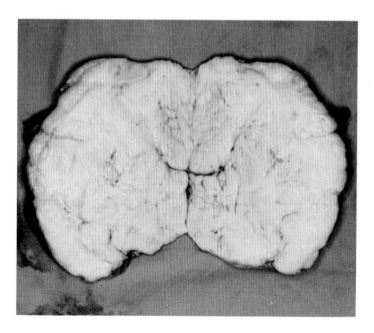

◀ 图 14-7 平滑肌瘤的切面照片显示玻璃样变性

在开放访问权限下引自 Ueda H, Togashi K, Konishi I, Kataoka ML, Koyama T, Fujiwara T, et al. Unusual appearances of uterine leiomyomas: MR imaging findings and their histopathologic backgrounds.*Radiographics*.1999；19（Special Issue）：131-145.

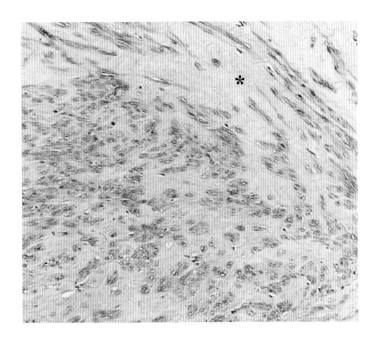

期间。用于治疗子宫肌瘤或子宫内膜异位症等雌激素依赖性疾病时，会用到 GnRH 激动药，它也可引起肌瘤红色变性。在达到低雌激素状态之前，GnRH 激动药可促进已经储存在垂体中的促性腺激素的释放，称为"点火效应"。"点火效应"是 GnRH 激动药治疗后常见的不良反应，并可在治疗的第 3～4 周引发肌瘤红色变性[25]。红色变性临床表现为下腹痛、低热和白细胞增多，可持续数天至数周；有时会导致月经过多，使血红蛋白水平下降[26]。由于均以疼痛为主要表现，肌瘤变性常需与附件扭转或亚急性盆腔炎性疾病相鉴别。

2. 扭转

浆膜下肌瘤很少会发生急性扭转。对临床医生来说，扭转的准确诊断具有挑战性。症状无特异性，且很难在影像上见到蒂部[27]。若治疗不及时，可能导致缺血性坏疽或腹膜炎，进而危及生命[23]。需与其他急症相鉴别，如急性阑尾炎、急性憩室炎、肠梗阻、内脏穿孔和附件扭转等。

3. 静脉血栓栓塞

文献曾报道过几例在肠系膜静脉或卵巢静脉发生的静脉血栓栓塞（venous thromboembolism, VTE）的病例。从理论上来讲，若子宫肌瘤较大，会压迫盆腔静脉，导致血流停滞和血栓形成。然而，由于肌瘤患病率高，常存在其他可能导致静脉血栓栓塞的危险因素，包括妊娠、外科手术、使用口服避孕药、抗磷脂抗体综合征、其他获得性和遗传性易栓症、长时间不活动、长途航空旅行和脱水等情况[23, 28]。

4. 急性大出血

GnRH 激动药治疗期间有阴道大出血的报道。GnRH 激动药治疗后的低雌激素状态会导致子宫肌瘤萎缩和变性。GnRH 激动药治疗后 6～10 周，黏膜下肌瘤萎缩可能会导致出血增多。这些病例的组织病理学结果显示玻璃样变性伴有局灶坏死和出血[29]。肌瘤继发腹腔积血较为罕见，但仍需进行鉴别诊断，尤其在有肌瘤病史时[30]。出血部位通常是静脉，动脉较少见[23]。据推测，腹腔内压力增加可导致静脉充血，继而使肌瘤表面血管破裂[31]，这可能由创伤、月经、妊娠、剧烈运动、负重活动和腹部按摩引起。鉴别诊断时需考虑黄体破裂和出血性囊肿破裂[30]。

（三）影像学检查

超声是诊断、监测和发现肌瘤并发症的初始影像学手段。单纯性肌瘤通常表现为低回声病变，回声呈漩涡状，后方可见回声增强或衰减，未见钙化[31]。肌瘤变性的超声表现更复杂，内部见多个囊性区域，多普勒可见肌瘤周边血流信号包绕[31]。由于肌瘤蒂细小，超声很难发现浆膜下肌瘤的扭转[23]。在静脉血栓栓塞的情况下，下肢超声或静脉造影可以帮助判定血栓的位置。对于可疑的静脉血栓栓塞，可能需要额外检查，包括胸片、心电图（electrocardiogram，ECG）和通气—灌注扫描[23]。

CT扫描作为二线影像学检查。肌瘤通常表现为使子宫轮廓发生扭曲的软组织肿物。肌瘤变性表现较复杂，含有液体衰减区域和周围或中心的钙化[28]。如果在子宫与肌瘤连接处见增强显像，且卵巢形态正常，可诊断浆膜下肌瘤急性扭转[27]。CT对卵巢静脉血栓形成敏感性和特异性较高，可见头侧向下腔静脉或左肾静脉延伸的管状腹膜后肿物[28]。

MRI与超声相比具有更高的敏感性和特异性。单纯肌瘤的典型表现是与子宫肌层相比低强度、均一的T_2信号和等强度的T_1信号[23]。红色变性表现为T_1边缘高信号，这是由于周围阻塞的血管内含有丰富的细胞内高铁血红蛋白（图14-9）[32]。

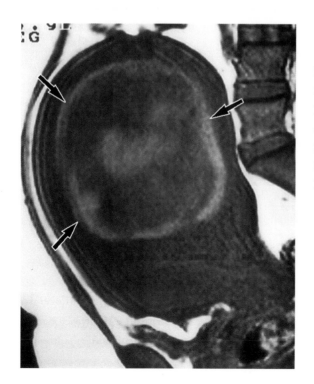

◀ 图14-9　肌瘤红色变性时T_1加权像见边缘呈高信号

在开放访问权限下引自 Ueda H, Togashi K, Konishi I, Kataoka ML, Koyama T, Fujiwara T, et al. Unusual appearances of uterine leiomyomas: MR imaging findings and their histopathologic backgrounds. *Radiographics*. 1999；19（Special Issue）：131-145.

（四）治疗

子宫肌瘤并发症需要立即干预，以避免进展为严重病变甚至死亡。通常在手术探查时行子宫肌瘤切除术；然而，对于生命体征不稳定的多发性肌瘤患者可能需要行子宫切除术[23]。肌瘤红色变性引发的急性疼痛可行支持治疗，通常在几周内症状缓解[25, 26]。预计会大量出血的巨大肌瘤术前可行子宫动脉栓塞术。子宫动脉栓塞术可减少出血，在不能使用血液制品时很有帮助[23]。

参 考 文 献

[1] Norton ME, Scoutt LM, Feldstein VA. Evaluation of pelvic pain in the reproductive age patient. In:*Callen's Ultrasonography in Obstetrics and Gynecology*. 6th ed. New York: Elsevier; 2017, 883–918.

[2] Jyoti M. Accidents to ovarian cysts. *J Univers Coll Med Sci*. 2013;1(2):46–53.

[3] Kim JH, Lee SM, Lee JH, Jo YR, Moon MH, Shin J, et al. Successful conservative management of ruptured ovarian cysts with hemoperitoneum in healthy women. *PLoS One*. 2014;9(3):1–5.

[4] Raziel A, Ron–El R, Pansky M, Arieli S, Bukovsky I, Caspi E. Current management of ruptured corpus luteum. *Eur J Obstet Gynecol Reprod Biol*. 1993;50(1):77–81.

[5] Hertzberg BS, Kliewer MA, Paulson EK. Ovarian cyst rupture causing hemoperitoneum: Imaging features and the potential for misdiagnosis. *Abdom Imaging*. 1999;24(3):304–8.

[6] Mohamed M, Al–Ramahi G, McCann M. Postcoital hemoperitoneum caused by ruptured corpus luteal cyst: A hidden etiology. *J Surg Case Rep*. 2015;2015(10):rjv120.

[7] Bottomley C, Bourne T. Diagnosis and management of ovarian cyst accidents. *Best Pract Res Clin Obstet Gynaecol*. 2009;23(5):711–24.

[8] Nyhsen C, Mahmood SU. Life–threatening haemoperitoneum secondary to rupture of simple ovarian cyst. *BMJ Case Rep*. 2014;2014:2–5.

[9] Ho W–K, Wang Y–F, Wu H–H, Tsai H–D, Chen T–H, Chen M. Ruptured corpus luteum with hemoperitoneum: Case characteristics and demographic changes over time. *Taiwan J Obstet Gynecol*. 2009;48(2):108–12.

[10] Thorson CM, Ryan ML, Van Haren RM, Pereira R, Olloqui J, Otero CA, et al. Change in hematocrit during trauma assessment predicts bleeding even with ongoing fluid resuscitation. *Am Surg*. 2013;79(4):398–406.

[11] Dupuis CS, Kim YH. Ultrasonography of adnexal causes of acute pelvic pain in pre–menopausal nonpregnant women. *Ultrasonography*. 2015;34(4):258–67.

[12] Lee MS, Moon MH, Woo H, Sung CK, Jeon HW, Lee TS. Ruptured corpus luteal cyst: Prediction of clinical outcomes with CT. *Korean J Radiol*. 2017;18(4):607–14.

[13] Thut DP, Morrow MS, Moore CC. Imaging of female pelvic emergencies. *Semin Ultrasound CT MRI*. 2017;38(4):310–26.

[14] Maturen KE, Blaty AD, Wasnik AP, Patel–Lippmann K, Robbins JB, Barroilhet L, et al. Risk stratification of adnexal cysts and cystic masses: Clinical performance of society of radiologists in ultrasound guidelines. *Radiology*. 2017;285(2):650–9.

[15] Ross EK, Kebria M. Incidental ovarian cysts: When to reassure, when to reassess, when to refer. *Cleve Clin J Med*. 2013;80(8):503–14.

[16] Fiaschetti V, Ricci A, Scarano AL, Liberto V, Citraro D, Arduini S, et al. Hemoperitoneum from corpus luteal cyst rupture: A practical approach in emergency room. *Case Rep Emerg Med*. 2014;2014:1–5.

[17] Bauman R, Horvat G. Management of ruptured corpus luteum with hemoperitoneum in early pregnancy: A case report. *Acta Clin Croat*. 2018;57(4):785–8.

[18] Reif P, Schöll W, Klaritsch P, Lang U. Rupture of endometriotic ovarian cyst causes acute

hemoperitoneum in twin pregnancy. *Fertil Steril.* 2011;95(6):2125.e1–2125.e3.

[19] Grimes DA, Jones LB, Lopez LM, Schulz KF. Oral contraceptives for functional ovarian cysts. *Cochrane Database Syst Rev.* 2014;2014(4):CD006134.

[20] Jain KA. Sonographic spectrum of hemorrhagic ovarian cysts. *J Ultrasound Med.* 2002;21(8):879–86.

[21] Levine D, Brown DL, Andreotti RF, Benacerraf B, Benson CB, Brewster WR, et al. Management of asymptomatic ovarian and other adnexal cysts imaged at US: Society of Radiologists in Ultrasound consensus conference statement. *Ultrasound Q.* 2010;26(3):121–31.

[22] Cunningham FG, Leveno KJ, Bloom SL, Dashe JS, Hoffman BL, Casey BM, et al. Neoplastic disorders. In: *Williams Obstetrics*, 25th ed. New York: McGraw–Hill Education; 2018. Available from: http://accessmedicine.mhmedical.com/content.aspx?aid=1160787674

[23] Gupta S, Manyonda IT. Acute complications of fibroids. *Best Pract Res Clin Obstet Gynaecol.* 2009;23(5):609–17.

[24] Ueda H, Togashi K, Konishi I, Kataoka ML, Koyama T, Fujiwara T, et al. Unusual appearances of uterine leiomyomas: MR imaging findings and their histopathologic backgrounds. *Radiographics.* 1999;19(Special Issue):131–45.

[25] Hachiya K, Kato H, Kawaguchi S, Kojima T, Nishikawa Y, Fujiwara S, et al. Red degeneration of a uterine fibroid following the administration of gonadotropin releasing hormone agonists. *J Obstet Gynaecol.* 2016;36(8):1018–9.

[26] Han SC, Kim MD, Jung DC, Lee M, Lee MS, Park SI, et al. Degeneration of leiomyoma in patients referred for uterine fibroid embolization: Incidence, imaging features and clinical characteristics. *Yonsei Med J.* 2013;54(1):215–9.

[27] Lai YL, Chen YL, Chen CA, Cheng WF. Torsion of pedunculated subserous uterine leiomyoma: A rare complication of a common disease. *Taiwan J Obstet Gynecol.* 2018;57(2):300–3.

[28] Sobey N, Raubenheimer L. Cystic pelvi–abdominal mass in pregnancy: An uncommon presentation of a subserosal leiomyoma. *SA J Radiol.* 2019;23(1):1–5.

[29] Friedman AJ. Vaginal hemorrhage associated with degenerating submucous leiomyomata during leuprolide acetate treatment. *Fertil Steril.* 1989;52(1):152–4.

[30] Gulati N, Raman S, Srinivasan M, Bakour S. Rare gynaecological emergency: Massive intraperitoneal haemorrhage from spontaneous rupture of a superficial vessel on a large leiomyoma. *BMJ Case Rep.* 2016;2016:2015–7.

[31] Alharbi S. Uterine leiomyoma with spontaneous intraleiomyoma hemorrhage, perforation, and hemoperitoneum in postmenopausal woman: Computed tomography diagnosis. *Avicenna J Med.* 2013;3(3):81.

[32] Araki H, Yoshizako T, Yoshida R, Maruyama M, Ishikawa N, Kitagaki H. MR imaging of parasitic leiomyoma with red degeneration. *Magn Reson Med Sci.* 2020;19(2):87–8.

Mohamed A. Youssef　Abdel Maguid Ramzy　Botros Rizk　著
吴美瑶　刘　艳　译　　生秀杰　校

一、概述

生育能力低下是指行规律的无保护性行为至少 1 年后仍未能妊娠[1]。约 10% 的育龄期夫妇受此影响[2]。在对生育能力低下的夫妇行基础的生育相关检查后发现，约 25% 为不明原因生育能力低下，30% 为轻度男性因素，5% 为严重男性因素，20% 归因于无排卵，另有 20% 被诊断为输卵管阻塞、宫颈因素、子宫内膜异位症或性功能障碍等其他因素[3]。

医学辅助生殖技术（medically assisted reproduction，MAR）的应用为数百万夫妇带来了希望。医学辅助生殖技术包括促排卵、伴或不伴卵巢刺激的宫腔内人工授精（intrauterine insemination，IUI）和伴或不伴辅助受精[卵子内单精子注射（intracytoplasmic sperm injection，ICSI）]的体外受精技术（IVF）。

在体外受精中，使用促性腺激素刺激卵巢是不可或缺的部分。最初的目的是通过增加胚胎数量，以弥补较差的胚胎质量，但现在是为了筛选出可供移植的最佳新鲜胚胎，并冷冻保存剩余的胚胎[4]。目前最常用的卵巢刺激方案是大剂量外源性促性腺激素联合应用 GnRH 类似物，以防止黄体生成素（luteinizing hormone，LH）过早达峰[5]。

使用该卵巢刺激方案产生的卵母细胞数量取决于卵泡储备数量。在卵巢储备正常或增加的女性中，大剂量刺激方案可引发卵巢过度反应，从而引发 OHSS[6]。因此，研究卵巢刺激方案很重要，关系到是否可以提高活产率并降低 OHSS 的风险。

OHSS 是体外受精需要考虑的主要问题之一[7]。在接受卵巢刺激和体外受精的女性中，有 1% 会出现重度 OHSS（图 15-1 和图 15-2）。它可以表现为不同症状和体征，包括腹胀和腹部不适、卵巢增大、腹水以及血管通透性增加导致的其他并发症[8]。OHSS 确切的病理生理机制尚不清楚，但毛细血管通透性增加导致液体流入第三间隙是该综合征的常见表现。诱发卵泡最终成熟和触发排

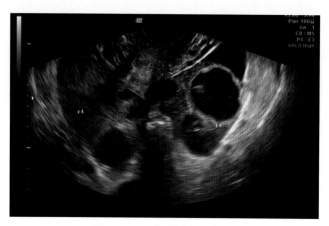

▲ 图 15-1 双侧增大的卵巢囊肿

经许可引自 Rizk B，Rizk CB，Nawar MG，et al. Ultrasonography in the prediction and management of ovarian hyperstimulation syndrome. In：Rizk B，ed，*Ovarian Hyperstimulation Syndrome: Epidemiology. Pathophysiology, Prevention and Management*. Cambridge：Cambridge University Press，2006：299-312.

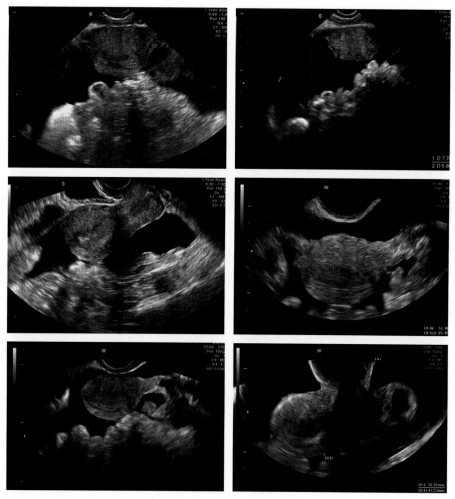

▲ 图 15-2 重度 OHSS 腹水

经许可引自 Rizk B，Rizk CB，Nawar MG，et al. Ultrasonography in the prediction and management of ovarian hyperstimulation syndrome. In：Rizk B，ed，*Ovarian Hyperstimulation Syndrome: Epidemiology. Pathophysiology, Prevention and Management*. Cambridge：Cambridge University Press，2006：299-312.

卵所用的 hCG 似乎是易感患者患病的关键刺激因素，因为 hCG 可促使卵巢释放血管内皮生长因子（vascular endothelial growth factor，VEGF）等血管活性—血管生成物质（图 15–3）[9]。

二、卵巢过度刺激综合征的预防

OHSS 的治疗包括止吐、镇痛、液体摄入和穿刺等对症支持治疗，但在重度 OHSS 病例中，尽管经过治疗病情可逐渐好转，但更重要的是对于高危患者预防重度 OHSS 的发生。识别出高危女性后，有几种预防措施可能会减少 OHSS 发生的风险，分为一级和二级预防措施。一级预防包括使用小剂量促性腺激素制订个体化卵巢刺激方案[10-13]、使用 GnRH 抑制药[14-17]，以及胚胎体外成熟[18-20]。二级预防包括所有旨在抵消过度卵巢反应的策略，包括取消移植周期[21]、coasting 疗法[22-25]、低剂量 hCG[26, 27] 或 GnRH 激动药[28-30] 触发排卵、取卵前后予多巴胺激动药[31-34]、取卵同时静脉扩容[33, 35]，以及冷冻保存卵母细胞或胚胎[36, 37]。由此可见，OHSS 处理具有巨大的挑战，尽管有很多可行的干预手段，但哪种方法更好目前证据有限。因此本章将列举并评估最广泛应用的几种预测和预防 OHSS 发生的方法。

三、卵巢过度刺激综合征的预测

（一）识别高危女性

已有几种识别 OHSS 高危患者特征的预测指标，也以此制订了预防策略（表 15–1）[38-46]。然而，

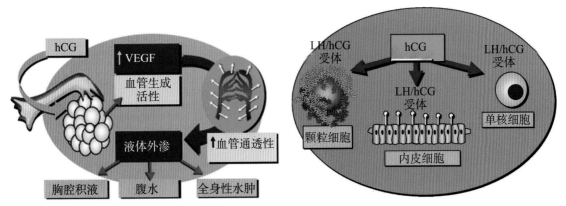

▲ 图 15–3　OHSS 中 hCG 的病理生理机制

经许可引自 Rizk B，Rizk CB，Nawar MG，et al. Ultrasonography in the prediction and management of ovarian hyperstimulation syndrome. In：Rizk B，ed，*Ovarian Hyperstimulation Syndrome: Epidemiology. Pathophysiology, Prevention and Management*. Cambridge：Cambridge University Press，2006：299–312.

大多数指标缺乏决定性的证据支持，或者在临界值和预测能力上变异较大，这使得 OHSS 的规范化治疗和预防变得更加困难。

表 15-1　OHSS 高危女性的预测指标

预测指标	临界值	统计学意义
卵巢刺激开始前		
年龄	＜ 33 岁	
体重指数 / 体重	目前不能作为 OHSS 风险增加的有用指标	
窦卵泡数量	• 14 个可以预测卵巢过度反应 • 双侧卵巢共 24 个卵泡	
抗米勒管激素	• 3.36ng/ml	敏感性：90.5% 特异性：80%
	• 多囊卵巢综合征患者：6.85ng/ml	敏感性：66.7% 特异性：68.7%
	• 非多囊卵巢综合征患者：4.85ng/ml	敏感性：85.7% 特异性：89.7%
	血清浓度为 1.5ng/ml 时 OHSS 检出率达 80%	
曾发生过 OHSS	中度或重度病例，尤其是需要住院的患者	
多囊卵巢综合征	≥ 12 个窦卵泡，直径 2～8nm	多囊卵巢综合征患者发生中度或重度 OHSS 概率为 10%～12%
hCG 扳机前控制性卵巢刺激过程中		
促性腺激素总量	≤ 1700U 时，可识别 85% 的重度 OHSS	阳性预测值：85% 阴性预测值：99.92%
hCG 注射日可见多个生长中卵泡	• ≥ 15 个直径 > 10nm 的卵泡，可识别重度 OHSS • ≥ 12 个直径 ≥ 10nm 的卵泡，可识别中度 • 同时满足：取卵时卵泡数达 25 个、hCG 注射前 19 个大 / 中型卵泡、24 个卵母细胞	曲线下面积 =0.904 95%CI 0.895～0.912 敏感性：82% 识别需要住院患者的特异性：99%
hCG 注射日血清雌二醇高水平	• ≥ 2201pg/ml，识别出 85% 重度 OHSS 的概率高出 13 倍	OR 13.2 95%CI 3.9～44.8
	• ≥ 18 个卵泡和（或）雌二醇 ≥ 5000pg/ml *	预测 83% 重度 OHSS
获卵数	> 15 个卵母细胞	
不适用的指标	VEGF、卵泡液 IL-6 和 IL-8 水平	

CI. 置信区间；OR. 比值比；IL. 白细胞介素；hCG. 人绒毛膜促性腺激素；OHSS. 卵巢过度刺激综合征；VEGF. 血管内皮生长因子
*. 译者注：此处原书有误，应为 pg/ml

（二）在体外受精治疗中监测卵巢刺激情况

TVU 和（或）血清雌二醇水平是降低 OHSS 发生率和严重程度的有效监测手段。一项 Cochrane 系统综述 [47] 比较了在 IVF/ICSI 周期中，仅使用 TVU 监测和使 TVU 联合血清雌二醇浓度共同监测控制性卵巢刺激的效果，包括活产率、妊娠率和 OHSS 的发生。共纳入了 6 项随机对照试验（randomized controlled trials，RCT）中的 781 名女性。在妊娠率和 OHSS 发生率方面，TVU 和血清雌二醇联合监测的效果并不优于单独使用 TVU 监测。

四、卵巢过度刺激综合征的预防策略

（一）垂体下调期

用于垂体脱敏的促性腺激素释放激素抑制药

在控制性超排卵（controlled ovarian hyperstimulation，COH）中使用 GnRH 抑制药可以抑制黄体生成素峰的产生，而不出现与 GnRH 抑制药相关的低雌激素不良反应、潮热，或者长时间的卵巢功能抑制 [48]。这些抑制药通过与垂体 GnRH 受体竞争性结合，在数小时内直接且快速地抑制促性腺激素的释放。因这种特性，它们可在卵泡期任何时候使用。目前有几种不同的给药方案，包括固定多次给药（在卵巢刺激开始后第 6～7 天开始加用，每日 0.25mg），灵活多次给药（当优势卵泡达 14～15mm 后，每日 0.25mg）和单次给药（卵巢刺激后第 7～8 天，单次给药 3mg）方案，可以加用或不加用口服避孕药。

Cochrane 系统综述比较了 GnRH 抑制药与标准长方案 GnRH 激动药在辅助受孕周期控制性超排卵过程中的有效性和安全性。该综述纳入了 73 项随机对照试验研究，共计 12212 名女性。有效性的主要结局指标是活产率，安全性的主要结局指标是 OHSS 发生率。次要结局指标包括持续妊娠率、临床妊娠率、流产率和周期取消率 [46]。其中，45 个随机对照试验研究（n=7511）符合纳入标准。两组间活产率没有显著统计学差异（OR 0.86，95%CI 0.69～1.08）。GnRH 抑制药组 OHSS 发生率降低，具有统计学意义（OR 0.43，95%CI 0.33～0.57）。基于这些研究，进入体外受精 /ICSI 周期，且重度 OHSS 发生风险增加的女性应该选择 GnRH 抑制药短方案 [49]。

另一项系统综述和 Meta 分析纳入了不同患者群体，如有排卵的女性、患多囊卵巢综合征（polycystic ovary syndrome，PCOS）的女性或卵巢反应差的女性 [50]。一般人群使用抑制药治疗后 OHSS 发生率显著低于激动药治疗组 [相对风险（relative risk，RR）0.63，95%CI 0.50～0.81]。使用激动药方案后，OHSS 发生率为 6.2%，而抑制药方案的 OHSS 发生率仅为 3.7%，绝对风险差值为 2.5%。在多囊卵巢综合征患者中，使用抑制药与激动药相比，OHSS 发生率显著降低（RR 0.53；95%CI 0.30～0.95）。假设抑制药和激动药方案的临床结局相当，这些优势将为从标准的激动药长方案转变为抑制药方案提供依据。

（二）卵巢刺激期

1. 用小剂量的促性腺激素行个体化卵巢刺激方案

微刺激体外受精方案是指用促性腺激素和（或）口服药物如氯米芬或来曲唑减少卵巢刺激，抑制卵母细胞数量，并避免发生 OHSS[1]。微刺激方案的优势是对卵巢刺激小[51]，成本更低[10]。在卵巢过度反应女性的临床实践中，出于对临床有效性，以及目前对 GnRH 抑制药—GnRH 激动药扳机和全部冷冻策略的可及性的担忧[52, 53]，微刺激体外受精方案尚未得到广泛接受。

2. 体外成熟

目前推荐体外成熟（in vitro maturation，IVM）以降低多囊卵巢综合征女性发生 OHSS 的风险。体外成熟包括从生发泡期开始更早地提取未成熟卵母细胞，无论这些卵母细胞是否已暴露于促性腺激素之下，它们都将在实验室中成熟至第二次减数分裂中期，之后再准备接受授精[54]。体外成熟策略现仍处于研究阶段，目前尚没有证据推荐在体外受精 /ICSI 之前进行体外成熟[55]。

3. Coasting 疗法

Coasting 疗法指持续应用 GnRH 激动药或抑制药，而不使用促性腺激素（图 15-4）。Cochrane 系统综述针对 8 个随机对照试验的研究发现[25]，Coasting 组 OHSS 发生率较低（OR 0.11，95%CI

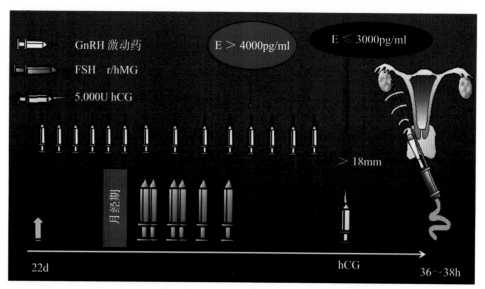

▲ 图 15-4 预防 OHSS 的 Coasting 疗法与非 Coasting 疗法

FSH. 卵泡刺激素；r/hMG. 重组人绝经促性腺激素；hCG. 人绒毛膜促性腺激素（经许可引自 Rizk B，Rizk CB，Nawar MG，et al. Ultrasonography in the prediction and management of ovarian hyperstimulation syndrome. In：Rizk B, ed, *Ovarian Hyperstimulation Syndrome: Epidemiology. Pathophysiology, Prevention and Management.* Cambridge：Cambridge University Press，2006：299-312.）

0.05～0.24）（图 15-5），如果未使用 Coasting 疗法的女性有 45% 发生中度或重度 OHSS，那么在 Coasting 疗法组发生率只有 4%～17%。然而，Coasting 疗法降低中度或重度 OHSS 发生的证据质量很低。

（三）诱发卵母细胞的最终成熟及触发排卵

1. 在 GnRH 抑制药周期中使用 GnRH 激动药诱发卵母细胞最终成熟

传统上，单针 hCG 给药替代自然周期中期黄体生成素峰的产生，已成为辅助生殖技术周期中促排卵和最终卵母细胞成熟的金标准。当 GnRH 抑制药用于预防黄体生成素峰过早出现时，GnRH 激动药作为 hCG 的替代品，可以诱发卵母细胞的最终成熟和排卵。周期的中期可以单针皮下注射 GnRH 激动药（0.2～0.5mg 曲普瑞林、亮丙瑞林或布舍瑞林）[56] 或鼻内给药（布舍瑞林 200μg）[57, 58]。

因此，GnRH 激动药在诱发卵母细胞成熟方面可能比 hCG 更有优势。首先，通过快速且不可逆的黄体溶解，GnRH 激动药可降低 OHSS 的风险 [58]；其次，GnRH 激动药诱发更类似生理性的卵泡刺激素（follicle-stimulating hormone，FSH）和黄体生成素峰，可能会让卵母细胞和胚胎质量更好 [56]；最后，由于黄体期类固醇水平较低，GnRH 激动药可能改善子宫内膜质量 [58, 59]。

一篇 Cochrane 综述 [60] 纳入体外受精和 ICSI 中使用 GnRH 抑制药方案并进行控制性超排卵的女性，比较 GnRH 激动药与 hCG 诱发最终卵母细胞成熟的有效性及安全性。有效性的主要结局指标是活产率，安全性的主要结局指标是 OHSS 的发生。次要结局指标包括持续妊娠率、临床妊娠率和流产率。共纳入了 17 项随机对照试验研究（n=1847），其中 13 项研究评估了新鲜自体胚胎移植周期，4 项研究评估了捐赠移植周期。在使用 GnRH 抑制药方案的体外受精 /ICSI 新鲜自体胚胎移植周期中，使用 GnRH 激动药代替 hCG 诱发最终的卵母细胞成熟，避免了 OHSS 的发生（OR 0.15；95%CI 0.05～0.47），但同时因诱导的 LH/FSH 峰持续时间较短，降低了活产率。因此，选择 GnRH 激动药诱发卵母细胞成熟，适用于不选择鲜胚移植、捐赠卵母细胞，或为了保留生育能力而冻卵的女性。

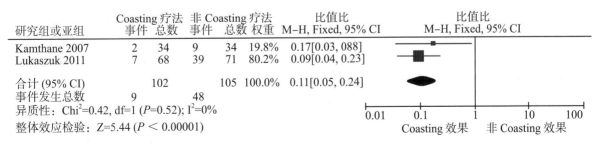

▲ 图 15-5　Coasting 疗法与非 Coasting 疗法结局的对比

经许可引自 D'Angelo A, Amso NN. Embryo freezing for preventing ovarian hyperstimulation syndrome. *Cochrane Database Syst Rev.* 2007；3：CD002806. 数据来源：Kamthane V, Goswami S, Ghosh S, Chattopadhay R, Chakravarty B. Does coasting prevent OHSS without compromising pregnancy outcome? *Hum Reprod.* 2004；19（suppl 6）：i121；Lukaszuk K, Liss J, Jakiel G. "Internal coasting" for prevention of ovarian hyperstimulation syndrome（OHSS）in IVF/ICSI. *Ginekol Pol.* 2011；82：812-816.

有不同的改良黄体期支持策略以应对黄体功能不足，如小剂量 hCG [38]、每日给予重组黄体生成素或 GnRH 激动药 [61]。OHSS 高危患者可以安全使用 GnRH 激动药扳机方案，之后采取"全部冷冻"政策，使随后的冷冻胚胎移植周期 OHSS 发生的风险小，活产率高 [61, 62]。其中在卵巢刺激期间发生 OHSS 风险高的患者，可从 GnRH 激动药长方案转变为 GnRH 抑制药方案，并在之后使用 GnRH 激动药扳机是一种合理的补救方案 [63]。

2. 使用小剂量人绒毛膜促性腺激素触发排卵

传统的人绒毛膜促性腺激素诱发卵母细胞成熟的剂量范围为 5000～10 000U [64]。有证据表明，OHSS 与使用 hCG 诱发最终卵母细胞成熟有关。只有低剂量的 hCG 才能降低不可预测卵巢过度反应患者使用长方案 GnRH 激动药治疗时发生 OHSS 的风险。给予患者 2500U [65] 或 2000U [66] 的 hCG：低剂量 hCG（2500U）能够在不影响体外受精结局的情况下预防 OHSS；然而，使用极低剂量的 hCG（2000U）会影响可以取到的成熟卵母细胞的数量。使用 5000U 和 10 000U hCG 患者发生重度 OHSS 的概率似乎没有差异 [67]。

一些研究表明 [68, 69]，较低剂量的 hCG 加 FSH（模拟自然发生的与黄体生成素峰同时出现的 FSH 峰）与传统扳机方案相比，可能使 OHSS 发生率下降，且不影响体外受精结果。一项回顾性队列研究比较了 1500U hCG+450U FSH 与 3300U hCG、GnRH 激动药单药，或 GnRH 激动药 + 1500U hCG 这几组扳机方案，得出结论，这种改良的扳机方案似乎可作为 GnRH 激动药—体外受精周期中 OHSS 高危人群的替代选择 [70]。

3. 取消周期（停止人绒毛膜促性腺激素注射）

尽管可以有效且安全地通过取消周期预防早发型和迟发型 OHSS 的发生，但这样做会产生经济负担，并干扰患者和医生的情绪，这一问题在未来没有进展为临床 OHSS 的移植周期中尤为凸显 [21, 71]。因为存在其他更安全的干预措施，如 GnRH 抑制药—GnRH 激动药扳机和全部冷冻策略 [30]，取消周期只作为重度 OHSS 患者的最后选择。

4. 在取卵前后给予多巴胺激动药

一个潜在的预防 OHSS 和减轻其严重程度的策略是在 hCG 给药或取卵前后给予多巴胺激动药 [72]。研究发现，同时给予幼鼠小剂量多巴胺激动药与 hCG，可防止血管通透性增加，且不会影响血管生成过程 [73]，这一效应通过多巴胺 D_2 受体实现（图 15-6 和图 15-7）。

2 项纳入随机试验的系统综述和 Meta 分析比较了在体外受精 /ICSI 周期中，多巴胺激动药卡麦角林组与无干预组在预防作用上的差异。主要结局是女性的 OHSS 发生率，次要结局为活产率、持续妊娠率、临床妊娠率和流产率 [31]。共纳入了包括 570 名女性在内的 4 个随机试验。结果表明，卡麦角林组 OHSS 发生率下降，并具有显著统计学差异（OR 0.41，95%CI 0.25～0.66），绝对风险降低 12%（95% CI 6.1%～18.2%）；但重度 OHSS 的减少没有显著统计学意义（OR 0.50，95%CI 0.20～1.26）。

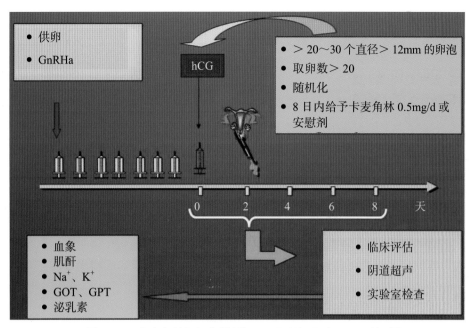

▲ 图 15-6　卡麦角林组与安慰剂组 / 无干预组预防 OHSS 的对比

GnRHa. 促性腺激素释放激素激动药；GOT. 谷草转氨酶；GPT. 谷丙转氨酶；hCG. 人绒毛膜促性腺激素（经许可引自 Rizk B，Rizk CB，Nawar MG，et al. Ultrasonography in the prediction and management of ovarian hyperstimulation syndrome. In：Rizk B，ed，*Ovarian Hyperstimulation Syndrome: Epidemiology. Pathophysiology, Prevention and Management.* Cambridge：Cambridge University Press，2006：299–312. ）

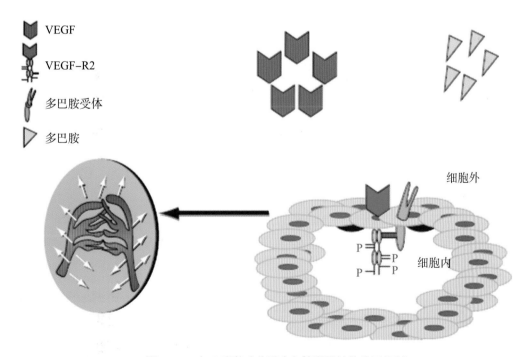

▲ 图 15-7　多巴胺激动药影响血管通透性的分子机制

VEGF. 血管内皮生长因子；VEGF-R2.VEGF 受体 2（经许可引自 Rizk B，Rizk CB，Nawar MG，et al. Ultrasonography in the prediction and management of ovarian hyperstimulation syndrome. In：Rizk B，ed，*Ovarian Hyperstimulation Syndrome: Epidemiology. Pathophysiology, Prevention and Management.* Cambridge：Cambridge University Press，2006：299–312. ）

Tang 等[74]总结了 16 项随机对照试验研究，含 2091 名高危女性。他们评估了卡麦角林、喹高利特和溴隐亭这 3 种多巴胺激动药的效果。与安慰剂或无干预组相比，多巴胺激动药似乎可以有效预防中度或重度 OHSS（OR 0.27，95%CI 0.19～0.39）。这表明如果有 29% 接受辅助生殖技术治疗的女性出现中度或重度 OHSS，多巴胺激动药会将这一比例降至 7%～14%。没有证据表明在活产率、临床妊娠率、多胎妊娠率，或流产率方面多巴胺激动药与对照组存在差异。然而，使用多巴胺激动药（特别是喹高利特）可能会增加如胃肠道不良反应等事件的发生（OR 4.54，95%CI 1.49～13.84）。

5. 取卵时静脉扩容

以血浆扩容剂，如白蛋白、羟乙基淀粉（hydroxyethyl starch, HES）、甘露醇、尿素交联明胶（血浆代用品）和右旋糖酐，作为可能预防 OHSS 的干预措施，不同临床研究得出了相互矛盾的结果[75]。OHSS 高危女性是指那些达到特定的血清雌二醇阈值、取得的卵泡或卵母细胞达到特定数目，或患有多囊卵巢综合征的女性。

一篇 Cochrane 综述评估了在体外受精 /ICSI 治疗周期中，使用静脉输液如白蛋白、羟乙基淀粉、血浆代用品和右旋糖酐以预防重度 OHSS 的有效性和安全性[76]。共纳入 9 个随机对照试验研究，共计 2147 名女性。主要结局指标是重度 OHSS 的发生率，次要结局指标是妊娠率和不良事件。作者的结论是：没有证据表明静脉注射白蛋白对重度 OHSS 的发生率有任何影响，但白蛋白可能降低行控制性超排卵的高危女性中度 OHSS 的发生率（OR 0.71，95%CI 0.47～1.07）。有中等质量的证据表明，羟乙基淀粉可降低中、重度 OHSS 的发生率（OR 0.13，95%CI 0.02～0.75）。许多研究发现，6% 羟乙基淀粉作为扩容药效果优于白蛋白，然而由于样本量小且均为观察性研究，目前证据还不确凿。输注甘露醇也可能减少中、重度 OHSS 的发生，但只有一项随机对照试验研究进行了评估。没有证据表明输注白蛋白、羟乙基淀粉或甘露醇对妊娠率有任何影响[30]。

（四）胚胎移植期

胚胎冷冻保存（全部冷冻策略）

目前，胚胎冷冻保存是除了新鲜胚胎移植之外的另一种选择，目的是避免 hCG 诱发最终卵母细胞成熟后出现重度迟发型 OHSS 或规避 GnRH 抑制药—GnRH 激动药扳机后出现的相关黄体功能不足，可能会改善新生儿和产科相关预后[77-79]。然而，一项 Cochrane 系统综述评估了辅助生殖技术中预防 OHSS 的各种措施，结论是没有足够证据表明常规胚胎冷冻保存会获益[80]。一项大型多中心随机对照试验研究随机选取了 1508 名患多囊卵巢综合征的不孕女性，进入第一个体外受精周期后，接受新鲜胚胎移植或胚胎冷冻保存后再移植冷冻胚胎。该试验表明，在多囊卵巢综合征不孕女性中，冷冻胚胎移植与更低的 OHSS 风险（RR 0.19；95%CI 0.10～0.37）和更高的活产率（RR 1.17；95%CI 1.05～1.31）相关[81]。

（五）黄体期干预

抑制黄体期类固醇激素

目前建议取卵后通过抑制黄体期类固醇激素分泌，加上胚胎冷冻保存，来预防高危女性发生严重 OHSS。一些试验共评估了 294 名女性在黄体期分别使用来曲唑（7.5mg，每日 1 次，共 3 日）、米非司酮、GnRH 抑制药（0.25mg 皮下注射，每日 1 次，共 3 日），以及同时使用 3 种药物的效果。各研究组与对照组在重度 OHSS 发生率、积液穿刺率以及住院时长方面均无统计学差异[82-84]。

五、卵巢过度刺激综合征的治疗

OHSS 的治疗以支持治疗为主，包括给予重度 OHSS 患者止吐、镇痛、液体摄入维持循环容量、预防性抗凝[85]，以及病情缓慢好转后行穿刺治疗。有几项研究评价了在门诊治疗的可行性。使用抗凝治疗同时，在门诊经超声引导下腹腔穿刺积极治疗腹水，并静脉给予晶体液体和白蛋白溶液适量水化，直至症状消失或需住院治疗[86, 87]。使用上述方案，大多数患者可以免于住院治疗，或住院天数显著减少。

（一）恢复

OHSS 通常在 14 天内得到缓解，应根据病情严重程度选择处理方式。目前有一些重度 OHSS 恢复时间的预测因素[88]。恢复的定义是指标准化治疗期间，晨起红细胞压积 < 40%、电解质平衡、血清肌酐 < 88.4μmol/L，同时在没有接受任何 OHSS 相关输液或药物治疗至少 1 天后没有出现腹痛或腹部不适。与非妊娠状态相比，多囊卵巢综合征以及使用 hCG 诱发最终卵母细胞成熟与妊娠女性更长的恢复时间相关。

（二）手术治疗

少数需要手术治疗的情况下，存在几个对麻醉医生很重要的挑战（表 15-2）。头低臀高截石体位可能会使剩余的肺功能进一步受损，因此术中应注意摆好患者的体位。可能要为循环容量减少的患者建立静脉通路。胸腔积液引流有助于改善肺功能[89]。一般而言，OHSS 患者应避免开腹手术。如果必须进行开腹手术，比如在出血、卵巢囊肿破裂或腹腔间室综合征（abdominal compartment syndrome，ACS）时，应由经验丰富的妇科医生进行，仅采取止血措施以保护卵巢[90, 91]。

表 15-2　OHSS 对于麻醉医生的挑战

• 肺部损害	• 术中体位
• 严重血液浓缩	• 血栓性静脉炎
• 胸腔积液	• 盆腔包块
• 限制静脉入量	• 腹水
• 感染和发热的发病率增加	

（三）并发症

1. 卵巢扭转

体外受精—胚胎移植治疗中的卵巢刺激是导致卵巢扭转的危险因素之一[92-94]。由于刺激排卵或多胎妊娠导致患者卵巢增大，表现为严重的单侧附件区疼痛。多普勒血流超声检查可帮助诊断，但明显正常的血流也不能排除卵巢扭转可能[95]。在对某家医院 77 例卵巢扭转患者的综述回顾中，90% 的患者术前进行了多普勒血流超声检查，但其中仅在 29% 的患者中发现了血流不畅[92]；有 39 例患者（占 51%）需要接受卵巢切除术；有 21 例在诱导排卵后出现卵巢扭转，可能由于诊断较早，其中只有 1 例需要切除卵巢。24 例患者妊娠，其中 2/3 是在诱导排卵后妊娠；发生卵巢扭转的平均孕周为 10.4 周。尽管扭转的附件通常发黑、合并出血或缺血，但只要诊断及时，通常经过腹腔镜下简单复位就可以挽救附件[96]。

2. 异位妊娠

体外受精和 OHSS 是异位妊娠的危险因素，发生率为 2%～3%[97-99]。研究发现，过度的卵巢反应、体外受精（而不是 ICSI）以及 GnRH 激动药扳机是发生异位妊娠的独立危险因素[100, 101]。

六、要点

- OHSS 表现出不同体征和症状，包括腹胀和腹部不适、卵巢增大、腹水以及血管通透性增加引起的其他并发症。
- OHSS 的确切病理生理机制尚不清楚，但毛细血管通透性增加导致液体流入第三间隙是该综合征的常见表现。
- 有证据表明，最终卵母细胞成熟所使用的 hCG 通过使卵巢释放 VEGF，与 OHSS 的发生相关。
- 识别高危女性是成功预防 OHSS 的基石。
- 在妊娠率和 OHSS 发生率方面，TVU 和血清雌二醇联合监测的效果并不优于单独 TVU 监测。
- 有效的一级预防包括使用小剂量的促性腺激素制订个体化卵巢刺激方案，和（或）使用 GnRH 抑制药下调垂体分泌。

- 有效的二级预防包括用 GnRH 激动药取代 hCG 触发排卵，以及冷冻保存卵母细胞或胚胎。在取卵前后给予多巴胺激动药似乎是一种有前景的干预措施。
- OHSS 的医学治疗包括恢复循环容量和纠正电解质紊乱。在重度 OHSS 病例中，经阴道或经腹部超声引导下穿刺抽取腹水，可缓解症状。

参考文献

[1] Zegers-Hochschild F, Adamson GD, de Mouzon J, Ishihara O, Mansour R, Nygren K, Sullivan E, van der Poel S. The International Committee for Monitoring Assisted Reproductive Technology (ICMART) and the World Health Organization (WHO) revised glossary on ART terminology, 2009. *Hum Reprod.* 2009;24(11):2683–7.

[2] Boivin J, Bunting L, Collins JA, Nygren KG. International estimates of infertility prevalence and treatment-seeking: Potential need and demand for infertility medical care. *Hum Reprod.* 2007;22(6): 1506–12.

[3] Brandes M, Hamilton CJ, de Bruin JP, Nelen WL. Kremer JA The relative contribution of IVF to the total ongoing pregnancy rate in a subfertile cohort. *Hum Reprod.* 2010;25(1):118–26.

[4] Fauser BC, Devroey P. Macklon NS Multiple birth resulting from ovarian stimulation for subfertility treatment. *Lancet.* 2005;365(9473):1807–16.

[5] Macklon NS, Stouffer RL, Giudice LC, Fauser BC. The science behind 25 years of ovarian stimulation for in vitro fertilization. *Endocr Rev.* 2006;27(2):170–207.

[6] Verberg MF, Macklon NS, Nargund G, Frydman R, Devroey P, Broekmans FJ, Fauser BC. Mild ovarian stimulation for IVF. *Hum Reprod Update.* 2009;15(1):13–29.

[7] Kupka MS, Ferraretti AP, de Mouzon J, Erb K, D'Hooghe T, Castilla JA, Calhaz-Jorge C, De Geyter C, Goossens V. Assisted reproductive technology in Europe, 2010: Results generated from European registers by ESHRE. *Hum Reprod.* 2014;29(10): 2099–113.

[8] Ferrero H, García-Pascual CM, Gómez R, Delgado-Rosas F, Cauli O, Simón C, Gaytán F, Pellicer A. Dopamine receptor 2 activation inhibits ovarian vascular endothelial growth factor secretion in vitro: Implications for treatment of ovarian hyperstimulation syndrome with dopamine receptor 2 agonists. *Fertil Steril.* 2014;101(5):1411–8.

[9] Nastri CO, Ferriani RA, Rocha IA, Martins WP. Ovarian hyperstimulation syndrome: Pathophysiology and prevention. *J Assist Reprod Genet.* 2010;27:121–8.

[10] Heijnen EM, Eijkemans MJ, De Klerk C, et al. A mild treatment strategy for in-vitro fertilisation: A randomised non-inferiority trial. *Lancet.* 2007;369(9563):743–9.

[11] Karimzadeh MA, Ahmadi S, Oskouian H, Rahmani E. Comparison of mild stimulation and conventional stimulation in ART outcome. *Arch Gynecol Obstet.* 2010;281(4):741–6.

[12] Casano S, Guidetti D, Patriarca A, Pittatore G, Gennarelli G, Revelli A. MILD ovarian stimulation with GnRH-antagonist vs. long protocol with low dose FSH for non-PCO high responders undergoing IVF: A prospective, randomized study including thawing cycles. *J Assist Reprod Genet.* 2012;29(12):1343–51.

[13] Rinaldi L, Lisi F, Selman H. Mild/minimal stimulation protocol for ovarian stimulation of patients at high risk of developing ovarian hyperstimulation syndrome. *J Endocrinol Invest.* 2014;37(1):65–70.

[14] Onofriescu A, Bors A, Luca A, Holicov M, Onofriescu M, Vulpoi C. GnRH antagonist IVF protocol in PCOS. *Curr Health Sci J.* 2013;39(1):20–5.

[15] Ozmen B, Sükür YE, Seval MM, Ateş C, Atabekoğlu CS, Sönmezer M, Berker B. Dual suppression with oral contraceptive pills in GnRH antagonist cycles for patients with polycystic ovary syndrome undergoing

intracytoplasmic sperm injection. *Eur J Obstet Gynecol Reprod Biol*. 2014;183:137–40.

[16] Xing W, Lin H, Li Y, Yang D, Wang W, Zhang Q. Is the GnRH antagonist protocol effective at preventing OHSS for potentially high responders undergoing IVF/ICSI? *PLoS One*. 2015;10(10):e0140286.

[17] Al-Inany HG, Youssef MA, Ayeleke RO, Brown J, Lam WS, Broekmans FJ. Gonadotrophinreleasing hormone antagonists for assisted reproductive technology. *Cochrane Database Syst Rev*. 2016;4: CD001750.

[18] Yu R, Lin J, Zhao JZ, Wang PY, Xiao SQ, Zhang W. Study on clinical effect on infertility women with polycystic ovary syndrome treated by in vitro maturation and in vitro fertilization–embryo transfer. *Zhonghua Fu Chan Ke Za Zhi*. 2012;47(4):250–4.

[19] Das M, Son WY, Buckett W, Tulandi T, Holzer H. In-vitro maturation versus IVF with GnRH antagonist for women with polycystic ovary syndrome: Treatment outcome and rates of ovarian hyperstimulation syndrome. *Reprod Biomed Online*. 2014;29(5): 545–51.

[20] Walls ML, Hunter T, Ryan JP, Keelan JA, Nathan E, Hart RJ. In vitro maturation as an alternative to standard in vitro fertilization for patients diagnosed with polycystic ovaries: A comparative analysis of fresh, frozen and cumulative cycle outcomes. *Hum Reprod*. 2015;30(1):88–96.

[21] Rizk B, Aboulghar M. Modern management of ovarian hyperstimulation syndrome. *Hum Reprod*. 1991;6(8):1082–7.

[22] Sher G, Zouves C, Feinman M, Maassarani G. "Prolonged coasting": An effective method for preventing severe ovarian hyperstimulation syndrome in patients undergoing in-vitro fertilization. *Hum Reprod*. 1995;10(12):3107–9.

[23] Kovács P, Mátyás S, Kaali SG. Effect of coasting on cycle outcome during in vitro fertilization/ intracytoplasmic sperm injection cycles in hyper-responders. *Fertil Steril*. 2006;85(4):913–7.

[24] D'Angelo A, Brown J, Amso NN. Coasting (withholding gonadotrophins) for preventing ovarian hyperstimulation syndrome. *Cochrane Database Syst Rev*. 2011;15(6):CD002811.

[25] D'Angelo A, Amso NN, Hassan R. Coasting (withholding gonadotrophins) for preventing ovarian hyperstimulation syndrome. *Cochrane Database Syst Rev*. 2017;5:CD002811.

[26] Kosmas IP, Zikopoulos K, Georgiou I, Paraskevaidis E, Blockeel C, Tournaye H, Van Der Elst J, Devroey P. Low-dose HCG may improve pregnancy rates and lower OHSS in antagonist cycles: A meta-analysis. *Reprod Biomed Online*. 2009;19(5):619–30.

[27] Tiboni GM, Colangelo EC, Ponzano A. Reducing the trigger dose of recombinant hCG in high-responder patients attending an assisted reproductive technology program: An observational study. *Drug Des Devel Ther*. 2016;10:1691–4.

[28] Gülekli B, Göde F, Sertkaya Z, Işık AZ. Gonadotropin-releasing hormone agonist triggering is effective, even at a low dose, for final oocyte maturation in ART cycles: Case series. *J Turk Ger Gynecol Assoc*. 2015;16(1):35–40.

[29] Casper RF. Introduction: Gonadotropin-releasing hormone agonist triggering of final follicular maturation for in vitro fertilization. *Fertil Steril*. 2015;103(4):865–6.

[30] Youssef MA, Mourad S. Volume expanders for the prevention of ovarian hyperstimulation syndrome. *Cochrane Database Syst Rev*. 2016;8:CD001302.

[31] Youssef MA, van Wely M, Hassan MA, et al. Can dopamine agonists reduce the incidence and severity of OHSS in IVF/ICSI treatment cycles? A systematic review and meta-analysis. *Hum Reprod Update*. 2011;16(5):459–66.

[32] Baumgarten M, Polanski L, Campbell B, Raine-Fenning N. Do dopamine agonists prevent or reduce the severity of ovarian hyperstimulation syndrome in women undergoing assisted reproduction? A systematic review and meta-analysis. *Hum Fertil*. 2013;16(3):168–74.

[33] Kasum M, Vrčić H, Stanić P, Ježek D, Orešković S, Beketić-Orešković L, Pekez M. Dopamine agonists in prevention of ovarian hyperstimulation syndrome. *Gynecol Endocrinol*. 2014;30(12):845–9.

[34] Leitao VM, Moroni RM, Seko LM, Nastri CO, Martins WP. Cabergoline for the prevention of ovarian hyperstimulation syndrome: Systematic review and

meta-analysis of randomized controlled trials. *Fertil Steril*. 2014;101(3):664–75.

[35] Gokmen O, Ugur M, Ekin M, Keles G, Turan C, Oral H. Intravenous albumin versus hydroxyethyl starch for the prevention of ovarian hyperstimulation in an in vitro fertilization programme: A prospective randomized placebo controlled study. *Eur J Obstet Gynecol Reprod Biol*. 2001;96(2):187–92.

[36] Boothroyd C, Karia S, Andreadis N, Rombauts L, Johnson N, Chapman M. Australasian CREI Consensus Expert Panel on Trial Evidence (ACCEPT) group. Consensus statement on prevention and detection of ovarian hyperstimulation syndrome. *Aust N Z J Obstet Gynaecol*. 2015;55(6):523–34.

[37] Borges E Jr, Braga DP, Setti AS, Vingris LS, Figueira RC, Iaconelli A Jr. Strategies for the management of OHSS: Results from freezing-all cycles. *JBRA Assist Reprod*. 2016;20(1):8–12.

[38] Lee TH, Liu CH, Huang CC, Wu YL, Shih YT, Ho HN, et al. Serum anti-mullerian hormone and estradiol levels as predictors of ovarian hyperstimulation syndrome in assisted reproduction technology cycles. *Hum Reprod*. 2008;23:160–7.

[39] Kahnberg A, Enskog A, Brännström M, Lundin K, Bergh C. Prediction of ovarian hyperstimulation syndrome in women undergoing in vitro fertilization. *Acta Obstet Gynecol Scand*. 2009;88(12):1373–81.

[40] Humaidan P, Quartarolo J, Papanikolaou EG. Preventing ovarian hyperstimulation syndrome: Guidance for the clinician. *Fertil Steril*. 2010;94(2):389–400.

[41] Papanikolaou EG, Humaidan P, Polyzos NP, Tarlatzis B. Identification of the high-risk patient for ovarian hyperstimulation syndrome. *Semin Reprod Med*. 2010;28(6):458–62.

[42] Fiedler K, Ezcurra D. Predicting and preventing ovarian hyperstimulation syndrome (OHSS): The need for individualized not standardized treatment. *Reprod Biol Endocrinol*. 2012;10:32.

[43] Steward RG, Lan L, Shah AA, Yeh JS, Price TM, Goldfarb JM, Muasher SJ. Oocyte number as a predictor for ovarian hyperstimulation syndrome and live birth: An analysis of 256, 381 in vitro fertilization cycles. *Fertil Steril*. 2014;101(4):967–73.

[44] Salmassi A, Mettler L, Hedderich J, Jonat W, Deenadayal A, von Otte S, Eckmann-Scholz C, Schmutzler AG. Cut-off levels of anti-mullerian hormone for the prediction of ovarian response, in vitro fertilization outcome and ovarian hyperstimulation syndrome. *Int J Fertil Steril*. 2015;9(2):157–6.

[45] Tarlatzis TB, Venetis CA, Devreker F, Englert Y, Delbaere A. What is the best predictor of severe ovarian hyperstimulation syndrome in IVF? A cohort study. *J Assist Reprod Genet*. 2017;34 (10):1341–51.

[46] Vembu R, Reddy NS. Serum AMH level to predict the hyperresponse in women with PCOS and non-PCOS undergoing controlled ovarian stimulation in ART. *J Hum Reprod Sci*. 2017;10(2):91–4.

[47] Kwan I, Bhattacharya S, McNeil A, van Rumste MM. Monitoring of stimulated cycles in assisted reproduction (IVF and ICSI). *Cochrane Database Syst Rev*. 2008;2:CD005289.

[48] Kol S, Homburg R, Alsbjerg B, Humaidan P. The gonadotropin-releasing hormone antagonist protocol: The protocol of choice for the polycystic ovary syndrome patient undergoing controlled ovarian stimulation. *Acta Obstet Gynecol Scand*. 2012;91(6):643–7.

[49] Toftager M, Bogstad J, Bryndorf T, Løssl K, Roskær J, Holland T, Prætorius L, Zedeler A. Nilas L, Pinborg A. Risk of severe ovarian hyperstimulation syndrome in GnRH antagonist versus GnRH agonist protocol: RCT including 1050 first IVF/ICSI cycles. *Hum Reprod*. 2016;31(6):1253–64.

[50] Lambalk CB, Banga FR, Huirne JA, Toftager M, Pinborg A, Homburg R, van der Veen F, van Wely M. GnRH antagonist versus long agonist protocols in IVF: A systematic review and meta-analysis accounting for patient type. *Hum Reprod Update*. 2017;23(5):560–79.

[51] Baart EB, Martini E, Eijkemans MJ, Van Opstal D, Beckers NG, Verhoeff A, Macklon NS, Fauser BC. Milder ovarian stimulation for in-vitro fertilization reduces aneuploidy in the human preimplantation embryo: A randomized controlled trial. *Hum Reprod*. 2007;22(4):980–8.

[52] Nargund G, Datta AK, Fauser B. Mild stimulation for

in vitro fertilization. *Fertil Steril*. 2017;108:558–67.

[53] Roque M, Haahr T, Geber S, Esteves SC, Humaidan P. Fresh versus elective frozen embryo transfer in IVF/ICSI cycles: A systematic review and meta–analysis of reproductive outcomes. *Hum Reprod Update*. 2019;25(1):2–14.

[54] Yang ZY, Chian RC. Development of in vitro maturation techniques for clinical applications. *Fertil Steril*. 2017;108(4):577–84.

[55] Siristatidis CS, Maheshwari A, Vaidakis D, Bhattacharya S. In vitro maturation in subfertile women with polycystic ovarian syndrome undergoing assisted reproduction. *Cochrane Database Syst Rev*. 2018;11:CD006606.

[56] Humaidan P, Bredkjær HE, Bungum L, Bungum M, Grøndahl ML, Westergaard L, Andersen CY. GnRH agonist (buserelin) or hCG for ovulation induction in GnRH antagonist IVF/ICSI cycles: A prospective randomized study. *Hum Reprod*. 2005;20(5):1213–20.

[57] Pirard C, Donnez J, Loumaye E. GnRH agonist as luteal phase support in assisted reproduction technique cycles: Results of a pilot study. *Hum Reprod*. 2006;21(7):1894–900.

[58] Kol S. Luteolysis induced by a gonadotropin–releasing hormone agonists the key to prevention of ovarian hyperstimulation syndrome. *Fertil Steril*. 2004;81(1):1–5.

[59] Simon C, Cano F, Valbuena D, Remohi J, Pellicer A. Clinical evidence for a detrimental effect on uterine receptivity of high serum estradiol concentrations in high and normal responders. *Hum Reprod*. 1995;10:2432–7.

[60] Youssef MA, Van der Veen F, Al–Inany HG, Mochtar MH, Griesinger G, Nagi Mohesen M, Aboulfoutouh I, van Wely M. Gonadotropin–releasing hormone agonist versus HCG for oocyte triggering in antagonist–assisted reproductive technology. *Cochrane Database Syst Rev*. 2014;10:CD008046.

[61] Haahr T, Roque M, Esteves SC, Humaidan P. GnRH agonist trigger and LH activity luteal phase support versus hCG trigger and conventional luteal phase support in fresh embryo transfer IVF/ICSI cycles: A systematic PRISMA review and meta–analysis. *Front Endocrinol (Lausanne)*. 2017;8:116.

[62] Castillo JC, Haahr T, Martínez–Moya M, Humaidan P. Gonadotropin–releasing hormone agonist for ovulation trigger: OHSS prevention and use of modified luteal phase support for fresh embryo transfer. *Ups J Med Sci*. 2020;125(2):131–7.

[63] Martínez F, Mancini F, Solé M, José Gomez M, Beatriz Rodríguez D, Buxaderas R, et al. Antagonist rescue of agonist IVF cycle at risk of OHSS: A case series. *Gynecol Endocrinol*. 2014;30:145–8.

[64] Abdalla HI, Ah–Moye M, Brinsden P, Howe DL, Okonofua F, Craft I. The effect of the dose of human chorionic gonadotropin and the type of gonadotropin stimulation on oocyte recovery rates in an in vitro fertilization program. *Fertil Steril*. 1987;48(6):958–63.

[65] Nargund G, Fauser BC, Macklon NS, Ombelet W, Nygren K, Frydman R. Rotterdam ISMAAR Consensus Group on Terminology for Ovarian Stimulation for IVF. The ISMAAR proposal on terminology for ovarian stimulation for IVF. *Hum Reprod*. 2007;22(11):2801–4.

[66] Chen X, Chen S, He Y, Ye DS. Minimum dose of hCG to trigger final oocyte maturation and prevent OHSS in a long GnRHa protocol. J. *Huazhong Univ. Sci. Technol*. 2013,33:133–6.

[67] Tsoumpou I, Muglu J, Gelbaya TA, Nardo LG. Symposium: Update on prediction and management of OHSS. Optimal dose of HCG for final oocyte maturation in IVF cycles: Absence of evidence? *Reprod Biomed Online*. 2009;19(1):52–8.

[68] Tapanainen JS, Lapolt PS, Perlas E, Hsueh AJ. Induction of ovarian follicle luteinization by recombinant follicle–stimulating hormone. *Endocrinology*. 1993;133(6):2875–80.

[69] Zelinski–Wooten MB, Hutchison JS, Hess DL, Wolf DP, Stouffer RL. A bolus of recombinant human follicle stimulating hormone at midcycle induces periovulatory events following multiple follicular development in macaques. *Hum Reprod*. 1998;13(3):554–60.

[70] Anaya Y, Mata DA, Letourneau J, Cakmak H, Cedars MI, Rosen MP. A novel oocyte maturation trigger using 1500 IU of human chorionic gonadotropin plus 450 IU of follicle–stimulating hormone may decrease ovarian hyperstimulation syndrome across all in vitro

fertilization stimulation protocols. *J Assist Reprod Genet*. 2018;35(2):297–307.

[71] Busso CE, Garcia-Velasco JA, Simon C, Pellicer A. Prevention of OHSS: Current strategies and new insights. *Middle East Fertil Soc J*. 2010;15(4):223–30.

[72] Knoepfelmacher M, Danilovic DL, Rosa Nasser RH, Mendonca BB. Effectiveness of treating ovarian hyperstimulation syndrome with cabergoline in two patients with gonadotropin-producing pituitary adenomas. *Fertil Steril*. 2006;86(3):719 e15–8.

[73] Alvarez C, Martí-Bonmatí L, Novella-Maestre E, et al. Dopamine agonist cabergoline reduces hemoconcentration and ascites in hyperstimulated women undergoing assisted reproduction. *J Clin Endocrinol Metab*. 2007;92(8):2931–7.

[74] Tang H, Mourad S, Zhai SD, Hart RJ. Dopamine agonists for preventing ovarian hyperstimulation syndrome. *Cochrane Database Syst Rev*. 2016;11: CD008605.

[75] Kissler S, Neidhardt B, Siebzehnrübl E, Schmitt H, Tschaikowsky K, Wildt L. The detrimental role of colloidal volume substitutes in severe ovarian hyperstimulation syndrome: A case report. *Eur J Obstet Gynecol Reprod Biol*. 2001;99(1):131–4.

[76] Morris RS, Miller C, Jacobs L, Miller K. Conservative management of ovarian hyperstimulation syndrome. *J Reprod Med*. 1995;40:711–4.

[77] Davenport MJ, Vollenhoven B, Talmor AJ. Gonadotropin-releasing hormone-agonist triggering and a freeze-all approach: The final step in eliminating ovarian hyperstimulation syndrome? *Obstet Gynecol Surv*. 2017;72(5):296–308.

[78] Atkinson P, Koch J, Ledger WL. GnRH agonist trigger and a freeze-all strategy to prevent ovarian hyperstimulation syndrome: A retrospective study of OHSS risk and pregnancy rates. *Aust N Z J Obstet Gynaecol*. 2014;54(6):581–5.

[79] Shin JJ, Jeong Y, Nho E, Jee BC. Clinical outcomes of frozen embryo transfer cycles after freeze-all policy to prevent ovarian hyperstimulation syndrome. *Obstet Gynecol Sci*. 2018;61(4):497–504.

[80] Mourad S, Brown J, Farquhar C. Interventions for the prevention of OHSS in ART cycles: An overview of Cochrane reviews. *Cochrane Database Syst Rev*.

2017;1:CD012103.

[81] Chen ZJ, Shi Y, Sun Y, et al. Fresh versus frozen embryos for infertility in the polycystic ovary syndrome. *N Engl J Med*. 2016;375(6):523–33.

[82] He Q, Xu J, Cui S, Li H, Zhang C. Relationship between letrozole administration during the luteal phase after oocyte retrieval and the early-stage ovarian hyperstimulation syndrome occurrence. *Zhonghua Fu Chan Ke Za Zhi*. 2014;49(12):909–13.

[83] Wang YQ, Luo J, Xu WM, et al. Can steroidal ovarian suppression during the luteal phase after oocyte retrieval reduce the risk of severe OHSS? *J Ovarian Res*. 2015;8:63.

[84] Cheng ZX, Kong G, Zhang CL, Zhao YN. Letrozole versus gonadotropin-releasing hormone antagonist during luteal phase in the prevention of ovarian hyperstimulation syndrome: A randomized controlled trial. *Zhonghua Fu Chan Ke Za Zhi*. 2020;55(1):9–14.

[85] Rova K, Passmark H, Lindqvist PG. Venous thromboembolism in relation to in vitro fertilization: An approach to determining the incidence and increase in risk in successful cycles. *Fertil Steril*. 2012;97: 95–100.

[86] Lincoln SR, Opsahl MS, Blauer KL, Black SH, Schulman JD. Aggressive outpatient treatment of ovarian hyperstimulation syndrome with ascites using transvaginal culdocentesis and intravenous albumin minimizes hospitalization. *J Assist Reprod Genet*. 2002;19:159–63.

[87] Qublan HS, Al-Taani MI, Megdadi MF, Metri RM, Al-Ahmad N. Multiple transvaginal ascitic fluid aspirations improves the clinical and reproductive outcome in patients undergoing in vitro fertilisation treatment complicated by severe early ovarian hyperstimulation syndrome. *J Obstet Gynaecol*. 2012;32:379–82.

[88] Nouri K, Tempfer CB, Lenart C, et al. Predictive factors for recovery time in patients suffering from severe OHSS. *Reprod Biol Endocrinol*. 2014;12:59.

[89] Eyvazzadeh AD, Ryley DA, Khachadoorian HR, Alper MM, Reindollar RH. Adnexal torsion: A review of cases. *Fertil Steril*. 2005;84(Suppl 1):S164–5.

[90] Gunabushanam G, Mandal K, Lal S. Hemoperitoneum from ruptured cyst in a hyperstimulated ovary: A

sonographic mimic of ovarian hyperstimulation syndrome. *J Clin Ultrasound*. 2007;35(5):281–3.

[91] Veisi F, Zangeneh M, Malekkhosravi S, Rezavand N. Abdominal compartment syndrome due to OHSS. *J Obstet Gynaecol India*. 2013;63(5):350–3.

[92] Busso CE. Prevention of OHSS–dopamine agonists. *Reprod Biomed Online*. 2009;19(1):43–51.

[93] Spitzer D, Wirleitner B, Steiner H, Zech NH. Adnexal torsion in pregnancy after assisted reproduction: Case study and review of the literature. *Geburtshilfe Frauenheilkd*. 2012;72(8):716–20.

[94] Tsai HC, Kuo TN, Chung MT, Lin MY, Kang CY, Tsai YC. Acute abdomen in early pregnancy due to ovarian torsion following successful in vitro fertilization treatment. *Taiwan J Obstet Gynecol*. 2015;54(4): 438–41.

[95] Busso C, Fernandez–Sanchez M, Garcia–Velasco JA, et al. Quinagolide is effective in preventing moderate/ severe early OHSS in IVF patients: A randomized, double blind, placebo controlled trial. The 24th Annual Meeting of the European Society of Reproduction and Embryology, Barcelona, Spain, July 6–9, 2008 (Abstract 41).

[96] Kanayama S, Kaniwa H, Tomimoto M, Zhang B, Nishioka K, Oi H. Laparoscopic detorsion of the ovary in ovarian hyperstimulation syndrome during the sixth week of gestation: A case report and review. *Int J Surg Case Rep*. 2019;59:50–3.

[97] Steptoe PC, Edwards RG. Reimplantation of a human embryo with subsequent tubal pregnancy. *Lancet*. 1974;307:880–2.

[98] Kamwendo F, Forslin L, Bodin L, Danielsson D. Epidemiology of ectopic pregnancy during a 28 year period and the role of pelvic inflammatory disease. *Sex Transm Infect*. 2000;76:28–32.

[99] Jeon JH, Hwang YI, Shin IH, Park CW, Yang KM, Kim HO. The risk factors and pregnancy outcomes of 48 cases of heterotopic pregnancy from a single center. *J Korean Med Sci*. 2016;31(7):1094–9.

[100] Chang HJ, Suh CS. Ectopic pregnancy after assisted reproductive technology: What are the risk factors? *Curr Opin Obstet Gynecol*. 2010;22(3):202–7.

[101] Weiss A, Beck–Fruchter R, Golan J, Lavee M, Geslevich Y, Shalev E. Ectopic pregnancy risk factors for ART patients undergoing the GnRH antagonist protocol: A retrospective study. *Reprod Biol Endocrinol*. 2016;14:12.

第 16 章 流产
Miscarriage

Erich T. Wyckoff   Hadeer Usama Ebrahem Metwally   **著**

吴美瑶　刘　艳 **译**　　生秀杰 **校**

一、病因

在临床妊娠和生化妊娠中，大约 50% 的妊娠以流产（miscarriage）告终 [1]。大多数流产不可避免。流产是一种非特异性术语，用于描述在妊娠 20 周之前自然发生的宫内妊娠终止。超过 20 周的宫内妊娠终止被称为死胎（stillbirth）。子宫外的妊娠被称为异位妊娠。本章不讨论死胎问题，而是关注妊娠 20 周之前的妊娠终止。这里说的流产更确切的定义是"自然流产"。表 16-1 展示了自然流产的下一级分类。

表 16-1　流产术语

自然流产	妊娠 20 周前的宫内妊娠
先兆流产	胚胎或胎儿存活，有腹痛伴 / 不伴出血
难免流产	妊娠终止过程已经启动，不能避免
稽留流产	妊娠已经终止，但妊娠组织未排出
不全流产	妊娠已经终止，一部分妊娠组织排出
完全流产	完全排出所有妊娠物
流产感染	妊娠组织残留引发的感染

先兆流产是指在宫颈口闭合的情况下出现阴道出血，但尚未达到自然流产的诊断标准。难免流产的患者出现阴道出血和宫颈口扩张，通常伴有下腹绞痛。在这种情况下，妊娠组织可堵塞于宫颈内口向外突出。稽留流产符合自然流产的定义，可以有流产症状或无任何症状，宫颈口未开。不全流产时出现阴道出血和（或）腹痛，宫颈口扩张，妊娠组织嵌顿于宫颈管内或部分妊娠物已排出，但宫腔内尚有残留。完全流产是指妊娠组织全部从宫腔及宫颈内排出，妇检见宫颈口闭合。阴道出

血及腹痛症状轻微或消失。

自然流产伴有宫腔内感染的并发症被称为流产感染[2]，流产感染可能危及生命。

根据流产发生在妊娠 12 周之前还是之后[3]，分为早期流产和晚期流产。发生在 12 周之前的流产被称为早期流产，染色体异常导致胎儿无法正常发育是最常见的原因[4]。70% 的孕早期流产和 30% 的孕中期流产由胎儿染色体异常所致[1]。常染色体三体是染色体异常最常见的类型[1]，是减数分裂不分离的结果。母亲年龄是常染色体三体妊娠发生率增加的高危因素，也增加了流产率。在自知妊娠的女性中，有 10%~25% 会发生流产。40 岁以上的女性，偶发性流产率接近 50%[5]。

二、临床表现

能否获得医疗服务将影响患者的临床表现。目前，大多数美国女性都能进行高灵敏度的 β-hCG 检测，并且通常能在早孕或中孕期进行产前或急诊超声检查。这可以让更多的女性在妊娠症状出现之前就知道胚胎是否可以成活[5]。流产的危险因素见表 16-2。

表 16-2　流产的危险因素

• 母亲年龄	• 体重异常
• 流产史	• 子宫畸形、子宫肌瘤、宫腔粘连
• 烟草滥用	• 免疫功能异常
• 药物及酒精滥用	• 外伤
• 内分泌异常	• 慢性疾病
• 感染	• 宫颈功能不全

患者产科病史采集应询问既往流产史。在校正了自然流产已知的危险因素后（如母亲年龄和吸烟状况等），未来发生流产的风险在 1 次流产史后约为 14%，2 次流产后为 26%，而 3 次流产后约为 28%[6]。随着既往流产次数的增加，之后妊娠早产的风险也在增加[7]。流产的医源性因素包括药物、放射和侵入性的产前检查（绒毛穿刺取样 / 羊膜腔穿刺术）等。流产的各种临床表现包括完全无症状、自觉不再有妊娠的感觉、下腹疼痛伴或不伴阴道出血，以及妊娠试验阳性时发生脓毒症。妊娠早期阴道出血的女性大约有 50% 会发生自然流产[1]。患者可能会描述有妊娠组织物排出。其他可能症状包括异常阴道排液和腰痛。大约 80% 的流产发生在妊娠早期[1]。妊娠中期自然流产较妊娠早期少[8]。流产的发生率随孕周的增加而下降。流产感染是流产的并发症，患者可能表现为发热、下腹痛或恶臭的阴道排液。在危及生命的严重病例中，这些患者可能出现低血压、反应迟钝甚至急腹症。如果尿妊娠试验结果不确定或尽管有明确的尿妊娠试验结果但仍不确定是否妊娠，应进行血清 β-hCG 检测。

三、鉴别诊断

如前所述，早期流产表现的症状对应着广泛的临床诊断，包括正常妊娠、早期流产、未知部位妊娠、异位妊娠、葡萄胎妊娠或多胎妊娠。这些也将分别进行讨论。

（一）正常妊娠

如果育龄期女性出现阴道出血或下腹部绞痛，将正常的早期妊娠和其他诊断区分出来是很重要的。根据美国妇产科医师学会（American College of Obstetricians and Gynecologists，ACOG）的数据，有 15%～25% 的患者会发生妊娠早期阴道出血，这是一种非常常见的现象，可能与宫颈刺激、感染或胚胎在宫腔内早期植入相关。在妊娠试验呈阳性的情况下，确认宫内妊娠是很重要的 [7]。正常早期妊娠是通过超声检查确认宫内妊娠并存在胎心搏动来确诊的。为了获得妊娠的准确日期并推算预产期（estimated date of delivery，EDD），超声检查很重要。在可能的条件下，应在妊娠 13 周之前获得头臀长（crown-rump length，CRL）数据，这是推算妊娠时间最准确的方法 [9]。

（二）早期流产

如果患者出现阴道流血且妊娠试验阳性，但没见到可证实存活的宫内妊娠，应与早期流产进行鉴别。为避免损害正常发育中的早期妊娠，有一系列标准来定义早期流产。明确的诊断标准包括：①头臀长＞7mm，没有明显的胎心搏动；②胚囊平均直径＞25mm，未见胚芽；③超声见妊娠囊但未见卵黄囊后＞2周，仍未见有胎心搏动的胚胎；④超声见妊娠囊及卵黄囊后＞11天后，仍未见存在胎心搏动的胚胎（完整列表见 Doubilet 等 [10] 的文献）。尽管这些是妊娠无法存活的诊断性超声结果，仍然有一些结果是可疑而非诊断性的。如果发现符合上述任何一个标准，必须行进一步检查，以排除正常妊娠可能。复发性流产通常被定义为连续 3 次或 3 次以上的自然流产，不在本章讨论范围之内。

（三）未知部位妊娠

正常妊娠中，β-hCG 水平每 48h 至少增加 30%。异位妊娠患者的 β-hCG 水平升高缓慢、趋于平稳或下降 [1]。在 β-hCG 水平在 1500～3000mU/ml 时，可以通过 TVU 首次观察到宫内妊娠，这就是所谓的识别区（discriminatory zone），即可以见到宫内妊娠时的 β-hCG 水平 [10]。如果 β-hCG 达到这种水平时仍未发现宫内妊娠，且没有异位妊娠的证据，应该对血流动力学稳定的患者行 β-hCG 和超声随访，以进一步评估未知部位的妊娠。

（四）异位妊娠

异位妊娠是指胚胎在子宫外种植，最常见的位置是输卵管壶腹部[11]。根据 ACOG 的数据，异位妊娠占所有妊娠的 2%，如果发生破裂，会引发 2.7% 的妊娠相关死亡[11]。通常 β-hCG 水平存在一定趋势，并有平台期。此外，TVU 通常会发现附件区肿块，有助于异位妊娠的诊断[11]。

（五）多胎妊娠

双胎妊娠的流产通常被称为双胎消失综合征，指双胎妊娠自然减少到只余一个存活的胎儿。

（六）葡萄胎妊娠

葡萄胎妊娠被定义为胎盘起源异常。如果诊断错误，可能会进展为侵袭性或恶性葡萄胎。葡萄胎妊娠有时表现为 β-hCG 水平极度升高，通常 hCG > 100 000mU/ml，且子宫内常有异质聚集。葡萄胎妊娠的评估和处理不在本章讨论。

四、治疗

早期诊断有利于早期处理，并在非临床紧急情况下反复思考她们的选择。此外，如何将患者的需求、目标和偏好整合到一个共同制订决策的框架中，以更好地讨论和满足女性的需求，这也为医生带来了挑战[5]。流产后患者出现各种情绪是正常的，有些人可能会自责。为患者提供安抚，并在可行的情况下提供情感上的支持是很重要的。所有 Rh 阴性血的流产女性都应该接受 RhoGAM 以预防 Rh 同种免疫。治疗方案根据患者的临床表现、患者偏好和对风险与收益的讨论来决定。

完全流产后除了评估是否需要给予 RhoGAM 外，通常不需额外的处理。难免流产、稽留流产或不全流产需要管理和监测，以确保宫腔内容物完全排出[2]。

治疗主要包括 3 种：期待治疗、药物治疗或手术治疗。循证医学不支持诸如 β-hCG、维生素补充剂、子宫平滑肌松弛药和中草药等药物的使用[12, 13]。先兆流产女性经阴道使用孕激素与降低流产风险或提高活产率无关[14]。通常会建议患者卧床休息，但随机试验没有发现居家或入院卧床休息有助于预防流产[15]。也没有数据支持禁止性行为或体力活动能够降低流产的风险。

尽管早孕期流产发生同种异体免疫的风险较低，ACOG 仍建议注射 Rh（D）免疫球蛋白。接受手术清宫的女性应注射免疫球蛋白，因为手术引发同种异体免疫的风险较高[2]。Rh（D）免疫球蛋白肌肉注射的标准剂量为 300μg，理想的使用时间为术后 72h 内。

（一）期待治疗

对于希望避免手术或对手术持保留意见的患者，可以选择期待治疗。然而，妊娠< 13 周自然流产的女性选择期待治疗与药物治疗相比，进展为需要手术治疗的风险更高，分别为 44% 和 13%[16]。期待治疗的合适人选应该是血流动力学稳定的患者，即使出血也没有危及生命的风险。而已知有出血性疾病的患者，使用该治疗方案可能会面临显著的出血风险。另外，期待治疗要排除存在感染征象的患者，或与一般患者相比有更严重感染风险的患者。已知免疫系统受到抑制的患者，无论是医源性、遗传性还是感染性，可能都不适合期待治疗。从确立诊断到妊娠组织物完全排出子宫，感染的风险随时间延长而增大。一般来说，现有文献支持妊娠< 14 周的自然流产、生命体征稳定且无感染证据的女性采用期待治疗[17]。在 61% 的孕早期流产中，妊娠组织自然完全排出最常发生在前 2 周[18]。不全流产较稽留流产更有可能通过期待治疗完全排出。如果诊断后 4 周内仍未完全排出妊娠组织物，则强烈建议手术干预。在自发或药物诱发的妊娠组织排出后，可用超声检查评估宫腔内情况。此外，对于临床检查提示有妊娠组织残留（如活动性出血或宫颈口扩张）的患者，建议行超声检查[2]。

（二）药物治疗

对于希望进行干预而又想避免手术的患者来说，可以选择药物治疗。适用人群与适合期待治疗的人群风险谱相似。理想情况下，患者应无感染相关证据、血流动力学稳定、无严重贫血或出血疾病，且妊娠不超过 12^{+6} 周。文献中列出的药物包括米索前列醇、米非司酮、甲氨蝶呤和他莫昔芬。在这些药物中，相关综述最多且被视为标准治疗方案的是米索前列醇和米非司酮。因此，本节将主要讨论这两种药物。米索前列醇可以单独使用，也可与米非司酮联用。米索前列醇是前列腺素 E_1 类似物，不适合已知对前列腺素过敏或对前列腺素使用有禁忌的患者。这种药物也被美国食品和药物管理局（Food and Drug Administration，FDA）批准用于治疗胃肠溃疡性疾病。然而目前米索前列醇通常用于不全流产或稽留流产时的药物清宫[19]。该药物的优点包括成本低、安全、使用方便、高效。前列腺素药物治疗的效果取决于给药剂量和给药途径，但还没有对两者的最佳选择达成共识[2]。常见的剂量和途径包括口服、含服或经阴道给予 600μg 或 800μg，或者联合给药（如口服加经阴道）。如果宫腔妊娠组织物未排出，可在 72h 内重复该方案。文献报道的有效性因患者临床表现而异，在 74%～92%。在一项研究中，485 例患者经阴道给予米索前列醇 800μg，按需在 72h 内重复给药 800μg。在阴道活动性出血患者和初产妇中，总成功率为 92%[19]。孕中期流产的处理方法有限。在大多数医疗机构，超过 16 周的孕中期流产的处理是住院使用米索前列醇，对于宫腔内妊娠组织残留的患者选择手术清宫[2]。

米非司酮加米索前列醇等药物方案通常用于非医学原因的堕胎，也可以有效地处理流产（表

16-3）。米非司酮是一种终止妊娠的药物，是子宫内膜和子宫肌层孕激素受体的抑制药。像米索前列醇一样，可能存在多种剂量方案。最常见的方案之一是首先口服米非司酮 200mg 作为预处理，大约 24h 后阴道内给予 800μg 米索前列醇。试验纳入妊娠 5～12 周的 300 名流产女性，发现米非司酮预处理后再加用米索前列醇，妊娠组织物完全清除平均需要 3 日，与单独使用米索前列醇相比清除率更高，分别为 84% 和 67%，同时需要手术清宫的概率也更低，分别为 9% 和 24%[20]。该联合方案可显著提高治疗效果，在使用米非司酮时应予以考虑[21]。即使这种方法最有效，但它并不总是可行的，因此 FDA 条例规定不得在零售药店出售该药。较少使用的药物方案也有记录，如甲氨蝶呤和他莫昔芬，与或不与米非司酮或米索前列醇联用。没有发现这些药物比更简单的给药方案获益更多[2]。

表 16-3　药物治疗

米索前列醇	剂量：600～800μg 口服、含服或经阴道给药
米非司酮	剂量：口服 200mg（预处理），大约 24h 后经阴道给予米索前列醇

（三）手术治疗

手术治疗流产适用于妊娠各阶段。流产的手术治疗与药物治疗具有一些相同的风险，但同时也存在额外的手术风险。潜在的并发症包括麻醉相关并发症、子宫穿孔、宫颈创伤和感染，可能发展为宫腔粘连，导致后续不孕[22]。出血也是手术治疗的一个风险因素。因此，在患者可以接受且无禁忌证的情况下，药物治疗是孕早期流产的首选。妊娠 16 周之前，如果需要手术，大多数情况首选的手术方式是刮宫术（D & C）。从妊娠 16 周开始，清宫术（dilation and evacuation，D & E）是首选的手术方式[23]。这两种手术都在手术室麻醉下进行，都需要扩张宫颈，用吸引和（或）锐性刮宫术。此外，清宫术需要一些工具来碎胎，以便将其从子宫中取出。目前趋势是在超声引导下进行操作，然而一些手术医生仍在没有超声引导的情况下进行手术。超声引导下进行刮宫或吸引可以指引医生在手术过程中器械的位置。刮宫结束后超声显示的子宫内膜薄条纹，可以让医生确认大部分妊娠组织已被清除[2]。值得注意的是，在脓毒血症、大出血、存在米索前列醇使用禁忌或失代偿患者中，首选手术清宫。与期待和药物治疗相比，手术治疗的优点包括从宫腔完全排出所需时间更短，妊娠组织物残留的可能性更小[24]。手术治疗的其他优点包括计划外住院、失败后手术干预或需要输血的可能性更小。在 Mist 试验中，1200 名妊娠 13 周以内的女性分别被分配到期待治疗组、药物治疗组和手术治疗组。计划外住院率分别为 49%、18% 和 8%；此外，期待治疗组中需要输血的患者为 2%，药物治疗组为 1%，手术治疗组均无须输血[16]。然而，现有的证据表明，假如医疗机构能提供所有治疗选择，可以用米索前列醇药物治疗或期待治疗代替常规手术清宫，因为这 3 种选择后续均可获得相应的医疗处理。妊娠 13 周以内的流产女性应有知情选择权[25]。

五、总结

　　确认妊娠的女性中有 10%～15% 会发生流产。流产和自然流产这两个术语经常交替使用。流产是一个笼统的术语，而自然流产可以进一步细分为特定的类别，帮助医生了解和优化患者的治疗计划。在如今的医学领域，在决定最佳治疗方案时，患者意见应该被视为一个不可或缺的部分。治疗方案的选择可分为 3 种：期待治疗、药物治疗和手术治疗。这些治疗方案虽不同，但对患者行合适的筛选后都可以选择。完整的治疗计划还应包括回顾组织病理学报告、同种免疫预防、悲伤心理辅导和讨论未来生育计划。临床医生应熟悉所在国家或地区关于胎儿死亡遗体报告的全部要求 [26]。

参考文献

[1] Bader TJ. *OB/GYN Secrets*, 3rd ed. New York: Elsevier; 2005.

[2] Tulandi T, Al–Fozan HM. Spontaneous abortion, Uptodate, Topic 5442, Version 40.0. Accessed at https://www.uptodate.com/contents/spontaneous–abortion–management?search=miscarriage&source= search_result&selectedTitle=1~150&usage_type=default&display_rank=1

[3] Alijotas–Reig J, Garrido–Gimenez C. Current concepts and new trends in the diagnosis and management of recurrent miscarriage. *Obstet Gynecol Surv*. 2013;68(6):445–466.

[4] MedlinePlus. Miscarriage. Accessed at https://medlineplus.gov/ency/article/001488.htm

[5] Shorter JM, Atrio JM, Schreiber CA. Management of early pregnancy loss, with a focus on patient centered care. *Semin Perinatol*. 2019;43(2):84–94.

[6] Henkel A, Shaw KA. Advances in the management of early pregnancy loss. *Curr Opin Obstet Gynecol*. 2018;30(6):419–424.

[7] Swingle HM, Colaizy TT, Zimmerman MB, Morris FH Jr. Abortion and the risk of subsequent preterm birth: A systemic review with meta–analyses. *J Reprod Med*. 2009:54(2):95–108.

[8] American College of Obstetricians and Gynecologists. *Prolog: Gynecology and Surgery*, 6th ed. Washington, DC: American College of Obstetricians and Gynecologists; 2009.

[9] American College of Obstetricians and Gynecologists. *ACOG Committee Opinion 700: Methods for Estimating the Due Date*. Washington, DC: American College of Obstetricians and Gynecologists; 2017.

[10] Doubilet PM, Benson CB, Bourne T, et al. Diagnostic criteria for nonviable pregnancy early in the first trimester. *N Engl J Med*. 2013;369:1443–1451.

[11] American College of Obstetricians and Gynecologists. Tubal ectopic pregnancy: ACOG Practice Bulletin 193. *Obstet Gynecol*. 2018;131(3):e91–e103.

[12] Devaseelan P, Fogarty PP, Regan L. Human chorionic gonadotropin for threatened miscarriage. *Cochrane Database Syst Rev*. 2010;5:CD007422.

[13] Lede R. Duley. Uterine muscle relaxant drugs for threatened miscarriage. *Cochrane Database Syst Rev*. 2005;3:CD002857.

[14] Coomarasamy A, Devall AJ, Cheed V, et al. A randomized trial of progesterone in women with bleeding in early pregnancy. *N Engl J Med*. 2019;380(19): 1815–1824.

[15] Aleman A, Althabe F, Belizan J, Bergel E. Bedrest during pregnancy for preventing miscarriage. *Cochrane Database Syst Rev*. 2005;2:CD003576.

[16] Trinder J, Brocklehurst P, Porter R, et al. Management of miscarriage: Expectant, medical, or surgical? Results of randomized controlled trial (miscarriage treatment (MIST) trial). *BMJ*. 2006;332(7552):1235–1240.

[17] Wieringa–de Waard M, Vos J, Bonsel GJ, Bindels PJ, Ankum WM. Management of miscarriage: A randomized controlled trial of expectant management versus surgical evacuation. *Hum Reprod.* 2002;17(9):2445–2450.

[18] Casikar I, Bignarsi T, Riemke J, et al. Expectant management of spontaneous first–trimester miscarriage: Prospective validation of the "2 week rule." *Ultrasound Obstet Gynecol.* 2010;35(2): 223–227.

[19] Creinin MD, Huang X, Westhoff C, Barnhart K, Gilles JM, Zhang J. National Institute of Child Health and Human Development management of early pregnancy failure trial. *Obstet Gynecol.* 2006;107(4):901–907.

[20] Schreiber CA, Creinin MD, Atrio J, et al. Mifepristone pretreatment for the medical management of early pregnancy loss. *N Engl J Med.* 2018;378(23): 2161–2170.

[21] American College of Obstetricians and Gynecologists. Early pregnancy loss: ACOG Practice Bulletin 200. *Obstet Gynecol.* 2018;132(5):e197–e207.

[22] Demetroulis C, Sardogan E, Kunde D, Naftalin AA. A prospective randomized control trial comparing medical and surgical treatment for early pregnancy failure. *Hum Reprod.* 2001; 16(2):365–369.

[23] Cunningham FG, Leveno KJ, Bloom SL, et al., eds. Abortion. In: *Williams Obstetrics*, 24th ed. New York: McGraw–Hill Education; 2014, 366.

[24] Sotiriadis A, Makrydimas G, Papatheodorous S, Ioannidis JP. Expectant, medical, or surgical management of first–trimester miscarriage: A meta–analysis. *Obstet Gynecol.* 2005;105(5 Pt 1): 1104–1113.

[25] Neilson JP, Gyte GM, Hickey M, et al. Medical treatments for incomplete miscarriage (less than 24 weeks). *Cochrane Database Syst Rev.* 2010; 1:CD007223. doi: 10.1002/14651858.CD007223. pub2.

[26] American College of Obstetricians and Gynecologists. *Guidelines for Women's Healthcare: A Resource Manual*, 3rd ed. Washington, DC: American College of Obstetricians and Gynecologists; 2007.

[27] Phillips CH, Benson CB, Durfee SM, et al. "Pseudogestational sac" and other 1980s–era concepts in early first–trimester ultrasound: Are they still relevant today? *J Ultrasound Med.* Epub ahead of publication February 11, 2020.

第17章 小儿阴道血肿
Pediatric Hematocolpos

Omar M. Abuzeid　Mostafa I. Abuzeid　著

冯健洋　林荣锦　译　　生秀杰　校

一、概述

小儿阴道血肿罕见,是由阴道阻塞导致经血阴道内积聚所致。经血淤积的主要病因有4种:处女膜闭锁、阴道横隔、部分阴道发育不全或闭锁、阴道斜隔,这些畸形均由胚胎时期阴道畸形发育所致。而其他原因则包括阴唇粘连等。大部分阴道发育畸形的小儿在月经初潮时出现症状。小部分患儿可在儿童时期甚至在出生时即出现症状[1]。在不能及时明确阴道畸形诊断时,阴道积血患儿通常表现为妇科急症。因此,及早发现生殖道畸形至关重要[2]。延误诊断可导致其他后期并发症[3]。借助影像学检查优势,应高度重视此病的早期诊断和治疗。此外,Posner 和 Spandorfer[3] 建议,儿科医生应将外生殖器检查纳入他们的常规工作,以便能够及早诊断此类畸形,并防止与延迟诊断所致的相关后期并发症[3]。

处女膜闭锁、阴道横隔、部分阴道发育不全或闭锁和阴道斜隔的发病率分别约为1/1000、1/80 000~1/7000、1/8000~1/7000 和 1/28 000~1/2000[2, 4-8]。认识胚胎时期正常阴道的形成和发育,以及各种阴道发育畸形形成过程对于正确处理上述生殖道畸形至关重要。

阴道是由双侧副中肾管和泌尿生殖窦发育融合形成,上2/3由双侧副中肾管发育形成,下1/3则由泌尿生殖窦发育而来。在胚胎发育过程中,双侧副中肾管的两侧尾部融合,在胚胎10周左右于中线汇合形成子宫体。在没有副中肾管抑制物的作用下,双侧副中肾管发育形成子宫和双侧输卵管以及阴道上部[9-12]。妊娠10周左右窦—阴道球开始增殖,此时融合的副中肾管尾端与泌尿生殖窦接触(图17-1)。随后,窦—阴道球融合形成阴道板。发育中的子宫和泌尿生殖窦之间的距离随着窦—阴道球在背侧和腹侧增殖而增加(图17-1)。一般认为,在妊娠第17~18周,由于窦—阴道球核退化,融合的副中肾管和窦结节间形成间隙,至妊娠第20周,阴道管腔化(图17-1)。处女膜是内胚窦和前庭的交界区域,由窦结节形成。通常在出生前或出生后它将阴道腔与泌尿生殖窦分开。若处女膜融化失败可导致处女膜闭锁。

阴道血肿多由处女膜闭锁导致。如果窦结节没有穿透，泌尿生殖窦和副中肾管之间可形成持续性屏障，最终导致阴道出口阻塞。患儿可表现为阴道黏液囊肿或月经初潮后形成阴道血肿。

阴道横隔是另一常见阴道梗阻性畸形。当融合的副中肾管结节和泌尿生殖窦之间存在阴道垂直融合失败可出现此类畸形（图 17-2）。这种垂直融合失败所致的阴道横隔可以发生在阴道任何部位，表现为阴道黏液囊肿或在月经初潮后形成阴道积血。横隔膜厚度不等，可仅有几毫米宽。多数阴道横隔位于阴道的上 1/3 或中 1/3，阴道下部横隔少见。不同位置的横隔多包含肌肉、血管和结缔组织成分。这些组织成分的存在与副中肾管融合理论相矛盾。因此，有研究认为，阴道横隔的发生是阴道板上皮深处中胚层的异常增殖所致。

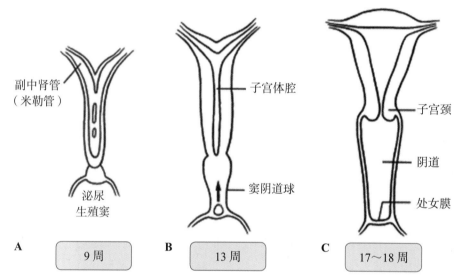

▲ 图 17-1　从妊娠 9 周到妊娠 17～18 周完成副中肾管尾部融合形成子宫角，窦阴道球形成阴道腔

经许可引自 Lin PC, Bhatnagar KP, Nettleton GS, et al. Female genital anomalies affecting reproduction. *Fertil Steril*. 2002; 78: 899-915.

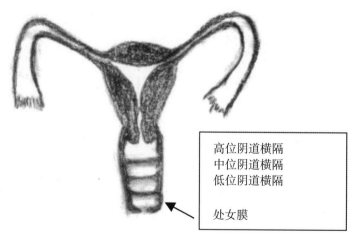

▲ 图 17-2　阴道横隔的不同位置（由 **M. Abuzeid** 博士提供）

　　阴道闭锁是垂直平面上双侧副中肾管和泌尿生殖窦结节融合或管腔化失败所致。闭锁部分的阴道被纤维组织取代。在有功能子宫内膜的情况下，阴道下部闭锁可致阴道上部积血（图 17-3）。患者可表现为原发性闭经、第二性征发育正常、周期性盆腔疼痛和盆腔肿块。

　　当两侧副中肾管完全融合失败就会发生双子宫畸形，表现为双子宫体和双子宫颈，子宫腔下段和子宫颈连接于子宫下段。通常两宫颈间存在纵向的阴道隔膜。阴道纵隔是由副中肾管下段不完全融合或内侧部分不完全退化所致。如果纵向阴道隔膜与一侧阴道壁融合，则可发生阴道斜隔阻塞（图 17-4）。

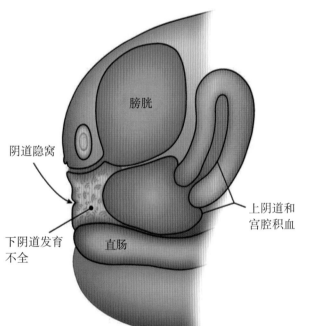

◀ **图 17-3　下阴道发育不全伴阴道血肿**

经许可引自 Laufer MR. Structural abnormalities of the female reproductive tract. In: Emans SJ, Laufer MD, eds, *Goldstein's Pediatric & Adolescent Gynecology*, 6th ed. Philadelphia: Wolters Kluwer; 2012.

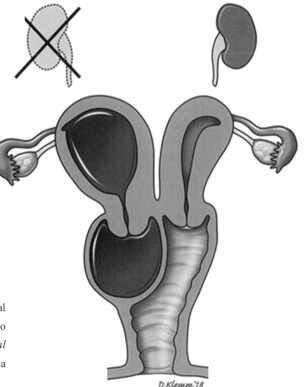

▶ **图 17-4　阴道斜隔阻塞伴同侧肾畸形**

经许可引自 Dwiggins M, Gomez-Lobo V. Congenital anomalies of the reproductive tract. In: Sanfilippo JS, Lara-Torre E, Gomez-Lobo V, eds, *Clinical Pediatric and Adolescent Gynecology*, 2nd ed. Boca Raton, FL: CRC Press; 2019.

在胚胎发育的不同阶段（5～8 周），所有胚胎都同时存在 Wolffian 管和副中肾管，两者关系密切。因此，大约 1/3 的副中肾管畸形患者可同时伴有肾脏发育畸形。

本章的目的是结合阴道血肿的临床表现，探讨其在不同病因下的治疗决策。引起阴道血肿的生殖道畸形主要包括处女膜闭锁、阴道横隔、阴道远端闭锁和阴道斜隔。这些发育畸形可在月经初潮时或月经初潮前通过体检发现。经腹超声、TUV 或 MRI 等技术可协助确诊。

二、临床表现

（一）处女膜闭锁

1. 症状

处女膜闭锁患儿可出现周期性腹痛或盆腔痛。患儿第二性征发育正常，但原发性闭经。发病年龄通常在月经初潮来潮。月经初潮通常发生在青春期第一性征出现后 2 年。青春期第一性征表现为乳房发育，占 80%，多发生于 8 岁，而另 20% 的青春期第一性征为肾上腺皮质功能初现。因此，处女膜闭锁常见初发症状为原发性闭经伴有周期性腹痛或盆腔痛。患儿也可表现为阴道口隆起，部分因下腹部肿块和急性尿潴留急诊就医[1, 13]。极少数在新生儿期出现水疱型处女膜[14]。文献报道一婴儿双侧输尿管肾积水和盆腔包块合并处女膜闭锁及双角子宫畸形[15]。也有在妊娠 25～28 周产前超声检查中发现先天性处女膜闭锁并阴道积水的病例[16, 17]。Yildirim 等报道 1 例产前诊断处女膜闭锁的病例[18]。产前胎儿 MRI 检查可协助诊断[17]。其他主要症状包括腹部肿块、便秘、腹膜炎、急腹症、腰背痛、尿潴留甚至膀胱穿孔等。

综上所述，对于原发性闭经、第二性征发育正常、反复周期性下腹痛，甚至多次转诊至急诊就诊的患儿，应考虑处女膜闭锁。早期正确诊断及识别处女膜闭锁有利于降低延误诊断所致的后期相关并发症，例如子宫内膜异位症及其后遗症。另 Posner 和 Spandorfer 报道表明[3]，此病尽管罕见，处女膜闭锁亦可家族聚集。因此一旦诊断，应进行全面病史采集，以确定其遗传模式[19]。

2. 体征

鼓励初级社区保健医生、儿科医生和妇科医生将儿童和青少年的外生殖器检查纳入常规诊疗工作，尤其是对并发腹部、盆腔或泌尿系症状的患儿。一旦出现原发性闭经表现，可根据青春期发育 Tanner 分期来确定发育阶段。处女膜检查情况取决于处女膜厚度（图 17-5）。大多数情况下，处女膜薄，闭锁处女膜可表现为阴道外口隆起，呈蓝色，在直肠指诊时阴道外口隆起更加明显。由于阴道积血，可触及直肠前方囊性肿块。根据 Posner 和 Spandorfer 的研究[3]，作者建议处女膜检查作为新生儿和婴儿健康评估常规。患儿哭闹时外生殖器肿胀明显，应考虑处女膜闭锁可能[16]。此外，应仔细检查以确定是否同时合并肾脏或其他相关畸形。

3. 查体

经腹部和直肠内超声检查可确诊。超声检查提示阴道扩张，内容物呈高回声。腹部和盆腔 MRI 可用来协助诊断肾脏及其他相关畸形（图 17-6）。

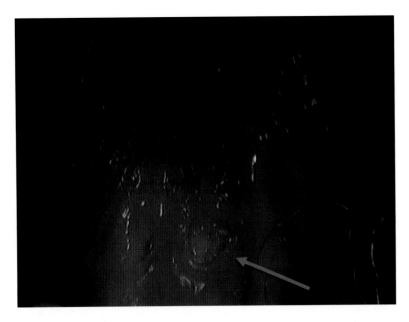

◀ 图 17-5 厚无孔处女膜——
阴道口无明显凸起（蓝箭）

经许可转自 M. Abuzeid 博士

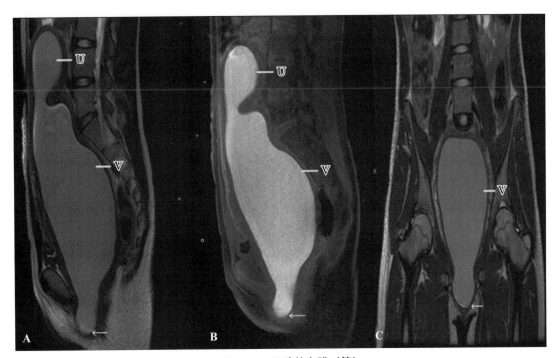

▲ 图 17-6 无孔处女膜（箭）

磁共振成像 T$_2$ 加权（A）和 T$_1$ 加权矢状位（B）和冠状位（C）显示子宫（U）和阴道（V）因积血扩张并向下突出［在知识共享许可下经 Ferreira DM，Bezerra ROF，Ortega CD 等允许，引自 Magnetic resonance imaging of the vagina：An overview for radiologists with emphasis on clinical decision making. *Radiol Bras*. 2015；48（4）：249–259.］

4. *治疗*

一旦诊断处女膜闭锁，应行处女膜闭锁切开，引流阴道内积液。处女膜闭锁切开方式有多种；最常用的是将处女膜十字形切开，然后切除残存组织（图 17-7）[20]，最后将阴道黏膜覆盖切口基底 4-0 Vicryl 缝合线间断缝合。然而，处女膜被认为是处女的象征。因此，某些文化背景中，需行处女膜修补以维持此特征。或者，如 Basaran 等 [21] 及 Ali 等 [22] 报道，在处女膜较高部分中线作垂直切口，可保留较宽的后端处女膜组织 [21]，切开后用小号吸引器吸引阴道内积液后 5-0 Vicryl 缝线间断缝合处女膜各边缘，形成一个近乎圆形处女膜开口。经过 4 周后伤口愈合，可呈现一个接近正常外观的处女膜环，以保留处女膜解剖结构特征 [21]。同时他们也认为此种简单的保守性手术后会形成一层较厚的处女膜后缘组织，但不影响后续性生活 [21]。Ali 等则介绍了另一种保留处女膜的手术 [22]。简而言之，在处女膜最大扩张处做一直径 0.5cm 小圆孔，使 Foley 导管（法式 14～16 号）通过 [22]，然后对处女膜进行了椭圆形中心闭合 [22]，将手指放在直肠内对阴道施压以排出阴道内陈旧性积聚血液，再用生理盐水冲洗阴道，然后将 Foley 导尿管插入阴道，10ml 注射器充气扩张 [22]；导尿管远端固定于大腿内侧，并连接引流袋。Foley 导管放置 2 周 [22]，术后给予单剂量预防性抗生素，局部雌激素乳膏涂抹于阴道开口，以防止粘连形成和促进愈合 [22]。据报道的 13 例患者中，处女膜呈圆形，均可见处女膜开口裂隙 [22]。

（二）阴道横隔

阴道横隔罕见，它最早是由 Delaunay [23] 在 1877 年报道描述，其发病率在 1/84 000～1/7000 [2, 7, 8]。虽然阴道横隔可能与常染色体隐性遗传关联，但多数病例病因复杂 [24]。阴道横隔可能与泌尿生殖道畸形、肌肉骨骼缺损、胃肠道畸形有关，但很少与主动脉缩窄和房间隔缺损相关 [25, 26]。横隔厚薄不

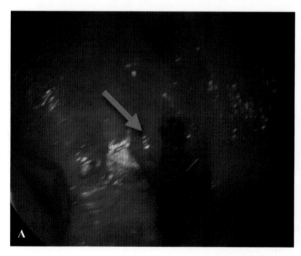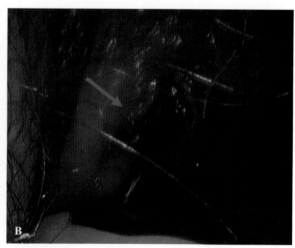

▲ 图 17-7　处女膜闭锁切开

A. 厚无孔处女膜，拟行十字形切口紫色（蓝箭）标明；B. 在十字形切开后切除处女膜三角形部分后见残留极少量巧克力色液体（蓝箭）（经许可转自 M. Abuzeid 博士）

一，可出现在阴道的任何部位，但通常多位于阴道中上部（图 17-2）。

1. 症状

阴道横隔的临床症状多出现在青春期晚期。由于病理性梗阻，其症状类似于处女膜闭锁，表现为原发性闭经，第二性征发育正常以及周期性腹痛或盆腔痛。部分患者腹痛程度取决于隔膜位置和积血程度。性生活时可表现为性交困难和性交痛。延误诊断可出现子宫内膜异位症相关症状，如慢性盆腔疼痛。部分患者表现为下腹部肿块、尿潴留，以及其他与伴发的泌尿生殖道畸形、肌肉骨骼缺陷和胃肠道畸形有关的症状。

2. 体征

检查时发现患者第二性征发育正常和身高正常，外生殖器检查无异常。如患者无性生活，处女膜正常。根据横隔的位置和阴道上部积血程度，直肠检查或者腹部检查可扪及直肠前肿块。极少数阴道横隔可同时合并处女膜闭锁[27]，表现为原发性闭经，伴阴道积血或阴道黏液囊肿[27]。

3. 评估

经腹超声检查有助于协助诊断。盆腔 MRI 检查有助于早发现、早诊断和早治疗[28]。而产前超声检查诊断价值有限[17]。

4. 治疗

首选治疗方式为外科手术治疗。在阴道横隔部做十字形切口，然后切除横隔残存组织。切口阴道黏膜上下部间断 3-0 Vicryl 缝线间断缝合。阴道横隔较薄时（＜ 1cm）可完全切除。对于较厚的隔膜（＞ 1cm），完全切除时应避免术后阴道狭窄和性交困难[29]。较厚的横隔可行 Z 字成形术[30]。

由于子宫内膜异位症在梗阻性副中肾管畸形患者中常见，因此必要时建议同时行腹腔镜检查以评估子宫内膜种植病灶可能[29]。

有学者认为，儿童期阴道横隔手术治疗建议推迟至月经初潮之后[30]。其主要原因为在阴道血肿没有形成时，阴道腔塌陷，无法确定横隔厚度。阴道血肿内未形成时，阴道横隔易被误诊为下段阴道发育不全，此时手术也较为困难，并发症发生率更高。而在月经初潮后，因阴道积血逐渐扩张阴道横隔，使其变薄，则更加有利于手术治疗[30]。术后预防并发阴道狭窄，可应用阴道扩张器扩张阴道。

然而，大多数阴道横隔患儿在青春期处女膜完好。由于社会文化信仰差异，经阴道手术路径可能会破坏处女膜完整性。因此经阴道手术路径可能会遭受部分家长抗拒[31]。Gezginc 等报道开腹手术路径来治疗阴道横隔，从而达到完整保留处女膜的目的[31]。开腹后切开阴道后壁可暴露阴道横隔，进而切开横隔，可保持处女膜完整性[31]。随后，将 Foley 导管放置在隔膜切口引流[31]。因此，开腹手术路径虽然不是首选的治疗方法，但对有特定社会文化信仰的患儿家长更易接受。在机器人手术时代，有机器人手术丰富经验的外科医生可通过机器人来完成。Gezginc 等报道经机器人相关手术步骤[31]，从而代替传统开腹手术。

（三）先天性下阴道发育不全（阴道远端闭锁）

先天性下阴道发育不全罕见，由胚胎时期阴道下部泌尿生殖窦缺失所致。此类畸形患儿存在阴道上端、子宫和子宫颈，随着生长发育月经来潮，经血积蓄在阴道上端形成阴道血肿。患儿可表现为下腹痛及阴道上端积血。后期可致经血逆流，造成输卵管内积血。

1. 症状

月经初潮来潮后，由于月经血机械性阻塞，患儿可表现为原发性闭经，同时伴有慢性腹痛。鉴别诊断包括慢性便秘、尿路感染及阑尾炎。与处女膜闭锁的患儿类似，下丘脑—垂体—性腺轴功能正常，第二性征发育正常。此外，部分患儿可伴有肾脏或骨骼畸形，从而伴发肾脏或者骨骼畸形相关的症状。性生活时可表现为性交痛或性交困难。

2. 体征

检查发现处女膜可见，伴发育不良的阴道囊袋，甚至整个阴道的下部和中部由纤维组织取代。直肠检查提示阴道上端积血肿胀。病程长者，由于子宫及输卵管积血，下腹部压痛及腹肌紧张。骨骼检查可发现伴有脊柱侧凸或后凸。

3. 评估

影像学检查包括经腹超声检查和 MRI 检查。经腹部超声提示阴道和子宫腔内大量积液（图 17-8）。TVU 检查有助于确定阴道下段厚度，以指导选择最佳手术入路。腹部和盆腔 MRI 检查提示 T_1 和 T_2 信号显示阴道上端扩张并伴有内部碎片及子宫腔内血肿（图 17-9）。腹部和盆腔 MRI 检查也有助于发现肾脏异常。腰骶部 X 线检查可发现骨骼畸形，如脊柱侧凸或后凸。

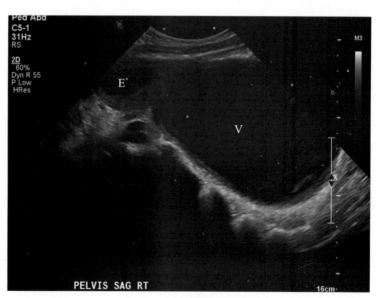

▲ 图 17-8　经腹超声矢状面

图示子宫腔（E）、宫颈和扩张的阴道（V），内含积血（经许可引自 Kelly GS，Baluyot MF，Anders J. Cyclical abdominal pain in an adolescent female：A case report of agenesis of the lower vagina. *Pediatr Emer Care*.2018；34：e136–e138.）

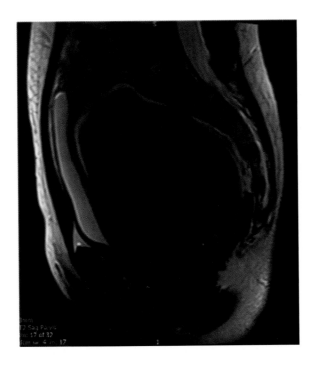

◀ 图 17-9　盆腔磁共振成像矢状面 T_2 加权

图示阴道上端增大，内含积血碎片，未见远端阴道显示（经许可引自 Kelly GS，Baluyot MF，Anders J. Cyclical abdominal pain in an adolescent female：A case report of agenesis of the lower vagina. *Pediatr Emer Care*. 2018；34：e136-e138.）

4. 治疗

治疗目的为缓解症状，建立阴道上端和阴道口之间的通道，以确保满足未来性生活需求和生殖功能，并避免术后短期和长期相关并发症。治疗计划应结合症状、体征及患者年龄。治疗应由有丰富经验的生殖外科医生进行。一期手术治疗应当达到预期效果和避免并发症。如若一期手术失败，因瘢痕组织的形成使得后续手术难以进行，从而错失最终重建手术治疗窗。

多数情况下，患儿和家长因对先天性下阴道发育不全及其手术治疗相关信息不了解，可存在困惑、焦虑和抑郁。家长甚至会认为患儿难以接受使用阴道扩张器或者模具来降低术后阴道狭窄的风险。此时，可考虑经皮或者经腹腔镜引流阴道上端积血来减轻患者疼痛症状[32]。同时，应用 GnRH-a 抑制月经来潮，延期纠正畸形，直至家长及患儿最终决定接受手术治疗。

文献中报道两种治疗先天性下阴道发育不良的手术方案。第一种为下拉式阴道成形术，将上阴道黏膜下拉附着在下阴道至阴道口周围的创面[33-35]，第二种是皮瓣移植，通过全层皮瓣移植来修补下阴道和阴道口之间切口缺陷[36]。何种方案更佳目前尚无定论。一般认为，如下阴道缺失段较短，则应进行下拉式阴道成形术；而下阴道段缺失较长，则应使用全皮瓣移植来修复下阴道与阴道口缺陷。Mansouri 和 Dietrich 报道指出，会阴到阴道血肿最低点距离＞3cm 时，下拉式阴道成形术后狭窄的发生率较高[35]。术中留置 Foley 导尿管导尿，以避免在剥离阴道壁过程中损伤尿道和膀胱。两种手术方案均应在尿道口与肛口之间的处女膜环处做水平切口。与 McIndoe 手术治疗完全性阴道发育不全患者类似，钝锐性分离直肠和膀胱间的纤维组织。手术的最佳时机为阴道上端经血积聚扩张，此时更易找到分离间隙，进而降低膀胱和直肠损伤风险。一旦分离达到阴道血肿顶端，切口周围留置缝合固定线，切开阴道上腔引流积血。

如行下拉式阴道成形术，应遵循下述手术步骤：下拉上阴道黏膜，用 2-0 Vicryl 间断缝合阴道黏膜环，并连接到阴道内口周围的皮肤上；应注意确保阴道黏膜与阴道口周围皮肤无张力缝合。术后若缺损段＞3cm，应放置软性充气式支架，以减少阴道狭窄。

若使用全层皮瓣移植修补下阴道和阴道口周围皮肤间缺陷，则按照 Ugur 等报道的手术步骤[36]。全层皮瓣分离应由整形外科医生进行，根据阴道缺失情况来决定皮瓣大小，并应将其覆盖于模具上，5-0 Vicryl 缝线间断缝合固定模具上。管状皮瓣的上缘和阴道上黏膜之间应放置 4 条 2-0 Vicryl 缝线。放置经模具引流的充气硅胶支架并充气。将皮瓣下缘缝合在阴道内口周围皮肤，支架缝合于阴唇。术后 7 天拔除阴唇处缝线，并取下支架。阴道定期检查和生理盐水清洁，支架用雌激素乳膏润滑后更换。应指导患者每天更换，雌激素软膏润滑支架 2 次，持续 3 个月，然后每天更换一次，持续 3 个月。

（四）阴道斜隔

阴道斜隔综合征（Herlyn-Werner-Wunderlich syndrome，HWWS）是一种罕见的副中肾管和 Wolffian 管畸形。该综合征包括子宫发育不全、阴道斜隔阻塞和同侧肾畸形三联征。最早在 1922 年由 Purslow[37] 报道。文献报道的发病率为 1/28 000～1/2000[2, 6]。最近，术语阴道斜隔阻塞和同侧肾异常（obstructed hemivagina and ipsilateral renal anomaly，OHVIRA）已经被使用。该综合征的发病机制和病因尚不清楚。由于此综合征罕见，易初诊时被误诊。OHVIRA 与月经紊乱、月经逆行、子宫内膜异位症、盆腔疼痛和不孕症有关。多数患者在青春期后出现症状。然而，随着人们对此综合征认识的提高和放射学检测的进步，许多病例在青春期前几年甚至在产前和新生儿期即被诊断[38]。此外，广泛应用 CT 来明确严重腹痛和盆腔痛的病因，也提高其诊断率[39]。目前已有研究表明，虽然双子宫畸形是此类患者最常见的子宫畸形，但其他子宫畸形如双角子宫和完全性子宫纵隔也有报道[38, 40, 41]。新的分类方法将 OHVIRA 分为 3 种类型[42]。Ⅰ型为此种综合征的典型代表，阴道斜隔无孔道，而Ⅱ型和Ⅲ型分别存在两侧阴道或重复的宫颈之间存在较小的孔道沟通（图 17-10）。亦有报道在 OHVIRA 病例中两侧阴道之间有孔道沟通[39, 43, 44]。另外，基于阴道斜隔部位（低、中或高）以及阻塞程度不同，临床表现和治疗方式选择也各异（图 17-4、图 17-10 和图 17-11）[39, 45]。此外，同侧肾脏畸形，也包括肾脏发育不良（多囊性）和萎缩，表现为同侧异位输尿管连接萎缩或发育不良的肾脏和阴道斜隔盲端[38]。Zurawin 等则报道了部分患者合并对侧肾脏异常[46]亦可合并处女膜闭锁。因此阴道斜隔综合征各异的临床表现给诊断和治疗带来挑战。

1. 症状

具体临床表现取决于患儿年龄和病变情况。在一项回顾性研究中，Han 等报道了此综合征在产前和新生儿期的表现[38]。在产前超声筛查成为常规检查以前很少关于青春期前 OHVIRA 患者的报道[47-55]。新生儿期最常见的症状是腹部或阴道肿块（60%）、腹痛（15%）、脓疱症（10%）和急性

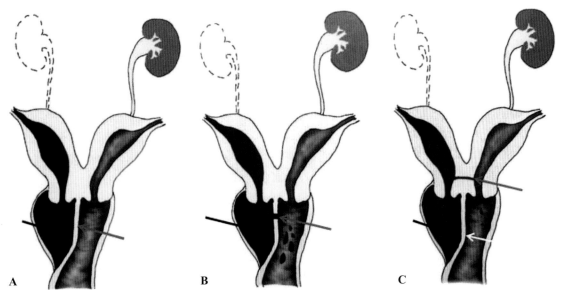

▲ 图 17-10　OHVIRA 的 3 种类型

A. Ⅰ 型，阴道斜隔后的阴道腔（黑箭）和阴道斜隔盲端（红箭）；B. Ⅱ 型，阴道斜隔后的阴道腔（黑箭）和沟通间隔孔（红箭）；
C. Ⅲ 型，阴道斜隔后的阴道腔（黑箭），阴道斜隔盲端（白箭）和连通子宫（红箭）交通孔道（经许可引自 Jia 等，2018）

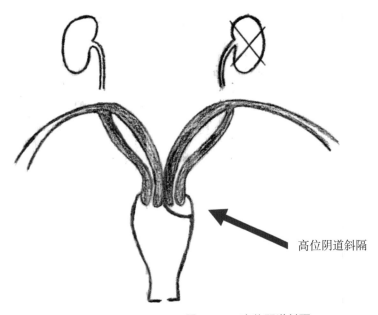

高位阴道斜隔

▲ 图 17-11　高位阴道斜隔

图示经前期 OHVIRA 异常的解剖结构，阴道间隔位置较高（蓝箭）（经许可引自 M. Abuzeid 博士）

尿潴留（10%）。此类症状中有 40%～50% 是由于同侧发育不良的肾脏经异位输尿管与阴道盲端连接造成[38]。阴道积水或积血则由母体雌激素水平导致阴道分泌物或阴道斜隔盲端积血[49, 56]。

极少数情况下，若阴道斜隔两侧阴道存在孔道沟通，症状可始发于月经前期[42]。由于阴道分泌物在阴道斜隔上方积聚排出可表现为慢性多量白带[39]。若阴道斜隔无通道，阴道内积液可导致肿胀不适，最终引起阴道积水。在新生儿期可因体内雌激素水平逐渐下降，阴道肿块可自发消退[47, 48]。

典型症状通常出现在 13—14 岁，表现为月经初潮后几个月出现急性或慢性盆腔疼痛。最常见的症状是痛经和阴道旁肿块。其他症状包括阴道血性分泌物、盆腔包块、腹痛、性交困难和脓性分泌物[40]。此外，与上生殖道并发症相关的症状包括宫腔积血、输卵管积血、子宫内膜异位症、盆腔粘连、输卵管炎症及罕见的输卵管积液[40]。右侧输卵管积水可被误诊为阑尾炎，从而导致诊断延误多年。合并严重的痛经则提示子宫内膜异位症；也可表现为急腹症，阴道内肿块压迫导致的性交困难。如果宫腔积血量大，可表现为腹胀；也可出现与肾脏或骨骼畸形相关症状。极少数情况下可表现为查体发现无合并疼痛或痛经的阴道肿块。多种因素导致 OHVIRA 未能及早被诊断，例如无闭经表现，初级保健医生和部分妇科医生对这种综合征缺乏认识等。此外，频繁使用口服避孕药、非甾体类抗炎药、甲羟孕酮和 GnRH-a 治疗严重的原发性痛经或子宫内膜异位症也可导致 OHVIRA 延迟诊断。

2. 体征

因多数患者无性生活，同时需要保持处女膜完整，无法进行常规阴道检查。如果阴道黏液积聚，直肠检查可扪及一侧阴道肿块[42]。如合并阴道内感染，甚至怀疑性虐待或阴道内异物，可在麻醉下使用小儿窥器阴道检查。窥器下可见单侧宫颈和对侧阴道肿块。对于月经初潮过后的女性，既往有性生活者可以常规进行阴道检查。无性生活者，则应在麻醉下阴道检查可发现单侧宫颈和阴道旁肿块。阴道旁肿块大小取决于积血的范围以及阴道斜隔向远端延伸程度（图 17-4、图 17-10 和图 17-12）。部分阴道斜隔可延伸至阴道口（图 17-10、图 17-13 和图 17-14），致大量阴道积血而并发巨大阴道旁肿块（图 17-10、图 17-13 和图 17-14）[39]。延误诊断可并发宫腔积血甚至输卵管积血。如阴道斜隔位置较高，阴道检查时发现阴道肿块不明显（图 17-11 和图 17-12）。这类患者可有少量阴道积血，而宫腔积血致子宫明显增大，同时伴有输卵管积血（图 17-12）[39]。

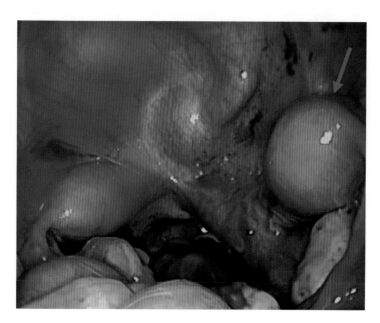

◀ 图 17-12　高位阴道斜隔

图示 OHVIRA 患者的腹腔镜下子宫发育不全的情况。图中所示右侧宫角并充血（蓝箭），由于阴道斜隔位置高，未见明显的积血，但可见盆腔内广泛子宫内膜异位症病灶 [经许可引自 Bolonduro O, Akinpeloye A, Abuzeid O, Ashraf M, Abuzeid M. Herlyn-Werner-Wunderlich syndrome: A report of five cases. Presentation and surgical management options. *Gynecol Surg*. 2015；31（1）：46-51.]

无症状的患者中，阴道旁大肿块可能为唯一特征表现，易被误诊为盆腔肿块，如子宫内膜异位症囊肿（图 17-13）[39]。并发急腹症时，可表现为双下腹部压痛、反跳痛，腹肌紧张，易被误诊为阑尾炎。脓便、子宫积脓和输卵管积脓可表现为盆腔炎，如发热、脓性阴道分泌物、腹膜炎和白细胞增多症。极少数情况下，阴道斜隔上存在较小开口，阴道血肿可导致上行感染（图 17-10）[42]。

3. 评估

OHVIRA 被延误诊断可致盆腔脏器解剖并发严重变形。这是由于月经血积聚导致输卵管和宫腔积血。腹部超声和 MRI 检查可协助判断，麻醉下阴道检查可确诊。月经未来潮和无性生活的患儿可以进行二维腹部超声检查。超声显示双子宫腔则提示双子宫畸形。有性生活患者可进行经阴道

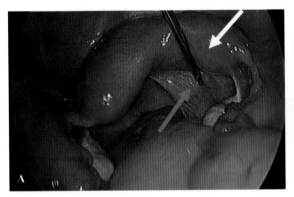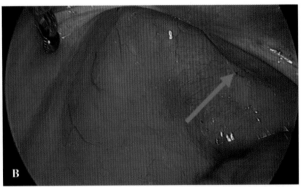

▲ 图 17-13　低位阴道斜隔

A.OHVIRA 患者的腹腔镜下子宫发育不全的情况。可见双子宫畸形，右侧低位阴道斜隔伴右半阴道积血肿大（腹腔镜下看不到，蓝箭）。右侧子宫外观正常，无积血迹象（白箭）。B. 图 A 中患者的宫骶骨韧带和直肠子宫陷窝情况。更近距离观察发现右侧阴道及巨大积血（腹腔镜看不到，蓝箭）［经许可引自 Bolonduro O，Akinpeloye A，Abuzeid O，Ashraf M，Abuzeid M. Herlyn-Werner-Wunderlich syndrome：A report of five cases. Presentation and surgical management options. *Gynecol Surg*. 2015；31（1）：46-51.］

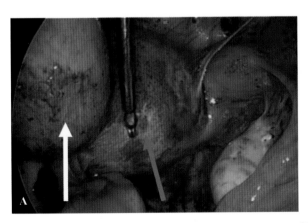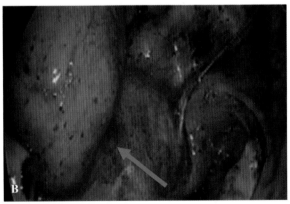

▲ 图 17-14　低位半阴道斜隔

A. OHVIRA 患者的腹腔镜下子宫发育不全的情况。图中见双子宫畸形，低位左半阴道和左子宫扩张导致的左侧大血肿（蓝箭）、子宫内积血（白箭）。B. 图 17-12 中患者左侧阴道斜隔切除后，左侧子宫扩张血肿消失（蓝箭）［经许可引自 Bolonduro O，Akinpeloye A，Abuzeid O，Ashraf M，Abuzeid M. Herlyn-Werner-Wunderlich syndrome：A report of five cases.Presentation and surgical management options. *Gynecol Surg*. 2015；31（1）：46-51.］

二维或三维超声检查。经阴道三维超声可提示阴道肿块并伴双子宫畸形、完全性子宫纵隔或双角子宫。盆腔 MRI 检查可协助诊断双子宫畸形，双宫颈和可疑阴道斜隔。盆腹腔 MRI 检查显示双子宫畸形伴有子宫角增大，提示子宫内积血、输卵管积血，并可能伴有同侧肾发育不全。盆腔 MRI 检查对上述畸形的判断[46] 灵敏度高达 100%，特异性高达 83%～100%。腹部 MRI 检查可协助判断其他肾脏异常，如发育不良（多囊）和萎缩肾，同侧异位输尿管连接萎缩或发育不良的肾脏和阴道斜隔盲端。因此，MRI 检查是诊断 OHVIRA 的金标准。大多数学者建议此类畸形的盆腔 MRI 检查应由有经验的放射科医生来做或至少阅片，因辨别此类畸形所致的解剖异常成像特征较为困难。

确诊应借助麻醉下阴道检查和诊断性腹腔镜检查，最好在进行手术治疗时进行麻醉下阴道检查和诊断性腹腔镜检查。应由腹腔镜或机器人手术经验的生殖外科医生来做出正确的诊断，并同时施行确切治疗[39]。如怀疑有泌尿系统异常，除肾脏缺失外，应同时找泌尿科医生协助处理。

4. 治疗

月经来潮前经阴道镜检查发现阴道斜隔两侧阴道间存在微小交通者，如阴道积液致阴道分泌物过多，可首先切开阴道隔，排出阴道积液，然后切除剩余阴道斜隔组织，使用 2-0 Viryl 缝线间断缝合止血[39]。

典型 OHVIRA 的临床表现是阴道斜隔致下阴道梗阻，首选治疗为切除阴道斜隔[39, 44, 57-59]。首先，在阴道旁隆起处作切口，引流积血内容物，然后切除阴道斜隔，2-0 Viryl 缝线间断缝合阴道黏膜[39]。若仅行斜隔切开，切口可自发闭合而导致症状复发[40, 60]。可行诊断性腹腔镜检查，以协助确诊子宫畸形和其他子宫异常，如完全性子宫纵隔或双角子宫[40]。腹腔镜检查也可排除子宫内膜异位症、盆腔粘连和输卵管积水。如果上述病变存在，可在手术当中一并纠正[39]。腹腔镜检查被认为是评估复杂性副中肾管畸形的金标准，如 OHVIRA 患者。此外有研究表明，腹腔镜检查确诊的副中肾管畸形，盆腔 MRI 诊断率仅为 53%[6, 46]。

Bolonduro 等报道，OHVIRA 患儿在盆腔 MRI 检查中显示双子宫畸形伴右侧子宫腔内血肿、输卵管血肿，伴单侧宫颈发育不全，而无阴道血肿表现。这给确诊和治疗[39]带来挑战。在这些患者中，麻醉下评估发现单宫颈和阴道，无阴道旁肿胀或阴道斜隔。腹腔镜手术中发现非对称性子宫畸形，其中一个子宫的位置高于另一个子宫，没有或只有少量阴道内血肿（图 17-12）[39]。这类患者需行单侧子宫切除术和斜隔切除术[39, 40]。此外，合并严重输卵管积水或输卵管积血以及子宫内膜异位症者，通常需解除粘连和单侧输卵管切除。借助精细可视化、解剖和灵巧性，达·芬奇机器人手术在处理此类复杂的病例更具优势（图 17-15）[39]。如果怀疑有泌尿系统异常（除肾脏缺失外），应同期手术处理，并尽由有经验的泌尿科医生参与诊治。

OHVIRA 综合征中，高位阴道斜隔伴高位阴道血肿诊断和治疗难度大。首先，在 OHVIRA 综合征中阴道斜隔可与阴道纵轴平行，但斜隔更接近宫颈，宽度小，坚韧。这使得诊断和手术切除更加困难。其次，高位阴道肿块可能较小，因此更难以检查发现。最后，即使阴道上部和子宫腔内

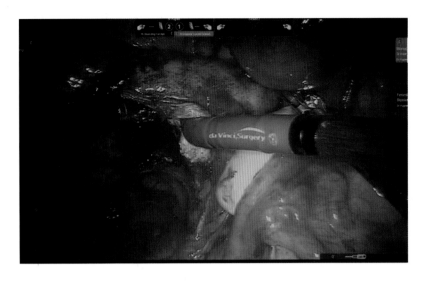

◀ 图 17–15　右半子宫切除（机器人手术）

图为图 17-13 中达·芬奇机器人辅助腹腔镜下右半子宫切除术患者的图像［经许可引自 Bolonduro O, Akinpeloye A, Abuzeid O, Ashraf M, Abuzeid M. Herlyn-Werner-Wunderlich syndrome: A report of five cases.Presentation and surgical management options. *Gynecol Surg.* 2015; 31（1）: 46-51.］

有大量液体，横隔向阴道内突出不明显。在这类患者中，可以尝试保留单侧子宫的保守手术治疗。Schutt 等的研究中[45] 提示阴道斜隔切除比单纯斜隔切开引流[45] 效果更好。然而，同时也指出，在某些情况下可能很难做到阴道斜隔切开的同时完整切除阴道斜隔。必要时可先行阴道斜隔切开和引流以缓解症状，择期再行阴道斜隔的完整切除。在切除阴道斜隔前，需要抑制卵巢排卵以减少阴道血肿的重新形成。

在产前和新生儿期诊断 OHVIRA 综合征时，如果有症状，应缓解症状。具体措施包括大量阴道积水抽吸、发育不良肾脏的肾切除、阴道内异位输尿管切除[38]。许多新生儿期患儿，在出生 6 个月后体内母体雌激素水平下撤退，阴道和腹部肿块可自行消退。此时阴道斜隔切除可推迟至青春期进行[38]。

Haddad 等[40] 回顾性研究手术后 OHVIRA 综合征患者的生殖结局，发现在 1970—1997 年施行手术治疗的 42 例患者中，88% 行阴道斜隔切除术，12% 行单侧子宫切除术，手术矫正后的生殖结局与其他子宫异常手术治疗后的生殖结局相类似，80% 病例的对侧子宫成功妊娠。

参考文献

[1] Patoulias I, Prodromou K, Kallergis K, Koutsoumis G. Acute urinary retention due to hematocolpos: Report of two cases. *J Ped Surg Case Reports.* 2013;1:189–191.

[2] Rock JA, Azziz R. Genital anomalies in childhood. *Clin Obstet Gynecol.* 1987;30:682–696.

[3] Posner JC, Spandorfer PR. Early detection of imperforated hymen prevents morbidity from delays in diagnosis. *Pediatrics.* 2005;115(4):1008–1012.

[4] Mor N, Merlob P, Riensner SH. Types of hymen in the newborn infant. *Eur J Obstet Gynecol Reprod Biol.* 1986;22:225–228.

[5] McCann J, Wells R, Voris J. General findings in prepubertal girls selected for non-abuse: A descriptive study. *Pediatrics.* 1990;86:428–439.

[6] Kimble RM, Khoo SK, Baartz D, Kimble RM. The obstructed hemivagina, ipsilateral renal anomaly, uterus didelphys triad. *Aust N Z J Obstet Gynaecol.* 2009;49:554–557.

[7] Brenner P, Sedlis A, Cooperman H. Complete imperforate transverse vaginal septum: Report of a case. *Obstet Gynecol*. 1965;25:135–138.

[8] Wenof M, Reyniak JV, Novendstern J, Castadot M. Transverse vaginal septum. *Obstet Gynecol*. 1979;54:60–64.

[9] Lin PC, Bhatnagar KP, Nettleton GS, et al. Female genital anomalies affecting reproduction. *Fertil Steril*. 2002;78:899–915.

[10] Ulfelder H, Robboy SJ. The embryologic development of the human vagina. *Am J Obstet Gynecol*. 1976;126:769–776.

[11] Mossman HW. The embryology of the cervix. In: Blandau RJ, Moghissi K, eds, *The Biology of the Cervix*. Chicago: University of Chicago Press, 1973; 13–22.

[12] Patton PE. Anatomic uterine defects. *Clin Obstet Gynecol*. 1994;37:705–721.

[13] Mwampagatwa IH, Mponda BA. Imperforate hymen presenting with massive haematocolpos and acute urinary retention in a teenage girl: A case report. *Tanzan J Health Res*. 2012;14:293–296.

[14] Navroop SJ, Borgis S, Imran M. Neonatal imperforate hymen causing obstruction of the urinary tract. *Urology*. 2009;73:750–751.

[15] Eksiolgu AS, Maden HA, Cinar G, Yildiz YT. Imperforate hymen causing bilateral hydroureteronephrosis in an infant with bicornuate uterus. *Case Rep Urol*. 2012;2012:102683.

[16] Winderl LM, Silverman RK. Prenatal diagnosis of congenital imperforate hymen. *Obstet Gynecol*. 1995;85:857–860.

[17] Nakajima E, Ishigouoka T, Yoshida T, Sato T, Miyamoto T, Shirgi M, Sengoku K. Prenatal diagnosis of congenital imperforate hymen with hydrocolpos. *J Obstet Gynecol*. 2015;35(3):311–313.

[18] Yildirim G, Gungorduk K, Aslan H, Sudomus S, Ark C, Saygin S. Prenatal diagnosis of imperforate hymen with hydrometrocolpos. *Arch Gynecol Obstet*. 2008;278:483–485.

[19] Usta IM, Awwad JT, Usta JA, Makarem MM, Karam KS. Imperforate hymen: Report of an unusual familial occurrence. *Obstet Gynecol*. 1993;82:655–656.

[20] Te Linde RW, Rock JA, Jones HW. *Te Linde's Operative Gynecology*, 9th ed. Philadelphia: Lippincott Williams & Wilkins; 2003.

[21] Basaran M, Deniz U, Aydemir C. Hymen sparing surgery for imperforate hymen: Case reports and review of literature. *J Pediatr Adolesc Gynecol*. 2009;22:e61–e64.

[22] Ali A, Cetin C, Nedim C, Kazim G, Cemalettin A. Treatment of imperforate hymen by application of Foley catheter. *Eur J Obstet Gynecol Reprod Biol*. 2003;106:72–75.

[23] Delaunay JV. Etude sur le cloisonnement transversal du vagin complet et incomplet d'origine congenitale. Thesis. Paris, France, 1877.

[24] Deshurst J, Shepherd JH. Genital tract malignancy in the prepubertal child. In: Coppleson M, Monaghan JM, Morrow CP, Tattersall MHN, eds, *Gynecologic Oncology: Fundamental Principles and Practice*, vol 2, 2nd ed. Edinburgh: Churchill Livingstone; 1992, 1051–1052.

[25] Reed MH, Griscom NT. Hydrometrocolpos in infancy. *Am J Roentgenol*. 1973;118:1–13.

[26] Rock JA, Zacur HA, Dlugi AM, Jones HW Jr, TeLinde RW. Pregnancy success following surgical correction of imperforate hymen and complete transverse vaginal septum. *Obstet Gynecol*. 1982;59:448–451.

[27] Ahmed S, Morris LL, Atkinson E. Distal mucocolpos and proximal hematocolpos secondary to concurrent imperforate hymen and transverse vaginal septum. *J Pediatr Surg*. 1999;34:1555–1556.

[28] Krafft C, Hartin CW Jr, Ozgediz DE. Magnetic resonance as an aid in the diagnosis of a transverse vaginal septum. *J Pediatr Surg*. 2012;47:422–425.

[29] Deligeoroglou E, Iavazzo C, Sofoudis C, Kalampokas T, Creatsas G. Management of hematocolpos in adolescents with transverse vaginal septum. *Arch Gynecol Obstet*. 2012;285:1083–1087.

[30] Beyth Y, Klein Z, Weinstein S, Tepper R. Thick transverse vaginal septum: Expectant management followed by surgery. *J Pediatr Adolesc Gynecol*. 2004;17:379–381.

[31] Gezginc K, Yazici F, Karatayh R, Acar A. A new technique for the treatment of transverse vaginal septum by Foley catheter. Surgical challenges. *J Pediatr Adolesc Gynecol*. 2011;24:322–325.

[32] Dennie J, Pillay S, Watson D, Grover S. Laparoscopic drainage of hematocolpos: A new treatment option for the acute management of a transverse vaginal septum. *Fertil Steril*. 2010;94(5):1853–1857.

[33] Kelly GS, Baluyot MF, Anders J. Cyclical abdominal pain in an adolescent female: A case report of agenesis of the lower vagina. *Pediatr Emer Care*. 2018;34:e136–e138.

[34] Awad SB, El-Agwany AS. Distal vaginal atresia misdiagnosed as imperforate hymen: A case managed by transperineal vaginal pull through (distal colpoplasty). *Egypt J Radiol Nucl Med*. 2015;46:1155–1158.

[35] Mansouri R, Dietrich JE. Postoperative course and complications after pull–through vaginoplasty for distal vaginal atresia. *J Pediatr Adolesc Gynecol*. 2015;28:433–436.

[36] Ugur MG, Balat O, Ozturk E, Bekerecioglu M, Dikensoy E. Pitfalls in diagnosis and management of distal vaginal agenesis: 10–year experience at a single centre. *Eur J Obstet Gynecol Reprod Biol*. 2012;163:85–90.

[37] Purslow CE. A case of unilateral haematocolpos, haematometria and haematosalpinx. *J Obstet Gynecol Br Emp*. 1922;29:643.

[38] Han JH, Lee YS, Im YJ, Kim SK, Lee MJ, Han SW. Clinical implications of obstructed hemivagina and ipsilateral renal anomaly (OHVIRA) syndrome in the prepubertal age group. *PLoS One*. 2016;11(11):e0166776.

[39] Bolonduro O, Akinpeloye A, Abuzeid O, Ashraf M, Abuzeid M. Herlyn–Werner–Wunderlich syndrome: A report of five cases. Presentation and surgical management options. *Gynecol Surg*. 2015;31(1): 46–51.

[40] Haddad B, Barranger E, Paniel BJ. Blind hemivagina: Long term follow up and reproductive performance in 42 cases. *Hum Reprod*. 1999;14:1962–1964.

[41] Tzialidou-Palermo I, von Kaisenberg CS, Garcia-Rocha G, Schloesser HW, Baehr I, Schippert C. Diagnostic challenges of hemihematocolpos and dysmenorrhea in adolescents: Obstructed hemivagina, didelphys or bicornuate uterus and renal aplasia is a rare female genital malformation. *Arch Gynecol Obstet*. 2012;286:785–791.

[42] Jia G, Chai W, Cui M, Wen Y, Cui L, Gong F. A case report on Herlyn–Werner–Wunderlich syndrome with spontaneous abortion. *Medicine*. 2018;97:e12004.

[43] Burgis J. Obstructive Müllerian anomalies: Case report, diagnosis, and management. *Am J Obstet Gynecol*. 2001;185:338–344.

[44] Hansen K, DeWitt J. Premenarchal, recurrent vaginal discharge associated with an incomplete obstructing longitudinal vaginal septum. *J Pediatr Adolesc Gynecol*. 2005;18:423–426.

[45] Schutt AK, Barrett MR, Trotta BM, Stovall DW. Perioperative evaluation in Herlyn–Werner–Wunderlich syndrome. *Obstetr Gynecol*. 2012;120(4):948–951.

[46] Zurawin R, Dietrich J, Heard M, Edwards C. Didelphic uterus and obstructed hemivagina with renal agenesis: Case report and review of the literature. *J Pediatr Adolesc Gynecol*. 2004;17:137–141.

[47] Han BH, Park SB, Lee YJ, Lee KS, Lee YK. Uterus didelphys with blind hemivagina and ipsilateral renal agenesis (Herlyn–Werner–Wunderlich syndrome) suspected on the presence of hydrocolpos on prenatal sonography. *J Clin Ultrasound*. 2013;41:380–382.

[48] Sanghvi Y, Shastri P, Mane SB, Dhende NP. Prepubertal presentation of Herlyn–Werner–Wunderlich syndrome: A case report. *J Pediatr Surg*. 2011;46:1277–1280.

[49] Pansini L, Torricelli M, Gomarasca A, Brambilla C, Beolchi S, Sideri M. Acute urinary retention due to didelphys uterus associated with an obstructed hemivagina in a 5–month–old infant *J Pediatr Surg*. 1988;23:984–985.

[50] Kiechl–Kohlendorfer U, Geley T, Maurer K, Gassner I. Uterus didelphys with unilateral vaginal atresia: Multicystic dysplastic kidney is the precursor of "renal agenesis" and the key to early diagnosis of this genital anomaly. *Pediatr Radiol*. 2011;41:1112–1116.

[51] Angotti R, Molinaro F, Bulotta AL, Bindi E, Cerchia E, Sica M, et al. Herlyn–Werner–Wunderlich syndrome: An "early" onset case report and review of Literature .*Int J Surg Case Rep*. 2015;11:59–63.

[52] Capito C, Echaieb A, Lortat-Jacob S, Thibaud E, Sarnacki S, Nihoul-Fekete C. Pitfalls in the

diagnosis and management of obstructive uterovaginal duplication: A series of 32 cases. *Pediatrics*. 2008;122:e891–897.

[53] Roth M, Mingin G, Dharamsi N, Psooy K, Koyle M. Endoscopic ablation of longitudinal vaginal septa in prepubertal girls: A minimally invasive alternative to open resection. *J Pediatr Urol*. 2010;6:464–468.

[54] Vivier PH, Liard A, Beurdeley M, Brasseur–Daudruy M, Cellier C, Le Dosseur P, et al. Uterus didelphys, hemihydrocolpos and empty ipsilateral lumbar fossa in a newborn girl: Involuted dysplastic kidney rather than renal agenesis. *Pediatr Radiol*. 2011;41:1205–1207.

[55] Wu TH, Wu TT, Ng YY, Ng SC, Su PH, Chen JY, et al. Herlyn–Werner–Wunderlich syndrome consisting of uterine didelphys, obstructed hemivagina and ipsilateral renal agenesis in a newborn. *Pediatr Neonatol*. 2012;53:68–71.

[56] Gidwani GP. Approach to evaluation of premenarchal

child with a gynecologic problem. *Clin Obstet Gynecol*. 1987;30:643–652.

[57] Mandava A, Prabhakar RR, Smitha S. OHVIRA syndrome (obstructed hemivagina and ipsilateral renal anomaly) with uterus didelphys: An unusual presentation. *J Pediatr Adolesc Gynecol*. 2012;25:23–25.

[58] Beekhuis JR, Hage JC. The double uterus associated with an obstructed hemivagina and ipsilateral renal agenesis. *Eur J Obstet Gynaecol Reprod Biol*. 1983;16:47–52.

[59] Mane SB, Shastri P, Dhende NP, et al. Our 10–year experience of variable Mullerian anomalies and its management. *Pediatr Surg Int*. 2010;26:795–800.

[60] Donnez O, Jadoul P, Squifflet J, Donnez J. Didelphic uterus and obstructed hemivagina: Recurrent hematometra in spite of appropriate classic surgical treatment. *Gynecol Obstet Invest*. 2007;63:98–101.

第18章 外阴和阴道创伤及 Bartholin 腺疾病
Vulvar and Vaginal Trauma and Bartholin Gland Disorders

Malak El Sabeh Mostafa A. Borahay 著

冯健洋 林荣锦 译   生秀杰 校

世界范围内,生殖器创伤最常见的病因通常发生在阴道分娩时。由于其解剖位置,非产科外阴和阴道创伤相对少见。这种创伤包括钝器伤、正常性行为和性虐待损伤、女性生殖器切割伤以及少见的烧伤。根据受伤的程度不同,轻微挫伤和撕裂伤可能不需要医疗干预,部分损伤威胁生命则需要紧急处理。

一、产科创伤

生殖器创伤在阴道分娩中非常常见,多达 85% 为分娩导致的不同形式软产道裂伤,大多数为会阴撕裂伤[1]。会阴撕裂伤可分为四度。Ⅰ度局限于阴道黏膜,Ⅱ度伤及会阴体,Ⅲ度累及肛门括约肌,Ⅳ度裂伤达直肠黏膜[2]。阴道分娩中外阴和阴道血肿的发生率为 1/1400～1/300[3]。血肿形成的危险因素包括产程过长、胎儿出生体重 > 4000g、会阴切开术、初产妇、助产分娩、臀位分娩、多胎分娩、外阴阴道静脉曲张、妊娠高血压疾病。然而,大多数血肿发生不伴有上述危险因素[4]。

二、非产科创伤

(一)钝器伤和水喷射伤

这些创伤在性质上有很大不同,包括运动相关创伤、穿透性创伤、喷射创伤,以及人和动物咬伤。在运动创伤中,自行车创伤是最常见的,而其他运动创伤包括足球、体操、骑马、摔跤和网球。这些创伤大多被认为是骑跨伤,患者因跌倒或撞击而导致会阴部挫裂伤。阴唇上脂肪通常起保护作用，防止撕裂或瘀伤，但严重外力可致撕裂、擦伤、出血、血肿形成以及排尿困难。

当水流以很高的静水压力进入阴道时，可发生阴道喷射创伤，包括水射流、水滑道、水上摩托和水管造成的损伤[5-8]。高压会导致阴道壁过度扩张撕裂。如果髂内动脉前分支受损，还会导致盆腔腹膜外出血。这些损伤在青春期前的女孩中更常见。

动物咬伤女性生殖器的情况极为罕见。大多数动物咬伤来自狗，致撕脱伤，可波及外生殖器和肛门括约肌。动物咬伤常需抗生素治疗预防感染。在流浪狗咬伤应同时考虑狂犬病预防，并应根据患者的免疫状况予破伤风预防。与动物咬伤相比，人咬伤通常较轻，少引起组织撕脱[9]。

（二）性交后创伤

检查性交后创伤的方法包括视诊、染色、阴道镜检查或三种方法的结合。不同研究中报道[10]，不同检查方法导致非意愿性交（9%~89%）和自愿性交（0~55%）创伤的诊断存在差异。相比单纯肉眼视诊，使用甲苯胺蓝色染料，让受损的上皮细胞染色，可增加在自愿性行为和非意愿性行为中肛门生殖器损伤的检测[11]。此类创伤包括撕裂、擦伤、水肿、瘀伤及小血肿。这些损伤在非自愿性交的情况下更为明显。检查的时机、润滑剂的使用、产科史和性交史等可影响性交后创伤检查结果。

（三）烧伤

女性生殖器烧伤罕见，通常伴随高温热烧伤，而非局部损伤[12]。1.7%~13%的烧伤需住院诊治[13]。生殖器烧伤由于靠近肛门，易继发感染、尿路感染和菌血症。烧伤波及生殖器也是增加死亡率的独立危险因素[14]。文献曾报道宫腔镜下子宫内膜消融致外阴烧伤病例[15]。如果烧伤发生在幼儿身上，特别是烧伤有明确界限，而与监护人阐述出现矛盾时，应怀疑儿童虐待[16]。

（四）Stevens–Johnson 综合征和中毒性表皮坏死松解症

Stevens–Johnson 综合征（Stevens–Johnson Syndrome，SJS）或中毒性表皮坏死松解症（toxic epider–mal necrolysis，TEN）的严重黏膜反应是由药物或感染引起，呈急性病程，甚至危及生命。在急性期[17]，多达70%的病例还会累及外阴阴道。皮肤病变在几周内消退，长期并发症包括阴唇粘连、阴道狭窄、阴道和外阴腺病、阴道积血、子宫腔血肿和子宫内膜异位症。患者主要表现为是干燥、瘙痒、灼烧感和性交困难[18]。早期检查以评估外阴阴道受累程度，以便采取预防措施，有助于降低进展为长期后遗症风险。

（五）女性生殖器切割伤

世界卫生组织将切割女性生殖器官定义为"所有涉及切除部分或全部女性外生殖器或出于非医

疗原因对女性生殖器官进行其他伤害"。主要在非洲、中东和亚洲，估计有 2 亿女孩和妇女在婴儿期到青春期早期遭受影响。根据损伤程度分为 4 种类型，第一类涉及切除部分或全部阴蒂，第二类最常见的是阴蒂联合小阴唇切除，伴或不伴大阴唇切除。第三种类型包括阴道口缩小，第四种类型包括所有其他未指明的伤害性行为，如刺痛、切割、烧灼和刮除生殖器区域。这些创伤可即刻引起相应并发症，如疼痛、严重出血和感染，长期可致尿失禁、慢性阴道感染、性交困难、心理问题和产科并发症 [19, 20]。

（六）生殖器创伤的诊断

正确的病史和体格检查是确诊的基础。考虑到儿童创伤可能与儿童虐待有关，患者或其监护人必须对病史描述一致。如果患儿感到剧烈疼痛，体格检查受限制，可应用镇痛药或麻醉药协助。阴道镜检查观察阴道壁。超声检查可以区分水肿和血肿以及确定血肿的大小，并在后续随诊进行比对。MRI 对检出腹膜后创伤更具优势 [21]。在血肿迅速增大时，可以使用全血细胞计数来评估失血量 [22]。若创伤位于巴氏腺附近，可能很难区分血肿形成和 Bartholin 腺囊肿 / 脓肿 [23]。

（七）处理和预后

多数生殖器创伤需要保守治疗，包括止痛药、浸泡和冰敷。如排尿困难可留置导尿管直至症状消失。对于大的撕裂伤，需缝合创面以防止大量失血。图 18-1 和图 18-2 展示继发于性创伤的撕裂伤例子。

对于血肿的处理尚无共识，通常采取保守的处理方法。然而，如果血肿迅速增大，则需要切开引流，清除血肿，结扎出血点并放置引流管。Mok-Lin 和 Laufer 报道应用导水管代替引流管，血肿恢复更好 [24]。当保守治疗失败时，可考虑栓塞出血动脉 [25]。

对生殖器创伤，通常不建议预防使用抗生素。除非合并有严重的穿透性损伤，需应用广谱抗生素和预防破伤风 [26]。在非自愿性交的情况下，患儿应该接受 HIV 暴露后预防和覆盖衣原体和淋病的抗生素应用，并根据免疫状态 [27] 进行乙型肝炎病毒血清学检测。

烧伤可采用局部抗菌药物治疗，如磺胺嘧啶银和莫匹罗星。阴道支架预防严重的内生殖器挛缩。每天冲洗有助于黏膜分离，必要时需麻醉下行清创术。化学物烧伤后局部雌激素治疗有助于伤口愈合 [28]。在 SJS 或 TEN 的情况下，应用软模具与润滑剂凝胶以防止粘连；急性期应避免外用糖皮质激素，以免增加感染及脓血症风险 [29]。

大多数生殖器创伤在受伤后几周内就会恢复正常解剖形态，不留任何后遗症。若处理不当，可能会导致慢性不适、性交困难和心理问题。

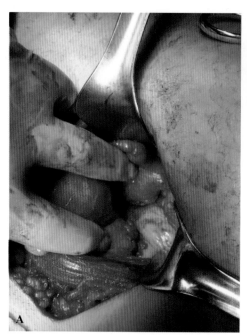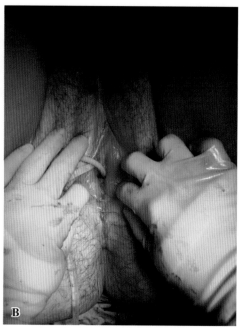

▲ 图 18-1　性创伤后严重阴道出血

1 例青少年因性创伤后严重阴道出血来到急诊室。经容量复苏后，麻醉下检查发现广泛会阴部及阴道撕裂，包括直肠子宫陷凹穿透伤，可见肠管和大网膜。切除部分肠管，直肠子宫陷凹穿透伤及阴道和会阴撕裂修复。患者术后恢复良好，并给予心理创伤治疗。A. 会阴部和阴道有伤，通过直肠子宫陷凹穿透伤见大网膜；B. 修复术后所见

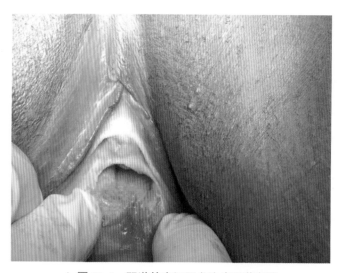

▲ 图 18-2　阴道前庭切开术治疗阴道挛缩

三、Bartholin 腺囊肿或脓肿

（一）病因和流行病学

Bartholin 腺是 0.5cm 的囊泡腺，位于阴道口左右下方的 4 点和 8 点位置。通过连接小阴唇和处

女膜边缘之间的导管，分泌黏液，润滑外阴和阴道。

Bartholin 腺囊肿是一种常见的良性疾病，因巴氏腺管阻塞引起。导管阻塞导致黏液堆积、囊性扩张和囊肿形成。小囊肿（1～2cm）通常无症状，在盆腔检查时偶然发现的。它主要见于育龄女性，青春期开始出现，绝经后减少。巴氏腺脓肿并发感染，通常伴疼痛，而影响日常活动。病原菌多种，偶尔与性病病菌有关，如淋球菌和衣原体。有症状的巴氏腺囊肿和脓肿占每年妇科就诊病例的 2%[30]。

（二）评价与鉴别诊断

在评估患者的 Bartholin 腺囊肿或脓肿时，应询问患者的症状、持续时间、分泌物情况、性传播疾病史和既往 Bartholin 腺囊肿或脓肿情况。体格检查见不对称、单侧阴唇肿块。Bartholin 腺脓肿伴疼痛，而 Bartholin 腺囊肿不伴疼痛。脓肿呈红斑和硬化，并伴脓性分泌物。鉴别诊断包括其他囊肿（如 Gartner、Skene 和皮脂腺囊肿）、外阴血管肌纤维母细胞瘤、子宫内膜异位症、脂肪瘤、平滑肌瘤、髓样肉瘤、黏液样平滑肌肉瘤、纤维瘤、血肿、血管黏液瘤、毛囊炎、腺癌和鳞状细胞癌[31]。

（三）处理和预后

小囊肿通常自行消退。有症状的大囊肿或脓肿需切开引流。单纯切开和引流易复发，Word 导管放置 4～6 周，直至囊肿和腺导管上皮化可预防复发。另外，对于复发性 Bartholin 腺囊肿或脓肿，通常要切除囊肿或脓肿并造口。其他报道的治疗方法包括消融、二氧化碳激光造口、乙醇硬化疗法和针吸法[32]。通常无须使用抗生素，但在复发性 Bartholin 腺脓肿可以考虑使用覆盖多种病原微生物抗生素。淋病球菌约占 10%，培养阳性，应抗淋球菌治疗。年龄超过 40 岁应进行活检以排除 Bartholin 腺癌。

四、外阴蜂窝织炎和外阴脓肿

外阴脓肿是一种常见的疾病，如果不及时治疗，可并发严重并发症。感染脓液培养高达 64% 的病原菌为 MRSA[33]。高危因素包括性行为、妊娠、肥胖、糖尿病、卫生条件差、外伤、外阴剃须和免疫缺陷。但大多数情况下，没有这些风险因素亦可发病[34]。患者表现为外阴红斑性肿块，局部压痛，影响日常活动。诊断应根据病史和体格检查，脓肿＞2cm 切开引流后进行脓液培养。对于较小的脓肿，可以尝试热敷和坐浴。由于 MRSA 感染率高[34]，应给予覆盖 MRSA 的经验性抗生素治疗。

与体检结果不相符的疼痛，应该怀疑坏死性筋膜炎，并应立即处理。此类感染可危及生命。坏死性坏疽的危险因素包括免疫缺陷状态、糖尿病、癌症、血管病变、HIV 感染和酗酒[35]。症状开始时表现为轻微不适，逐渐发展为肿胀、疼痛、发热、寒战。在某些情况下伴发捻发感。感染范围包括外阴，并可扩散到会阴。感染多由多重微生物所致。治疗包括维持血流动力学稳定，及时全身抗菌治疗。必要时需手术清创，择期进行重建手术。

参 考 文 献

[1] Albers L, Garcia J, Renfrew M, McCandlish R, Elbourne D. Distribution of genital tract trauma in childbirth and related postnatal pain. *Birth*. 1999;26(1):11–7.

[2] Hordnes K, Bergsjo P. Severe lacerations after childbirth. *Acta Obstet Gynecol Scand*. 1993;72(6):413–22.

[3] Mirza FG, Gaddipati S. Obstetric emergencies. *Semin Perinatol*. 2009;33(2):97–103.

[4] Rani S, Verma M, Pandher DK, Takkar N, Huria A. Risk factors and incidence of puerperal genital haematomas. *J Clin Diagn Res*. 2017;11(5):QC01–QC3.

[5] Perlman SE, Hertweck SP, Wolfe WM. Water–ski douche injury in a premenarcheal female. *Pediatrics*. 1995;96(4 Pt 1):782–3.

[6] Berkenbaum C, Balu L, Sauvat F, Montbrun A, Harper L. Severe vaginal laceration in a 5–year–old girl caused by sudden hydro–distention. *J Pediatr Adolesc Gynecol*. 2013;26(6):e131–2.

[7] Niv J, Lessing JB, Hartuv J, Peyser MR. Vaginal injury resulting from sliding down a water chute. *Am J Obstet Gynecol*. 1992;166(3):930–1.

[8] Lacy J, Brennand E, Ornstein M, Allen L. Vaginal laceration from a high–pressure water jet in a prepubescent girl. *Pediatr Emerg Care*. 2007;23(2):112–4.

[9] Lopez HN, Focseneanu MA, Merritt DF. Genital injuries acute evaluation and management. *Best Pract Res Clin Obstet Gynaecol*. 2018;48:28–39.

[10] Lincoln C, Perera R, Jacobs I, Ward A. Macroscopically detected female genital injury after consensual and non–consensual vaginal penetration: A prospective comparison study. *J Forensic Leg Med*. 2013;20(7):884–901.

[11] Bechtel K, Santucci K, Walsh S. Hematoma of the labia majora in an adolescent girl. *Pediatr Emerg Care*. 2007;23(6):407–8.

[12] Weiler–Mithoff EM, Hassall ME, Burd DA. Burns of the female genitalia and perineum. *Burns*. 1996;22(5):390–5.

[13] Tresh A, Baradaran N, Gaither TW, Fergus KB, Liaw A, Balakrishnan A, et al. Genital burns in the United States: Disproportionate prevalence in the pediatric population. *Burns*. 2018;44(5):1366–71.

[14] Harpole BG, Wibbenmeyer LA, Erickson BA. Genital burns in the national burn repository: Incidence, etiology, and impact on morbidity and mortality. *Urology*. 2014;83(2):298–302.

[15] Birdsell DC, Mattatall F, Rosengarten AM, Watson SD. Vulvar burn: A complication of hysteroscopic endometrial ablation. *J Obstet Gynaecol Can*. 2010;32(11):1021.

[16] Kos L, Shwayder T. Cutaneous manifestations of child abuse. *Pediatr Dermatol*. 2006;23(4):311–20.

[17] Meneux E, Paniel BJ, Pouget F, Revuz J, Roujeau JC, Wolkenstein P. Vulvovaginal sequelae in toxic epidermal necrolysis. *J Reprod Med*. 1997;42(3):153–6.

[18] Boyraz G, Basaran D, Salman MC, Ozgul N, Yuce K. Vaginal reconstruction for vaginal obliteration secondary to Stevens Johnson syndrome: A case report and review of literature. *Oman Med J*. 2017;32(5):436–9.

[19] Berg RC, Underland V, Odgaard–Jensen J, Fretheim A, Vist GE. Effects of female genital cutting on physical health outcomes: A systematic review and meta–analysis. *BMJ Open*. 2014;4(11):e006316.

[20] Berg RC, Underland V. Immediate health consequences of female genital mutilation/cutting (FGM/C). NIPH Systematic Reviews: Executive Summaries. Oslo, Norway, 2014.

[21] Guerriero S, Ajossa S, Bargellini R, Amucano G, Marongiu D, Melis GB. Puerperal vulvovaginal hematoma: Sonographic findings with MRI correlation. *J Clin Ultrasound*. 2004;32(8):415–8.

[22] McWilliams GD, Hill MJ, Dietrich CS 3rd. Gynecologic emergencies. *Surg Clin North Am*. 2008;88(2):265–83, vi.

[23] Perkins JD, Morris PF. Traumatic vulvar hematoma masquerading as a Bartholin duct cyst in a postmenopausal woman. *J Miss State Med Assoc*. 2013;54(1):8–10.

[24] Mok–Lin EY, Laufer MR. Management of vulvar hematomas: Use of a Word catheter. *J Pediatr Adolesc Gynecol*. 2009;22(5):e156–8.

[25] Villella J, Garry D, Levine G, Glanz S, Figueroa R, Maulik D. Postpartum angiographic embolization for vulvovaginal hematoma. A report of two cases. *J Reprod Med*. 2001;46(1):65–7.

[26] Jones IS, O'Connor A. Non–obstetric vulval trauma. *Emerg Med Australas*. 2013;25(1):36–9.

[27] Sachs CJ, Thomas B. *Sexual Assault Infectious Disease Prophylaxis*. Treasure Island, FL: StatPearls; 2019.

[28] Ching JA, Kuykendall LV, Troy JS, Smith DJ Jr. Estrogen treatment of acetic acid burns to the vagina, cervix, and perineum: A case report and review of the literature. *J Burn Care Res*. 2014;35(5):e368–71.

[29] Niemeijer IC, van Praag MC, van Gemund N. Relevance and consequences of erythema multiforme, Stevens–Johnson syndrome and toxic epidermal necrolysis in gynecology. *Arch Gynecol Obstet*. 2009;280(5):851–4.

[30] Marzano DA, Haefner HK. The Bartholin gland cyst: Past, present, and future. *J Low Genit Tract Dis*. 2004;8(3):195–204.

[31] Lee WA, Wittler M. *Bartholin Gland Cyst*. Treasure Island, FL: StatPearls; 2019.

[32] Wechter ME, Wu JM, Marzano D, Haefner H. Management of Bartholin duct cysts and abscesses: A systematic review. *Obstet Gynecol Surv*. 2009;64(6):395–404.

[33] Kilpatrick CC, Alagkiozidis I, Orejuela FJ, Chohan L, Hollier LM. Factors complicating surgical management of the vulvar abscess. *J Reprod Med*. 2010;55(3–4):139–42.

[34] Sand FL, Thomsen SF. Skin diseases of the vulva: Infectious diseases. *J Obstet Gynaecol*. 2017;37(7):840–8.

[35] Cabrera H, Skoczdopole L, Marini M, Della Giovanna P, Saponaro A, Echeverria C. Necrotizing gangrene of the genitalia and perineum. *Int J Dermatol*. 2002;41(12):847–51.

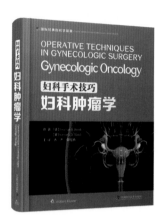

原著　[美] Jonathan S. Berek 等
主译　乔　杰　郭红燕
开本　大 16 开（精装）
定价　180.00 元

扫码购书

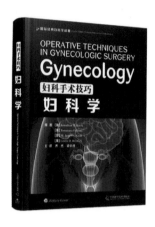

原著　[美] Jonathan S. Berek 等
主译　乔　杰　梁华茂
开本　大 16 开（精装）
定价　288.00 元

扫码购书

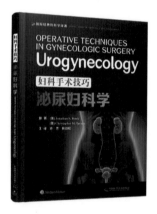

原著　[美] Jonathan S. Berek 等
主译　乔　杰　韩劲松
开本　大 16 开（精装）
定价　128.00 元

扫码购书

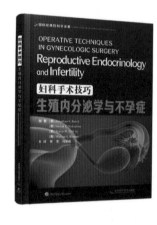

原著　[美] Jonathan S. Berek 等
主译　乔　杰　马彩虹
开本　大 16 开（精装）
定价　148.00 元

扫码购书

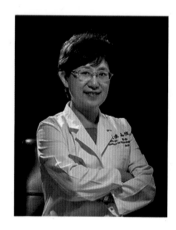

乔　杰　中国工程院院士，美国人文与科学院外籍院士，北京大学医学部常务副主任，北京大学第三医院院长。国家妇产疾病临床医学研究中心主任，国家产科医疗质量管理和控制中心主任，中国女医师协会会长，健康中国行动推进委员会专家咨询委员会委员，中国医师协会生殖医学专业委员会主任委员，中华医学会妇产科学分会委员会副主任委员，《BMJ Quality & Safety（中文版）》《Human Reproduction Update（中文版）》主编等。30 余年来一直从事妇产及生殖健康相关临床与基础研究工作，领导团队不断揭示常见生殖障碍疾病病因及诊疗策略、创新生育力保存综合体系并从遗传学、表观遗传学角度对人类早期胚胎发育机制进行深入了研究。同时，开发新的胚胎基因诊断技术，为改善女性生育力、防治遗传性出生缺陷做出了贡献。获国家科技进步二等奖 3 项、省部级一等奖 3 项及何梁何利科学与技术进步奖等。主编我国首套生殖医学专业高等教育国家级规划教材《生殖工程学》《妇产科学》《生殖内分泌疾病诊断与治疗》等 19 种。目前已作为第一作者或责任作者在 Lancet、Science、Cell、Nature、JAMA、Nature Medicine 等国际顶尖知名期刊发表 SCI 论文 200 余篇。

中国科学技术出版社·荣誉出品

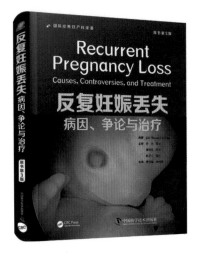

原著　[以] Howard J. A. Carp
主审　乔　杰　院士　　黄荷凤　院士　　陈子江　院士
主译　曹云霞　向卉芬
开本　大 16 开（精装）
定价　158.00 元

本书引进自世界知名的 CRC 出版社，由全球著名妇产科临床教授 Howard J. A. Carp 编写，是一部深入介绍反复妊娠丢失（RPL）的经典参考书。全书共五篇，对反复妊娠丢失的病因及相关治疗手段进行了系统阐释，从不同角度细致讨论了当前颇具争议的热点问题，可帮助读者全面了解反复妊娠丢失的基础理论和前沿知识。本书深入浅出、内容系统、图表明晰，非常适合妇产科和生殖医学相关工作人员参考阅读，亦可作为该领域相关学者的案头参考书。

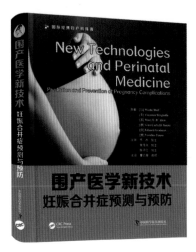

原著　[以] Moshe Hod 等
主审　乔　杰　院士　　黄荷凤　院士　　陈子江　院士
主译　曹云霞
开本　大 16 开（精装）
定价　198.00 元

本书引进自世界知名的 CRC 出版集团，是一部新颖、实用、全面的母胎医学"教科书"，由 Moshe Hod 教授联合众多母胎医学专家共同打造。著者以"为什么我们需要组学和系统生物学研究"开篇，概述了围产医学的发展趋势和新形势下利用组学和生物学技术研究围产期疾病的重要意义，随后上篇对目前重点关注的各类围产母胎疾病进行了全面细致的阐述；下篇针对不同疾病的发病机制，从预测到预防详细展示了组学和系统生物学技术在围产期母胎病症研究中的重要作用。

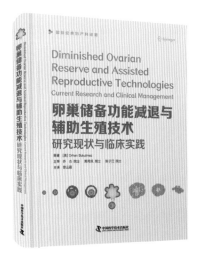

原著　[美] Orhan Bukulmez
主审　乔　杰　院士　　黄荷凤　院士　　陈子江　院士
主译　曹云霞
开本　大 16 开（精装）
定价　198.00 元

本书引进自 Springer 出版社，是一部系统介绍卵巢储备功能减退与辅助生殖技术相关研究及进展的著作。全书共分四篇，回顾了相关术语的定义和范围，以及当前人们对 DOR 自然史的理解；概述了饮食、激素、传统补品和用于刺激卵巢和改善 ART 结果的常规方法；介绍了微刺激、温和刺激方案和替代方案、冷冻胚胎移植准备、胚胎培养和子宫内膜准备注意事项及对临床结局的回顾；讨论了现代技术在 DOR 治疗中的应用，包括新鲜胚胎移植与冷冻胚胎移植、冷冻保存及全面的染色体分析；展望了 ART 未来发展前景。

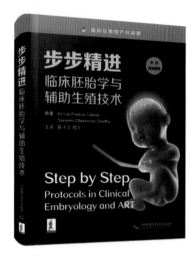

原著　Lt Col Pankaj Talwar 等
主译　陈子江　院士
开本　小 16 开（精装）
定价　168.00 元

扫码购书

本书较为全面地阐述了辅助生殖技术（ART）的临床诊疗方案、实验室及胚胎学相关重点内容，从建立 ART 实验室、体外受精(IVF)患者的筛选及准备着手，主要讨论了 ART 中临床医师重点关注的问题 和处理方法，如胚胎移植、取卵及卵细胞质内单精子注射、ART 常见并发症及其预防策略等。胚胎学部分，内容精彩，又辅以全彩图片进行细节展示，更加易于理解。此外，书中还特别讲解了 ART 中超声的作用及相关法律问题。本书综合性强，结合前沿进展，深入浅出，适合生殖医学领域的临床医师及学者参考阅读。

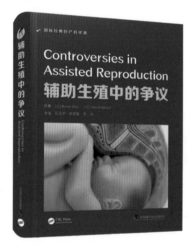

原著　[美] Botros Rizk 等
主译　石玉华　郝桂敏　李　萍
开本　大 16 开（精装）
定价　108.00 元

扫码购书

本书引进自世界知名的 CRC 出版集团，由 Botros Rizk 和 Yakoub Khalaf 两位教授联合众多该领域的医学专家共同打造。本书主要阐述了辅助生殖中存在争议的热点话题，不仅涵盖了卵巢标记物的应用、子宫内膜容受性分子标记物的应用、延时胚胎成像在辅助生殖技术实践中的应用、胚胎植入前遗传学筛查、取卵时是否冲洗卵泡等实验室热点话题，还涉猎了单胚胎移植、黄体期支持、体外受精安全性和有效性的衡量、反复种植失败、子宫肌瘤切除与否、子宫内膜异位症手术在体外受精中的局限性等临床热点话题。

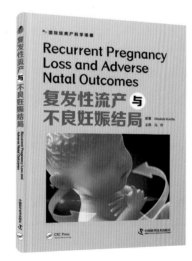

原著　Minakshi Rohilla
主译　冯　玲
开本　大 16 开（精装）
定价　98.00 元

扫码购书

本书引进自世界知名的 CRC 出版集团，由 Minakshi Rohilla 教授联合众多国际妇产科专家共同打造，国内华中科技大学同济医学院附属同济医院产科十余位专家联合翻译，是一部临床指导意义极强的复发性流产诊疗著作。著者结合自身多年的临床实践经验，从高危因素、孕前咨询、妊娠管理等多角度，全面介绍了孕早期、孕中期复发性流产的病因、诊疗方案及各种不良孕产史，同时覆盖了孕早期复发性流产、孕中期流产（包括宫颈功能不全引起的无痛性流产）、早产、孕晚期胎儿死亡、死产、复发性肝内胆汁淤积症、高血压、胎盘早剥、瘢痕子宫 / 子宫破裂等妊娠合并症等内容，还对有智力障碍儿童、遗传性疾病患儿生育史的女性患者遗传咨询及管理方法进行了阐述。

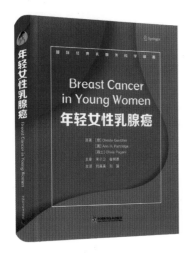

原著　[意] Oreste Gentilini 等
主审　宋尔卫　崔树德
主译　刘真真　刘　强
开本　大 16 开（精装）
定价　168.00 元

扫码购书

本书引进自国际知名的 Springer 出版社，由意大利、美国和瑞士等 14 个国家 33 位国际知名专家共同编写，国内 20 位资深乳腺癌诊疗专家联袂翻译而成，是一部有关年轻女性乳腺癌的经典学术著作。全书分 17 章，全方位系统地介绍了年轻乳腺癌的疾病特征、风险评估、治疗方法和健康管理等方面的内容，精辟论述了年轻女性乳腺癌的诸多特点及应对措施，涵盖了该领域临床研究的最新进展。本书编写思路清晰、内容丰富、注重实用、图文并茂，非常适合年轻外科医生及乳腺专科医生阅读参考，是一部不可多得的临床案头必备工具书。

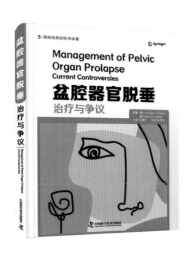

原著　[意] Vincenzo Li Marzi 等
主审　王建六
主译　孙秀丽
开本　大 16 开（精装）
定价　138.00 元

扫码购书

本书引进自世界知名的 Springer 出版社，由意大利泌尿科及泌尿妇科专家 Vincenzo Li Marzi 和 Maurizio Serati 共同编写，主要阐述了盆腔器官脱垂治疗中存在争议的热点话题，不仅涵盖了盆底的功能解剖、盆腔器官脱垂的病因、评估及治疗等话题，还对盆腔器官脱垂诊治中有争议的问题进行了全面的文献回顾及分析。书中所述均从临床实际应用出发，紧贴医患共同关心的盆腔器官脱垂治疗结局，对现存争议话题试图探索出较优结论，启发读者进一步理解及思考，非常适合泌尿科及泌尿妇科相关医师参考阅读。

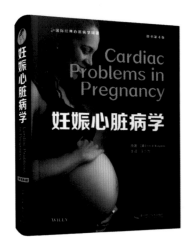

原著　[美] Uri Elkayam
主译　王少为
开本　大 16 开（精装）
定价　298.00 元

扫码购书

本书引进自 WILEY 出版社，是一部全面的妊娠相关心血管疾病诊疗指南。本书为全新第 4 版，共 7 篇 36 章，在上一版本基础上优化和增加了新知识，同时还补充了最新研究和临床进展，内容涉及先天性和后天性心血管疾病，阐释了母婴心脏病学的所有要素，以及孕前和孕期的风险评估方法及干预指南、妊娠心血管疾病的相关诊疗方法等内容，涵盖了心血管医学、产科学、麻醉学、心脏外科学、药理学和临床科学等多领域的专业知识，以期最大限度地为医学专业人员提供复杂妊娠安全性和成功率的支持，亦可为那些照顾妊娠心脏病患者的医务人员提供一部有价值的实用参考书。

中国科学技术出版社·荣誉出品

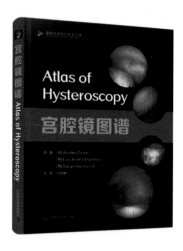

原著　[意] Andrea Tinelli 等
主译　冯力民
开本　大 16 开（精装）
定价　168.00 元

本书引进自世界知名的 Springer 出版社，是一部实用性极强的宫腔镜理论及操作指南。全书分三部分 23 章，从妇科常见疾病、宫腔镜检查和手术可能遇到的困难及解决办法，以及常见并发症等方面介绍了宫腔镜相关理论及操作。本书内容简洁，图片丰富，阐释通俗，可作为临床妇科医生实践的理想参考书和不可多得的操作指导宝典。

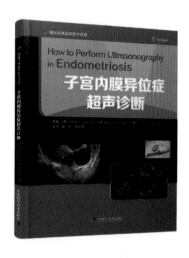

原著　[意] Stefano Guerriero 等
主译　张　莉　袁丽君
开本　大 16 开（精装）
定价　128.00 元

本书引进自德国 Springer 出版社，由国际著名妇产科专家意大利卡利亚里大学 Stefano Guerriero 教授、澳大利亚悉尼大学 George Condous 教授及西班牙纳瓦拉大学 Juan Luis Alcázar 教授历时多年完成，汇集了国际子宫内膜异位症不同领域专家的宝贵实践经验，是一部关于如何采用超声影像学技术手段进行子宫内膜异位症诊断的著作。

本书明确规范了子宫内膜异位症超声诊断操作流程、诊断标准，从临床表现至影像诊断，再到专业治疗，是一部知识全面、重点突出、条理清晰、针对专科疾病的指导性著作。相信每位从事超声诊断的医师都能从中获益。本书可为超声医师、放射科医师及超声技师在超声诊断子宫内膜异位症时提供宝贵见解，同时帮助其提高自身对女性慢性盆腔疼痛评估的实践技能。

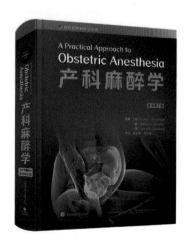

原著　[美] Curtis L. Baysinger 等
主译　陈新忠　黄绍强
开本　大 16 开（精装）
定价　298.00 元

本书引进自 Wolters Kluwer 出版社，由 40 余位国际知名产科麻醉专家共同编写，是一本介于手册和百科全书之间的理论与实践结合的较系统全面的产科麻醉学著作。全书共 6 篇 33 章，主要围绕妊娠生理和妊娠期药理问题、围生期（产前、产时和产后）麻醉问题、妊娠合并相关疾病麻醉问题展开，详细讲解了常规和复杂产妇的麻醉管理原则及麻醉生理学和药理学相关知识，既包含了产科麻醉每个专题的所有细节，又详细阐述了相关问题的最新进展，同时还介绍了国际上各个学会的产科麻醉相关指南。本书内容实用，讲解细致，既可作为广大妇产科医师的案头工具书，又可为经验丰富的临床医师和刚接触产科麻醉的住院医师提供指导。